OEUVRES
COMPLÈTES
DE CABANIS.

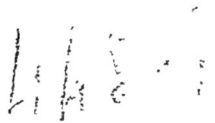

OEUVRES

COMPLÈTES

DE CABANIS,

MEMBRE DU SÉNAT, DE L'INSTITUT, DE L'ÉCOLE ET
SOCIÉTÉ DE MÉDECINE DE PARIS, ETC.;

ACCOMPAGNÉES

D'UNE NOTICE SUR SA VIE ET SES OUVRAGES.

TOME TROISIÈME.

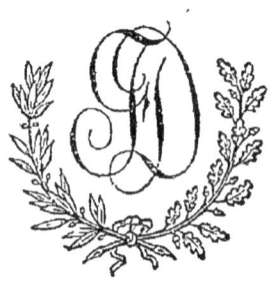

PARIS,

BOSSANGE FRÈRES, RUE DE SEINE, N° 12;
FIRMIN DIDOT, PÈRE ET FILS, RUE JACOB, N° 24.

M DCCC XXIV.

RAPPORTS

DU

PHYSIQUE ET DU MORAL

DE L'HOMME.

NOTE DE L'AUTEUR.

L'accueil favorable que cet ouvrage a reçu du public m'a engagé à le revoir avec attention.

Mon but principal a été d'en rendre la lecture plus facile. Je ne me flatte pas d'avoir épargné tout travail au lecteur ; mais je crois qu'avec de l'attention on pourra suivre, sans beaucoup de peine, toute la chaîne des idées et des raisonnements.

C'est dans cette même vue que j'ai ajouté à la fin du second volume deux tables de l'ouvrage, l'une analytique, dressée avec beaucoup de soin par mon collègue, M. de Tracy; l'autre alphabétique, que je dois au zèle complaisant de mon laborieux et savant confrère, M. Suë, professeur et bibliothécaire à l'École de Médecine de Paris.

Les corrections que j'ai faites portent, en général, plutôt sur la rédaction que sur le fond même des idées. Je n'ai pas cru devoir changer la forme de *Mémoires*, sous laquelle l'ouvrage a paru d'abord : elle me semble caractériser l'époque de sa composition et de sa première publication. J'ai cru bien moins encore devoir céder à l'avis qui m'a été donné, de réunir dans un seul Mémoire ce que j'ai dit dans le second, le troisième et le dixième, sur les premières déterminations vitales, sur l'instinct, la sympathie, etc. Si j'avais placé dans le second et le troisième ce que le dixième renferme sur les mêmes sujets, il m'eût été absolument impossible de me faire entendre, toutes ces idées ayant besoin d'être préparées d'avance par les Mémoires intermédiaires ; et si j'avais réservé pour le dixième ce qui se trouve dans le second et dans le troisième, j'aurais écarté de ceux-ci des choses nécessaires à l'intelligence facile des suivants. Il me semble que dans tout l'ouvrage les idées sont rangées suivant leur ordre naturel, et qu'on ne pourrait changer cet ordre sans beaucoup nuire à leur enchaînement et à leur clarté.

PRÉFACE.

L'étude de l'homme physique est également intéressante pour le médecin et pour le moraliste : elle est presque également nécessaire à tous les deux.

En s'efforçant de découvrir les secrets de l'organisation, en observant les phénomènes de la vie, le médecin cherche à reconnaître en quoi consiste l'état de parfaite santé; quelles circonstances sont capables de troubler ce juste équilibre; quels moyens peuvent le conserver, ou le rétablir.

Le moraliste s'efforce de remonter jusqu'aux opérations plus obscures, qui constituent les fonctions de l'intelligence et les déterminations de la volonté. Il y cherche les règles qui doivent diriger la vie, et les routes qui conduisent au bonheur.

L'homme a des besoins : il a reçu des facultés pour les satisfaire; et les uns et les autres dépendent immédiatement de son organisation.

Est-il possible de s'assurer que les pensées naissent, et que les volontés se forment, par l'effet de mouvements particuliers, exécutés dans certains organes; et que ces organes sont soumis aux mêmes lois que ceux des autres fonctions?

En plaçant l'homme au milieu de ses semblables, tous les rapports qui peuvent s'établir entre eux et lui résultent-ils directement ou de leurs besoins mutuels, ou de l'exercice des facultés que leurs besoins mettent en action? et ces mêmes rapports, qui sont pour le moraliste ce que sont pour le médecin les phénomènes de la vie physique, offrent-ils divers états correspondants à ceux de santé et de maladie? Peut-on reconnaître par l'observation les circonstances qui maintiennent ou qui occasionent ces mêmes états? et peuvent-ils, à leur tour, nous fournir, par l'expérience et par le raisonnement, les moyens d'hygiène, ou de curation, qui doivent être employés dans la direction de l'homme moral?

Telles sont les questions que le moraliste a pour but de résoudre, en remontant dans ses recherches jusqu'à l'étude des phénomènes vitaux et de l'organisation.

Les écrivains qui se sont occupés avec quelque profondeur de l'analyse des idées, de celle du langage, ou des autres signes qui les représentent, et des principes de la morale privée ou publique, ont presque tous senti cette nécessité, de se diriger, dans leurs recherches, d'après la connaissance de la nature humaine physique. Comment, en effet, décrire avec exactitude, apprécier et limiter sans erreur, les mouvements d'une machine et les résultats de son action, si l'on ne connaît d'avance sa structure et ses propriétés? Dans tous les temps, on a voulu convenir, à ce sujet, de quelques points incontestables, ou regardés comme tels. Chaque philosophe a fait sa théorie de l'homme : ceux même qui, pour expliquer les diverses fonctions, ont cru devoir supposer en lui deux ressorts de nature différente, ont également reconnu qu'il est impossible de soustraire les opérations intellectuelles et morales à l'empire du physique; et dans l'étroite relation qu'ils admettent entre ces deux forces motrices, le genre et le caractère des mouvements restent toujours subordonnés aux lois de l'organisation.

Mais si la connaissance de la structure et des propriétés du corps humain doit diriger l'étude des divers phénomènes de la vie; d'autre part, ces phénomènes, embrassés dans leur ensemble, et considérés sous tous les points de vue, jettent un grand jour sur ces mêmes propriétés qu'ils nous montrent en action. Ils en fixent la nature; ils en circonscrivent la puissance; ils font surtout voir plus nettement par quels rapports elles sont liées avec la structure du corps vivant, et restent soumises aux mêmes lois qui présidèrent à sa formation primitive, qui la développent, et qui veillent à sa conservation.

Ici, le moraliste et le médecin marchent toujours encore sur la même ligne. Celui-ci n'acquiert la connaissance complète de *l'homme physique*, qu'en le considérant dans tous les états par lesquels peuvent le faire passer l'action des corps extérieurs, et les modifications de sa propre faculté de sentir : celui-là se fait des idées d'autant plus étendues et plus justes de *l'homme moral*, qu'il l'a suivi plus attentivement dans toutes les circonstances où le placent les chances de la vie, les événements de l'état social, les divers gouvernements, les lois, et la somme des erreurs, ou des vérités répandues autour de lui.

Ainsi, le moraliste et le médecin ont deux

moyens directs de donner à la théorie des différentes branches de la science que chacun d'eux cultive particulièrement toute la certitude dont sont susceptibles les autres sciences naturelles d'observation, qui ne peuvent pas être ramenées au calcul : et par ces mêmes moyens, ils sont en état d'en porter l'application pratique à ce haut dégré de probabilité, qui constitue la certitude de tous les arts usuels (1).

Mais depuis qu'on a jugé convenable de tracer une ligne de séparation entre l'étude de l'homme physique et celle de l'homme moral, les principes relatifs à cette dernière étude se sont trouvés nécessairement obscurcis par le vague des hypothèses métaphysiques. Il ne restait plus, en effet, après l'introduction de ces hypothèses dans

---

(1) Voyez, sur l'application du calcul des probabilités aux questions et aux événements moraux, l'ouvrage de Condorcet, et l'excellente leçon de mon collègue Laplace sur le même sujet, consignée dans le recueil de l'École Normale. Et qu'il me soit permis de rappeler ici que cette école, où l'on entendit à la fois les Lagrange, les Laplace, les Berthollet, les Monge, les Garat, les Volney, les Haüy, etc., fut un véritable phénomène lors de sa création, et qu'elle fera époque dans l'histoire des sciences.

l'étude des sciences morales, aucune base solide, aucun point fixe auquel on pût rattacher les résultats de l'observation et de l'expérience. Dès ce moment, flottantes au gré des idées les plus vaines, elles sont, en quelque sorte, rentrées avec elles dans le domaine de l'imagination; et de bons esprits ont pu réduire à l'empirisme le plus borné les préceptes dont elles se composent.

Tel était, avant que Locke parût, l'état des sciences morales; tel est le reproche qui pouvait leur être fait avec quelque fondement, avant qu'une philosophie plus sûre eût retrouvé la source première de toutes les merveilles que présente le monde intellectuel et moral, dans les mêmes lois, ou dans les mêmes propriétés qui déterminent les mouvements vitaux.

Déjà cependant quelques hommes, doués de plus de génie peut-être que ce respectable philosophe, avaient entrevu les vérités fondamentales exposées dans ses écrits. On en retrouve des vestiges dans la philosophie d'Aristote et dans celle de Démocrite, dont Épicure fut le restaurateur. L'immortel Bacon avait découvert, ou pressenti presque tout ce que pouvait exiger la refonte totale, non-seulement de la science, mais, sui-

PRÉFACE.

vant son expression, de l'*entendement humain* lui-même. Hobbes surtout, par la seule précision de son langage, fut conduit, sans détour, à la véritable origine de nos connaissances. Il en trace les méthodes avec sagesse; il en fixe les limites avec sûreté. Mais ce n'était point de lui, c'était de Locke, son successeur, que la plus grande et la plus utile révolution de la philosophie devait recevoir la première impulsion. C'était par Locke que devait, pour la première fois, être exposé clairement et fortifié de ses preuves les plus directes cet axiome fondamental, *que toutes les idées viennent par les sens*, ou *sont le produit des sensations*.

Helvétius a résumé la doctrine de Locke : il la présente avec beaucoup de clarté, de simplicité, d'élégance. Condillac l'a développée, étendue, perfectionnée ; il en démontre la vérité par des analyses toutes nouvelles, plus profondes et plus capables de diriger son application. Les disciples de Condillac, en cultivant différentes branches des connaissances humaines, ont encore amélioré, quelques-uns même ont corrigé dans plusieurs points son tableau des procédés de l'entendement (1).

---

(1) Garat, dans ses belles et éloquentes leçons, recueillies

PRÉFACE.

Mais quoique, depuis Condillac, l'analyse ait marché par des *routes pratiques* parfaitement sûres, certaines questions, qu'on peut regarder comme premières dans l'étude de l'entendement, présentaient toujours des côtés obscurs. On n'avait, par exemple, jamais expliqué nettement en quoi consiste l'acte de la sensibilité. Suppose-t-il toujours conscience et perception distincte? et faut-il rapporter à quelque autre propriété du corps vivant les impressions inaperçues et les déterminations auxquelles la volonté ne prend aucune part?

---

par les sténographes des écoles normales, annonçait une exposition détaillée de toute la doctrine *idéologique*: mais c'est là, malheureusement, tout ce que le public possède de son travail; il paraît même que l'auteur ne l'a jamais terminé.

Les *Eléments d'Idéologie* de mon collègue Tracy sont le seul ouvrage vraiment complet sur cette matière. Degerando a traité fort en détail une question particulière. La Romiguière en a posé plusieurs, avec plus de précision qu'on ne l'avait fait jusqu'ici, par la seule définition de quelques mots. Lancelin a publié la première moitié d'un écrit qui présente les bases mêmes de la science sous quelques nouveaux points de vue. Jacquemont s'est tracé un plan encore plus vaste, etc. Je crois devoir joindre à tous ces noms, déja très-connus, celui du citoyen Maine-Biran, dont l'Institut national vient de couronner un fort bon Mémoire sur l'Habitude.

Condillac, en niant les opérations de l'instinct, et cherchant à les ramener aux fonctions rapides et mal démêlées du raisonnement, admettait implicitement l'existence d'une cause active, différente de la sensibilité; car, suivant lui, cette dernière cause est exclusivement destinée à la production des divers jugements, soit que l'attention puisse en saisir véritablement la chaîne, soit que leur multitude et leur rapidité, chaque jour augmentées par l'habitude, en cachent la véritable source à celui qui s'observe lui-même. Il est évident qu'alors les mouvements vitaux, tels que la digestion, la circulation, les sécrétions des différentes humeurs, etc., doivent dépendre d'un autre principe d'action.

Mais en examinant, avec l'attention convenable, les assertions de Condillac touchant les déterminations instinctives, on les trouve (du moins dans l'extrême généralité qu'il leur donne) absolument contraires aux faits: et, pour peu qu'on se soit rendu familières l'analyse rationnelle et les lois de l'économie animale, on voit ces mêmes déterminations se confondre en effet, d'une part, avec les opérations de l'intelligence, et de l'autre, avec toutes les fonctions organiques; de sorte qu'elles forment une espèce d'intermédiaire entre les premières et les secondes, et semblent destinées à leur servir de lien.

Tous ces divers phénomènes peuvent-ils être ramenés à un principe commun?

La sympathie morale offre encore des effets bien dignes de remarque. Par la seule puissance de leurs signes, les impressions peuvent se communiquer d'un être sensible, ou considéré comme tel, à d'autres êtres qui, pour les partager, semblent alors s'identifier avec lui. On voit les individus s'attirer, ou se repousser : leurs idées et leurs sentiments tantôt se répondent par un langage secret aussi rapide que les impressions elles-mêmes, et se mettent dans une parfaite harmonie; tantôt ce langage est le souffle de la discorde; et toutes les passions hostiles, la terreur, la colère, l'indignation, la vengeance peuvent, à la voix et même au simple aspect d'un seul homme, enflammer tout à coup une grande multitude, soit qu'il les excite en les exprimant, soit qu'il les inspire contre lui-même par le point de vue sous lequel il s'offre à tous les regards (1).

---

(1) On voit que je ramène la sympathie et l'antipathie à

Ces effets, et beaucoup d'autres qui s'y rapportent, ont été l'objet d'une analyse très-fine; la philosophie écossaise les considère comme le principe de toutes les relations morales.

Sommes-nous maintenant en état de les faire dépendre de certaines propriétés communes à tous les êtres vivants? et se rattachent-ils aux lois fondamentales de la sensibilité?

Enfin, tandis que l'intelligence juge, et que la volonté désire ou repousse, il s'exécute beaucoup d'autres fonctions plus ou moins nécessaires à la conservation de la vie. Ces diverses opérations ont-elles quelque influence les unes sur les autres? et d'après la considération des différents états physiques et moraux, qu'on observe simultanément alors, est-il possible de saisir et de déterminer avec assez de précision les rapports qui les lient entre eux dans les cas les plus frappants, pour être sûr que dans les autres cas mal caractérisés, si le même rapprochement est moins facile, c'est uniquement à des nuances trop fugitives qu'il faut l'imputer?

---

un seul et unique principe. Elles dépendent en effet de la même cause; elles obéissent aux mêmes lois.

En supposant qu'il nous fût permis de répondre par l'affirmative aux diverses questions énoncées ci-dessus, les opérations de l'intelligence et de la volonté se trouveraient confondues à leur origine avec les autres mouvements vitaux : le principe des sciences morales, et par conséquent ces sciences elles-mêmes rentreraient dans le domaine de la physique; elles ne seraient plus qu'une branche de l'histoire naturelle de l'homme : l'art d'y vérifier les observations, d'y tenter les expériences, et d'en tirer tous les résultats certains qu'elles peuvent fournir, ne différerait en rien des moyens qui sont journellement employés avec la plus entière et la plus juste confiance dans les sciences pratiques dont la certitude est le moins contestée : les principes fondamentaux des unes et des autres seraient également solides; elles se formeraient également par l'étude sévère et par la comparaison des faits; elles s'étendraient et se perfectionneraient par les mêmes méthodes de raisonnement.

Il résultera, je crois, de la lecture de cet écrit, que telle est en effet la base des sciences morales. Le vague des hypothèses hasardées pour l'explication de certains phénomènes, qui paraissent au premier coup d'œil étrangers à l'ordre physique, ne pouvait manquer d'imprimer à ces sciences un caractère d'incertitude; et l'on ne doit pas s'étonner que leur existence même, comme véritable corps de doctrine, ait été révoquée en doute par des esprits d'ailleurs judicieux.

Il s'agit maintenant de les remettre à leur véritable place, et de marquer les points fixes d'où l'on doit partir, dans toutes les recherches qu'elles peuvent avoir pour but. Car ce n'est qu'en s'appuyant sur la nature constante et universelle de l'homme, qu'on peut espérer de faire dans ces sciences des progrès véritables, et que, ramenées à la condition des objets les plus palpables de nos travaux, elles peuvent, par la sûreté reconnue des méthodes, offrir un certain nombre de résultats évidents pour tous les esprits.

Le lecteur s'apercevra bientôt que nous entrons ici dans une carrière toute nouvelle; je n'ai pas la prétention de l'avoir parcourue jusqu'au bout; mais des hommes plus habiles et plus heureux achèveront ce que trop souvent je n'ai pu que tenter : et mon espoir le plus solide est d'exciter leurs efforts; car, je le confesse sans détour, cette route est à mes yeux celle de la vérité.

3.

Plusieurs personnes d'un grand mérite paraissent en avoir jugé ainsi. Depuis la publication des parties de ce travail, qui se trouvent dans les deux premiers volumes des Mémoires de la seconde classe de l'Institut, différents écrivains, versés dans les matières physiologiques et philosophiques, les ont citées d'une manière honorable. Quelques-uns même ont fait mieux, s'il m'est permis de le dire : ils ont cru pouvoir s'emparer sans scrupule de plusieurs idées qu'elles contiennent, en négligeant d'indiquer leur source. Je le remarque ; mais je suis loin de m'en plaindre : au contraire, ce genre d'éloge est assurément le moins suspect. Si je ne mettais à mon ouvrage qu'un intérêt de vanité, je leur devrais beaucoup de remerciements personnels ; mais comme la principale récompense que j'ose en attendre, est de voir répandre des vérités qui me paraissent utiles, je dois bien plus encore à ces écrivains, dont le savoir et le talent leur impriment un degré de force et de poids qu'il n'était pas malheureusement en moi de leur donner (1).

---

(1) Au moment où je corrige cette feuille et ce passage, j'apprends la mort du citoyen Bichat : cet événement, aussi

D'après la direction que suit depuis trente ans l'esprit humain, les sciences physiques et naturelles semblent avoir généralement obtenu le premier pas. Leurs rapides progrès, dans un si court espace de temps, ont rendu l'époque actuelle la plus brillante de leur histoire. Tout leur présage encore de nouveaux succès; et c'est en rapprochant d'elles, de plus en plus, toutes les autres sciences et tous les arts, qu'on peut espérer avec fondement de les voir tous éclairés enfin d'un jour en quelque sorte égal.

Peut-être avons-nous passé l'âge des plus brillants travaux d'imagination (bien qu'à dire vrai, je sois éloigné de souscrire, même sur ce point, aux décisions amères et doctorales des censeurs du moment présent); mais, du reste toutes les connaissances et toutes les idées directement applicables aux besoins de la vie, à l'augmentation des jouissances sociales, au perfectionnement des esprits, à la propagation des lumières, semblent être aujourd'hui devenues partout le but commun

---

funeste qu'inattendu, m'inspire des regrets trop vivement sentis, pour que je n'éprouve pas le besoin d'en consigner ici l'expression.

de tous les efforts. Jamais la vérité ne fut, dans tous les genres, recherchée avec autant de zèle, exposée avec autant de force et de méthode, reçue avec un intérêt si général; jamais elle n'eut de si zélés défenseurs, ni l'humanité des serviteurs si dévoués.

Quoique l'état de la société civile en Europe ait créé sur différents points de cette vaste partie du monde plusieurs grands foyers de lumières, qui, pour le dire en passant, rendent impossible toute rétrogradation durable de l'esprit humain, la France est en droit de s'attribuer une grande part dans les progrès de la raison pendant le dix-huitième siècle. Sa langue, plutôt claire, précise et élégante qu'harmonieuse, abondante et poétique, semble plus propre aux discussions de la philosophie, ou à l'expression des sentiments doux et de leurs nuances les plus délicates, que capable d'agiter fortement et profondément les imaginations, et de produire tout à coup sur les grandes assemblées ces impressions violentes dont les exemples n'étaient pas rares chez les anciens. L'indépendance des idées qui se faisait surtout remarquer parmi nous, même sous l'ancien régime; le peu de penchant à se laisser imposer par les choses, ou par les hommes; la hardiesse des examens; en un mot, toutes les dispositions et toutes les circonstances auxquelles la France devait la place respectable qu'elle avait prise dans le monde savant, ont acquis un nouveau degré d'énergie et de puissance par l'effet de la plus étonnante commotion politique dont l'histoire nous ait conservé le souvenir. Et depuis que le mouvement est réduit à ne plus être que celui des idées, et non celui des passions, les progrès, plus lents en apparence, seront en effet bien plus sûrs. La marche mesurée d'un gouvernement fort et établi pourra sans doute y contribuer beaucoup elle-même. Enfin, la maturité qu'une expérience imposante et terrible donne à toutes les conceptions, à toutes les espérances, à tous les vœux, est sans doute ce qui peut empêcher le plus efficacement la philanthropie de se laisser égarer dans des projets chimériques ou prématurés; mais elle fait en même temps que les vues utiles doivent toutes à la longue recevoir leur application.

C'est au moment où l'esprit humain est dans cet état de travail et de paisible fermentation, qu'il devient plus facile, et qu'il est ausssi plus important, de donner une base solide aux sciences morales. Les chocs révolutionnaires ne sont point, comme quelques personnes semblent le croire, occasionés par le libre développement des idées : ils ont toujours au contraire été le produit inévitable des vains obstacles qu'on lui oppose imprudemment; du défaut d'accord entre la marche des affaires et celle de l'opinion, entre les institutions sociales et l'état des esprits. Plus les hommes sont généralement éclairés et sages, et plus ils redoutent ces secousses; ils savent, comme le dit Pascal, que la violence et la vérité sont deux puissances qui n'ont aucune action l'une sur l'autre; que la vérité ne gouverne point la violence, et que la violence ne sert jamais utilement la vérité.

C'est donc en environnant sans cesse les idées nouvelles d'une lumière égale et pure, qu'on peut rendre leur action sur l'état social insensible et douce, comme celle des forces qui tendent sans relâche à conserver ou à remettre en harmonie les différents corps de l'univers.

Les idées relatives à la morale publique sont indubitablement celles qui, par la manière dont elles entrent dans les têtes et reçoivent leur application, peuvent produire les plus grands effets, soit avantageux, soit funestes : il faut donc porter la plus grande sévérité de méthode, et dans les recherches dont elles sont l'objet, et dans leur exposition; c'est principalement pour elles qu'il devient essentiel de connaître, jusque dans leurs éléments les plus déliés, le mécanisme des procédés de l'intelligence, celui des passions, et toutes les circonstances particulières qui peuvent altérer ou modifier leurs mouvements.

Mais les principes de la morale privée et de l'éducation individuelle n'ont pas moins besoin de cette même lumière; ils reposent en effet sur la même base. Ce qui les éclaircit est aussi ce qui peut le plus les fortifier.

Si l'aspect des désordres qui règnent dans le monde corrompt ou afflige les hommes légers et superficiels, une expérience plus réfléchie et plus saine prouve aux esprits attentifs, que les biens les plus précieux de la vie ne s'obtiennent que par la pratique de la morale. Le véritable bonheur est nécessairement le partage exclusif de la véritable vertu (1), c'est-à-dire de la vertu

---

(1) Sans doute, l'homme vertueux peut être malheureux : mais il serait alors bien plus malheureux encore sans le se-

dirigée par la sagesse; car éclairer sa conscience n'est pas moins un besoin qu'un devoir; et sans le flambeau de la raison, non-seulement la vertu peut laisser tomber les hommes les plus excellents dans tous les degrés de l'infortune, elle peut encore devenir elle-même la source des plus funestes erreurs.

Par une heureuse nécessité, l'intérêt de chaque individu ne saurait jamais être véritablement séparé de l'intérêt des autres hommes; les efforts qu'il peut vouloir tenter pour cela, sont des actes d'hostilité générale qui retombent inévitablement tôt ou tard sur leur auteur (1).

Mais c'est surtout en remontant à la nature de l'homme; c'est en étudiant les lois de son organisation et les phénomènes directs de sa sensibilité, qu'on voit clairement combien la morale est une partie essentielle de ses besoins. On reconnaît bientôt que le seul côté par lequel ses

---

cours de la vertu; elle seule adoucit tous les maux, et fait goûter tous les biens de la destinée humaine.

(1) Si les fripons, disait le sage Franklin, pouvaient connaître tous les avantages attachés à l'habitude des vertus, *ils seraient honnêtes gens par friponnerie.*

jouissances puissent être indéfiniment étendues, est celui de ses rapports avec ses semblables; que son existence s'agrandit à mesure qu'il s'associe à leurs affections, et leur fait partager celles dont il est animé. C'est en considérant à leur source les passions même qui l'égarent le plus loin de son but, qu'on se convainc à chaque instant davantage que, pour le rendre meilleur, il suffit d'éclairer sa raison, et qu'être honnête homme est le premier et le plus indispensable caractère du bon sens.

Ainsi, les principes de la morale s'établissent sur la base la plus ferme; leur enchaînement et leurs applications se démontrent avec le dernier degré de l'évidence : les avantages qui résultent, non-seulement pour les sociétés tout entières, mais encore pour chacun de leurs membres, de son respect et de sa soumission aux règles de conduite qui dérivent de ces mêmes principes, peuvent se prouver, en quelque sorte, mathématiquement.

Mais il ne suffit pas que les lumières de la sagesse éclairent l'homme : c'est par ses habitudes qu'il est gouverné; il importe donc surtout de lui faire prendre de bonnes habitudes. La sévérité des maximes auxquelles on a voulu l'assujettir dès l'enfance, sans motif valable, les lui fait bientôt rejeter quand il devient son propre guide. Mais celles que sa raison avoue prennent d'autant plus d'empire sur lui, qu'il les discute davantage; et leur utilité, pour son bonheur, lui paraît d'autant plus démontrée, qu'il les a pratiquées plus long-temps. Telle est la puissance et tels sont les fruits de la seule bonne éducation.

Il importe d'autant plus de rattacher la morale à ses motifs réels, qu'elle est d'une nécessité plus générale et plus journalière, et que toute autre méthode est incapable de lui donner une entière solidité. Les esprits sages auront toujours des égards pour les opinions accidentelles qui servent à rendre un autre homme meilleur ou plus heureux. Mais sans discuter ici les avantages ou les inconvénients d'aucune de ces opinions, il est évident qu'on ne peut pas toujours compter sur leur appui. Indépendamment de leur diversité qui rend leur action très-incertaine et très-variable, il est beaucoup d'esprits qui leur sont fermés sans espoir; un plus grand nombre passent de l'une à l'autre plusieurs fois dans la vie, ou même finissent par les rejeter toutes indistinctement; et peut-être le moment présent est-il celui où l'on peut le moins attendre d'elles de véritables secours. Mais, quoi qu'il en soit, rien n'est sans doute plus indispensable que d'affermir la morale de ceux qui les rejettent, et d'empêcher que ceux qui cessent de croire à leur vérité, pensent dès lors pouvoir fouler impunément aux pieds, comme chimériques, toutes les vertus dont elles étaient pour eux le soutien (1).

Heureusement, la culture du bon sens et les bonnes habitudes suffisent pour cela. Quoique égaré trop souvent par des impostures, l'homme

---

(1) Parmi les philosophes qui ont fondé les principes de la morale sur le besoin constant du bonheur commun à tous les individus, et qui on fait voir que dans le cours de la vie les règles de conduite pour être heureux sont absolument les mêmes que pour être vertueux, on doit particulièrement distinguer Volney et Saint-Lambert : Volney, esprit plus étendu, plus fort, plus habitué aux analyses profondes, et dont le style ferme et original laisse des traces plus durables; Saint-Lambert, écrivain facile, élégant, observateur plein de finesse, et dont l'ouvrage, accompagné d'explications et d'exemples heureusement choisis, rend peut-être plus sensible encore la vérité de tous les principes qu'il établit, et l'utilité des règles qu'il en tire pour la conduite journalière. L'un et l'autre méritent toute la reconnaissance des vrais amis de l'humanité.

est fait pour la vérité, dont la recherche est son besoin le plus constant, et dont la découverte le pénètre de la plus douce et de la plus profonde satisfaction. Quoique trop souvent agité par des passions aveugles et funestes, l'homme est également né pour la vertu ; la vertu seule peut le mettre en harmonie avec la société. Sans elle son cœur est toujours dévoré de sentiments hostiles, sa vie est un orage, et le monde n'offre à ses yeux que des ennemis. L'habitude des actions utiles aux hommes, des sentiments bienveillants et généreux perpétue au contraire dans l'ame ces vives émotions de l'humanité, que personne peut-être n'est assez malheureux pour n'avoir pas éprouvées quelquefois. En liant toutes ses affections aux destinées présentes et futures de ses semblables, le sage n'agrandit pas seulement sans limites son étroite et passagère existence, il la soustrait encore en quelque sorte à l'empire de la fortune : et dans cet asile élevé d'où sa tendre compassion déplore les erreurs des hommes, source presque unique de tous leurs maux, son bonheur se compose des sentiments les plus exquis ; les vrais biens de la vie humaine lui sont exclusivement réservés.

L'écrit suivant n'a point au reste pour objet l'exposition et le développement de ces vérités incontestables : encore moins aurons-nous la prétention de vouloir les appliquer à la morale publique. S'il est ici question de considérations *morales*, c'est par rapport aux lumières qu'elles peuvent emprunter de l'étude des phénomènes *physiques;* c'est uniquement parce qu'elles sont une partie essentielle de l'histoire naturelle de l'homme. Quelques personnes ont paru craindre, à ce qu'on m'assure, que cet ouvrage n'eût pour but ou pour effet de renverser certaines doctrines, et d'en établir d'autres relativement à la nature des causes premières. Mais cela ne peut pas être; et même, avec de la réflexion et de la bonne foi, il n'est pas possible de le croire sérieusement. Le lecteur verra souvent dans le cours de l'ouvrage, que nous regardons ces causes comme placées hors de la sphère de nos recherches, et comme dérobées pour toujours aux moyens d'investigation que l'homme a reçus avec la vie. Nous en faisons ici la déclaration la plus formelle; et s'il y avait quelque chose à dire encore sur des questions qui n'ont jamais été agitées impunément, rien ne serait plus facile que de prouver qu'elles ne peuvent être ni un objet d'examen, ni même un sujet de doute, et que l'ignorance la plus invincible est le seul résultat auquel nous conduise à leur égard le sage emploi de la raison. Nous laisserons donc à des esprits plus confiants, ou, si l'on veut, plus éclairés, le soin de rechercher par des routes que nous reconnaissons impraticables pour nous, quelle est la nature du principe qui anime les corps vivants; car nous regardons la manifestation des phénomènes qui le distinguent des autres forces actives de la nature, ou les circonstances en vertu desquelles ont lieu ces phénomènes, comme confondues en quelque sorte avec les causes premières, ou comme immédiatement soumises aux lois qui président à leur action.

On ne trouvera point encore ici ce qu'on avait appelé long-temps de la *métaphysique;* ce seront de simples recherches de *physiologie*, mais dirigées vers l'étude particulière d'un certain ordre de fonctions.

J'avais espéré pouvoir joindre aux Mémoires dont cet écrit est composé le tableau d'une suite d'expériences sur les dégénérations et les transformations animales et végétales. Quelques essais m'avaient fait regarder ces expériences comme propres à jeter du jour sur les circonstances qui déterminent la production des êtres organisés. Mais des dérangements de santé presque continuels m'ont forcé d'interrompre ce travail, et d'en remettre la continuation à d'autres temps. Je me propose de le reprendre aussitôt que cela me sera possible; et si les résultats m'en paraissent dignes d'intéresser le public, je me ferai un devoir de lui rendre un compte scrupuleux des faits que j'aurai observés (1).

On me permettra de témoigner publiquement au citoyen François Thurot ma vive reconnaissance de tous les soins qu'il a bien voulu prendre, pour donner à l'édition de cet ouvrage une correction de détail que peut-être le fond ne méritait pas. Son amitié généreuse, jointe au zèle de la science, a pu seule lui faire entreprendre la tâche minutieuse et fatigante qu'il a remplie si patiemment. Déja connu, quoique jeune encore,

---

(1) Depuis la première publication de cet ouvrage, M. Fray, commissaire des guerres, m'a fait connaître une suite de belles expériences qu'il a tentées sur le même sujet. J'aurai occasion d'en parler ailleurs.

par des écrits que caractérise la maturité de l'esprit et du talent (1), le citoyen Thurot, au milieu de ses importantes occupations, a eu la bonté de surveiller l'impression de mon manuscrit. Il en a fait disparaître beaucoup de défectuosités; et si j'eusse été toujours à temps de recueillir et de mettre à profit ses excellents conseils, l'ouvrage aurait pu devenir moins indigne du public.

Je dois aussi des remerciements à mes jeunes confrères, les citoyens Richerand et Alibert, pour l'intérêt qu'ils ont mis à cette publication. Il est seulement à craindre que leur ardeur pour les progrès de la médecine philosophique, et les préventions favorables que cette ardeur même peut leur inspirer, n'aient égaré leur jugement. Car, d'ailleurs qui jamais eut plus le droit d'être difficile ? Ne sont-ils point en effet des premiers parmi ces élèves déja célèbres dont s'honore l'École de

---

(1) Notamment par deux excellentes traductions, l'une de l'Hermès de Harris, l'autre de la vie de Laurent de Médicis, ouvrage estimable de Roscoe; mais surtout par la préface et par les notes importantes dont il a enrichi le premier de ces deux écrits, et qui en font, en quelque sorte, un ouvrage tout nouveau.

Médecine de Paris, et dont les succès attestent la perfection des méthodes d'enseignement employées par ses illustres professeurs, et l'excellent esprit qui dirige l'administration de ce bel établissement?

RAPPORTS

DU

PHYSIQUE ET DU MORAL

DE L'HOMME.

PREMIER MÉMOIRE.

Considérations générales sur l'étude de l'homme, et sur les rapports de son organisation physique avec ses facultés intellectuelles et morales.

INTRODUCTION.

C'est sans doute, citoyens, une belle et grande idée que celle qui considère toutes les sciences et tous les arts comme formant un ensemble, un tout indivisible, ou comme les rameaux d'un même tronc, unis par une origine commune, plus étroitement unis encore par le fruit qu'ils sont tous également destinés à produire, le perfectionnement et le bonheur de l'homme. Cette idée n'avait pas échappé au génie des anciens; toutes les parties de la science entraient pour eux dans l'étude de la sagesse. Ils ne cultivaient pas les arts seulement à cause des jouissances qu'ils procurent, ou des ressources directes que peut y trouver celui qui les pratique; ils les cultivaient parce qu'aussi ils en regardaient la connaissance comme nécessaire à celle de l'homme et de la nature, et les procédés comme les vrais moyens d'agir sur l'un et sur l'autre avec une grande puissance.

Mais c'est au génie de Bacon qu'il était réservé d'esquisser le premier un tableau de tous les objets qu'embrasse l'intelligence humaine; de les enchaîner par leurs rapports, de les distinguer par leurs différences, de présenter ou les nouveaux points de communication qui pourraient s'établir entre eux dans la suite, ou les nouvelles divisions qu'une étude plus approfondie y rendrait sans doute indispensables.

Vers le milieu de ce siècle, une association paisible de philosophes, formée au sein de la France, s'est emparée et de cette idée et de ce tableau. Ils ont exécuté (1) ce que Bacon avait conçu : ils ont distribué d'après un plan systématique, et réuni dans un seul corps d'ouvrage, les principes ou les collections des faits propres à toutes les sciences, à tous les arts. L'utilité de leurs travaux s'est étendue bien au-delà de l'objet qu'ils avaient embrassé, bien au-delà peut-être des espérances qu'ils avaient

---

(1) L'*Encyclopédie anglaise* existait déjà; mais cet ouvrage n'est qu'un croquis informe du plan vaste de Bacon.

osé concevoir : en dissipant les préjugés qui corrompaient la source de toutes les vertus, ou qui leur donnaient des bases incertaines, ils ont préparé le règne de la vraie morale; en brisant d'une main hardie toutes les chaînes de la pensée, ils ont préparé l'affranchissement du genre humain.

La postérité conservera le souvenir des travaux de ces hommes respectables, unis pour combattre le fanatisme, et pour affaiblir du moins les effets de toutes les tyrannies; elle bénira les efforts de ces courageux amis de l'humanité : elle honorera des noms consacrés par cette lutte continuelle contre l'erreur; et parmi leurs bienfaits, peut-être comptera-t-elle l'établissement de l'Institut National, dont ils semblent avoir fourni le plan. En effet, par la réunion de tous les talents et de tous les travaux, l'Institut peut être considéré comme une véritable encyclopédie vivante; et, secondé par l'influence du gouvernement républicain, sans doute il peut devenir facilement un foyer immortel de lumière et de liberté.

Elle est, dis-je, pleine de grandeur, cette idée qui réunit, distribue et organise en un seul tout les différentes productions du génie. Elle est pleine de vérité : car leur examen nous offre partout les mêmes procédés et le même ordre de combinaisons. Elle est d'une grande utilité pratique : car les succès de l'homme dépendent surtout de l'application nouvelle des forces qu'il s'est créées dans tous les genres, aux travaux qu'il veut exécuter dans un seul; et les facultés qui lui viennent immédiatement de la nature sont si bornées dans leurs premiers efforts, qu'il a besoin de connaître tous ses instruments artificiels, pour n'être pas accablé du sentiment de son impuissance.

Mais quoique toutes les parties des sciences soient unies par des liens communs; quoiqu'elles s'éclairent et se fortifient mutuellement, il en est dont les rapports sont plus directs, plus multipliés, qui se prêtent des secours ou plus nécessaires, ou plus étendus : et quoiqu'aux yeux du philosophe, qui ne peut séparer entièrement les progrès de l'une de ceux des autres, elles soient toutes d'une utilité générale et constante, il en est cependant qui sont plus ou moins utiles, suivant le point de vue sous lequel on les considère. Ainsi, les sciences mathématiques s'appliquent plus immédiatement à la physique des masses, la chimie à la pratique des arts; ainsi les découvertes qui perfectionnent les procédés généraux de l'industrie, les idées qui tendent à réformer les grandes machines sociales, influent plus directement sur les progrès de l'espèce humaine en général : tandis que le perfectionnement des pratiques particulières dans les arts manuels, et celui de la diététique et de la morale, contribuent davantage au bonheur des individus. Car le bonheur dépend moins de l'étendue de nos moyens, que du bon emploi de ceux qui sont le plus près de nous; et tant qu'on ne fera pas marcher de front l'art usuel de la vie avec ceux qui nous créent de nouvelles sources de jouissances, de nouveaux instruments pour maîtriser la nature, tous les prodiges du génie n'auront rien fait pour le dernier et véritable but de tous ses travaux.

Dans la classification des différentes parties de la science, l'Institut offre avec raison à côté les unes des autres, et sous un titre générique, celles qui s'occupent spécialement d'objets de philosophie et de morale. Mais il est aisé de sentir que la connaissance physique de l'homme en est la base commune; que c'est le point d'où elles doivent toutes partir, pour ne pas élever un vain échafaudage étranger aux lois éternelles de la nature. L'Institut National semble avoir voulu consacrer, en quelque sorte, cette vérité d'une manière plus particulière, en appelant des physiologistes dans la section de l'analyse des idées : et votre choix même leur indique l'esprit dans lequel leurs efforts doivent être dirigés.

Permettez donc, citoyens, que je vous entretienne aujourd'hui des rapports de l'étude physique de l'homme avec celle des procédés de son intelligence; de ceux du développement systématique de ses organes avec le développement analogue de ses sentiments et de ses passions : rapports d'où il résulte clairement que la physiologie, l'analyse des idées et la morale, ne sont que les trois branches d'une seule et même science, qui peut s'appeler, à juste titre, *la science de l'homme* (1).

Plein de l'objet principal de mes études, peut-être vous y ramènerai-je trop souvent; mais si vous daignez me prêter quelque attention, vous verrez sans peine que le point de vue sous lequel je considère la médecine, la fait rentrer à chaque instant dans le domaine des sciences morales.

§ I.

Nous sentons; et des impressions qu'éprouvent nos différents organes, dépendent à la fois et nos besoins, et l'action des instruments qui nous sont donnés pour les satisfaire. Ces besoins sont éveillés, ces instruments sont mis en jeu dès le premier instant de la vie. Les faibles mouvements du fœtus dans le ventre de sa mère doivent sans doute être regardés comme un simple prélude aux actes de la véritable vie animale, dont il ne jouit, à proprement parler, que lorsque l'ouvrage de sa nutrition s'accomplit en entier dans lui-même; mais ces mouvements tiennent aux mêmes principes, ils s'exécutent suivant les mêmes lois. Exposés à l'action continuelle

---

(1) C'est ce que les Allemands appellent l'*anthropologie*; et sous ce titre ils comprennent en effet les trois objets principaux dont nous parlons.

des objets extérieurs, portant en nous les causes d'impressions non moins efficaces, nous sommes d'abord déterminés à agir sans nous être rendu compte des moyens que nous mettons en usage, sans nous être même fait une idée précise du but que nous voulons atteindre. Ce n'est qu'après des essais réitérés que nous comparons, que nous jugeons, que nous faisons des choix. Cette marche est celle de la nature; elle se retrouve partout. Nous commençons par agir; ensuite nous soumettons à des règles nos motifs d'action : la dernière chose qui nous occupe est l'étude de nos facultés et de la manière dont elles s'exercent.

Ainsi, les hommes avaient exécuté beaucoup d'ouvrages ingénieux avant de savoir se tracer des règles pour en exécuter de semblables, c'est-à-dire, avant d'avoir créé l'art qui s'y rapporte; ils avaient fait servir à leurs besoins les lois de l'équilibre et du mouvement long-temps avant d'avoir la plus légère notion des principes de la mécanique. Ainsi, pour marcher, pour entendre, pour voir, ils n'ont pas attendu de connaître les muscles des jambes, les organes de l'ouïe et de la vue. De même, pour raisonner, ils n'ont pas attendu que la formation de la pensée fût éclaircie, que l'artifice du raisonnement eût été soumis à l'analyse.

Cependant les voilà déjà bien loin des premières déterminations instinctives. Du moment que l'expérience et l'analyse leur servent de guide, du moment qu'ils exécutent et répètent quelques travaux réguliers, ils ont formé des jugements, ils en ont tiré des axiomes. Mais leurs axiomes et leurs jugements se bornent encore à des objets isolés, à des points d'une utilité pratique directe. Pressés par le besoin présent, ils ne portent point leur vue dans un avenir éloigné : leurs règles n'embrassent que quelques opérations partielles ; et les progrès importants sont réservés pour les époques où des règles plus générales embrasseront un art tout entier.

Tant que la subsistance des hommes n'est pas assurée, ils ont peu de temps pour réfléchir ; et leurs combinaisons, resserrées dans le cercle étroit de leurs premiers besoins, ne peuvent pas même être dirigées avec succès vers ce but essentiel. Mais sitôt que réunis en peuplades, les plus forts, et surtout les plus intelligents, ont su se procurer les moyens d'une existence régulière ; sitôt qu'ils commencent à jouir de quelque loisir, ce loisir même leur pèse, de nouveaux besoins se développent, et leurs méditations se portent successivement et sur les différents objets de la nature, et sur eux-mêmes.

Je crois nécessaire de considérer ici les faits d'une manière sommaire et rapide ; j'entends les faits relatifs aux progrès de la philosophie rationnelle. Sans entrer dans de grands détails, on peut voir que les hommes qui l'ont cultivée avec le plus de succès étaient presque tous versés dans la physiologie, ou du moins que les progrès de de ces deux sciences ont toujours marché front.

§ II.

En revenant sur les premiers temps de l'histoire, et l'histoire ne remonte guère que jusqu'à l'établissement des peuples libres dans la Grèce (1) (au-delà l'on ne rencontre qu'impostures ridicules, ou récits allégoriques); en revenant, dis-je, sur ces premiers temps, nous voyons les hommes qui cultivaient la sagesse occupés particulièrement de trois objets principaux, directement relatifs au perfectionnement des facultés humaines, de la morale et du bonheur. 1° Ils étudiaient l'homme sain et malade pour connaître les lois qui le régissent, pour apprendre à lui conserver ou à lui rendre la santé. 2° Ils tâchaient de se tracer des règles pour diriger leur esprit dans la recherche des vérités utiles; et leurs leçons roulaient ou sur les méthodes particulières des arts, ou sur la philosophie rationnelle dont les méthodes plus générales les embrassent tous. 3° Enfin, ils observaient les rapports mutuels des hommes,

---

(1) Quand la démocratie commença à prendre un caractère plus régulier, et que les rois furent soumis à certains principes plus fixes dans l'exercice de leur autorité; c'est-à-dire environ cent cinquante ou deux cents ans après l'époque où l'on place le siège de Troie.

rapports fondés sur leurs facultés physiques et morales, mais dans la détermination desquels ils faisaient entrer, comme données nécesssaires, quelques circonstances plus mobiles, telles que celles des temps, des lieux, des gouvernements, des religions : et de là naissaient pour eux tous les préceptes de conduite et tous les principes de morale (1).

Il est vrai que la plupart de ces sages se perdirent dans de vaines recherches sur les causes premières, sur les forces actives de la nature, qu'ils personnifiaient dans des fables ingénieuses : mais les théogonies ne furent pour eux que des systèmes physiques ou métaphysiques, comme parmi nous les tourbillons et l'harmonie préétablie, qui seraient sans doute aussi devenus des divinités, si la place n'avait pas été déja prise. Ils s'en servaient pour captiver des imaginations sauvages et les plier aux habitudes sociales : et ces premiers bienfaiteurs de l'humanité paraissent avoir tous été convaincus qu'on peut tromper le peuple avec avantage pour lui-même; maxime corruptrice, excusable sans doute avant que tant de funestes expériences en eussent démontré la fausseté, mais

---

(1) Je ne parle point de la physique, de la géométrie, ni de l'astronomie, qui les occupaient cependant d'une manière particulière, l'astronomie surtout : leurs travaux dans ces sciences, et les idées qu'ils firent naître, se rapportent de trop loin au sujet qui fixe maintenant notre attention.

qu'il ne doit plus être permis d'avouer dans un siècle de lumières.

Quelque sujet qu'on traite, c'est toujours cette ancienne Grèce qu'il faut citer. Tout ce qui peut arriver d'intéressant dans la société civile s'y rassemble, s'y presse en quelque sorte sous les regards, durant un court espace de temps, et sur le plus petit théâtre. La Grèce ne fut pas seulement la mère des arts et de la liberté : cette philosophie, dont les leçons universelles peuvent seules perfectionner l'homme et toutes ses institutions, y naquit aussi de toutes parts, comme par une espèce de prodige, avec la plus belle langue que les hommes aient parlée, et qui n'était pas moins digne de servir d'organe à la raison, que d'enchanter les imaginations, ou d'enflammer les ames par tous les miracles de l'éloquence et de la poésie. Quel plus beau spectacle que celui d'une classe entière d'hommes occupés sans cesse à chercher les moyens d'améliorer la destinée humaine, d'arracher les peuples à l'oppression, de fortifier le lien social, de porter dans les mœurs publiques cette énergie et cette élégance dont l'union ne s'est rencontrée depuis nulle part au même degré ; et lorsqu'ils désespéraient de pouvoir agir sur les polices générales, s'efforçant du moins, tantôt par les préceptes d'une philosophie forte et sévère, tantôt par des doctrines plus riantes et plus faciles, tantôt par une appréciation dédaigneuse de tout ce qui tourmente les faibles humains, s'efforçant, dis-je, de mettre le bonheur individuel à l'abri de la fureur des tyrans, de l'iniquité des lois, des caprices même de la nature !

Parmi ces bienfaiteurs du genre humain, dont les noms suffiraient pur consacrer le souvenir d'un peuple si justement célèbre à tant d'autres égards, quelques génies extraordinrires se font particulièrement remarquer. Pythagore, Démocrite, Hippocrate, Aristote et Épicure, doivent être mis au premier rang. Quoique Hippocrate soit plus spécialement célèbre par ses travaux et ses succès dans la théorie, la pratique et l'enseignement de son art, je le mets de ce nombre, parce qu'il transporta, comme il le dit lui-même, *la philosophie dans la médecine, et la médecine dans la philosophie.* Tous les cinq créèrent des méthodes et des systèmes rationnels; ils y lièrent leurs principes de morale; ils fondèrent ces principes, ces systèmes et ces méthodes sur la connaissance physique de l'homme. On ne peut douter que la grande influence qu'ils ont exercée sur leur siècle et sur les siècles suivants, ne soit due en grande partie à cette réunion d'objets qui se renvoient mutuellement une si vive lumière, et qui sont si capables, par leurs résultats combinés, d'étendre, d'élever et de diriger les esprits.

C'est en vain qu'on chercherait dans les monuments historiques des notions précises sur les doctrines de Pythagore, sur les véritables progrès qu'il fit faire à la science humaine : ses écrits n'existent plus; ses disciples, trop fidèles au mystère dont l'ignorance publique avait peut-être fait une nécessité pour les philosophes, n'ont guère divulgué que la partie ridicule de ses opinions; et les historiens de la philosophie sont presque entièrement réduits sur ce sujet à des conjectures. Mais il est une autre manière de juger Pythagore; c'est par les faits. Or, son école, la plus grande et la plus belle institution dont un particulier ait jamais formé le plan, a fourni pendant plusieurs siècles des législateurs à toute l'ancienne Italie, des savants, soit géomètres, soit astronomes, soit médecins, à toute la Grèce, et des sages à l'univers. Je ne parlerai point de cette vue si simple et si vraie, mais si pitoyablement défigurée par l'imagination d'un peuple encore enfant, touchant les éternelles transmutations de la matière; je ne rappellerai pas surtout les découvertes qui sont attribuées à ce philosophe, en arithmétique, en géométrie, et même en astronomie, si l'on en croit quelques savants (1) : quoi-

---

(1) On lui doit, comme chacun sait, l'ingénieuse table de multiplication que les anciens nous ont transmise : il démontra le premier, du moins chez les Grecs, que le carré de l'hypothénuse est égal à la somme des carrés des deux autres côtés du triangle rectangle : enfin, il enseignait que le soleil est immobile au centre du monde planétaire; vérité long-temps méconnue, et dont la démonstration a fait, chez les modernes, la gloire de Copernic.

que propres sans doute à donner une haute idée de son génie, elles sont entièrement étrangères à notre objet. Mais je dois observer qu'il porta le premier le calcul dans l'étude de l'homme ; qu'il voulut soumettre les phénomènes de la vie à des formules mécaniques ; qu'il aperçut entre les périodes des mouvements fébriles, du développement ou de la décroissance des animaux, et certaines combinaisons ou retours réguliers de nombres, des rapports que l'expérience des siècles paraît avoir confirmés, et dont l'exposition systématique constitue ce qu'on appelle en médecine *la doctrine des crises.* De cette doctrine découlent non-seulement plusieurs indications utiles dans le traitement des maladies, mais aussi des considérations importantes sur l'hygiène et sur l'éducation physique des enfants. Il ne serait peut-être pas même impossible d'en tirer encore quelques vues sur la manière de régler les travaux (1) de l'esprit, de saisir les moments où la disposition des organes lui donne plus de force

---

(1) Je veux parler ici de ces états périodiques et alternatifs d'activité plus grande et de repos, souvent absolu, du cerveau, qui s'observent chez différents individus. Comme ils tiennent aux dispositions de tous les autres organes sympathiques, et qu'ils résultent de mouvements analogues à ceux des crises dans les maladies, il n'est pas impossible de les gouverner, jusqu'à un certain point, par le régime physique et moral, peut-être même de les produire artificiellement, pour donner une force momentanée plus grande aux facultés

et de lucidité, de lui conserver toute sa fraîcheur, en ne le fatigant pas à contre-temps lorsque l'état de rémission lui commande le repos. Tout le monde peut observer sur soi-même ces alternatives d'activité et de langueur dans l'exercice de la pensée; mais ce qu'il y aurait de véritablement utile, serait d'en ramener les périodes à des lois fixes, prises dans la nature, et d'où l'on pût tirer des règles de conduite applicables, moyennant certaines modifications particulières, aux diverses circonstances du climat, du tempérament, de l'âge, en un mot, à tous les cas où les hommes peuvent se trouver (1). Une partie des matériaux de ce travail existe : l'observation pourrait facilement fournir ce qui manque; et la philosophie rattacherait ainsi quelques idées de Pythagore, et l'une des plus précieuses découvertes de la physiologie ancienne, à l'art de la pensée, qui sans doute n'en doit étudier la formation que pour parvenir, par cette connaissance, à la rendre plus facile et plus parfaite (2).

---

intellectuelles, ou pour leur imprimer une nouvelle direction.

(1) Il faudrait pouvoir indiquer en même temps les moyens d'arrêter, de changer, de diriger ces mouvements, quand l'ordre n'en est pas conforme à nos besoins.

(2) En traçant un nouveau plan d'hygiène, Moreau de la Sarthe, qui paraît avoir bien senti toute l'étendue de son sujet, a remarqué particulièrement ce point de vue qui s'y

On peut en dire autant de Démocrite que de Pythagore. Les particularités de ses doctrines n'ont point échappé aux ravages du temps; on n'en connaît que les vues générales et sommaires. Mais ces vues suffisent pour caractériser son génie et marquer sa place. C'est lui qui le premier osa concevoir un système mécanique du monde, fondé sur les propriétés de la matière et sur les lois du mouvement; système adopté dans la suite et développé par Épicure, et qui, par cela seul qu'il se trouvait débarrassé de l'absurdité des théogonies, avait conduit, comme par la main, ses sectateurs à ne chercher les principes de la morale que dans les facultés de l'homme et dans les rapports des individus entre eux.

Démocrite avait senti que l'univers doit s'étudier dans lui-même, dans les faits évidents qu'il présente. Il avait senti de plus que le cours ordinaire des choses ne nous dévoile pas tout; que l'on peut forcer la nature à produire de nouveaux phénomènes qui jettent de la lumière sur l'enchaînement de ceux que nous connaissons déjà, ou l'inviter en quelque sorte à présenter ces derniers sous des aspects nouveaux qui peuvent les faire connaître mieux encore. En un mot, il indiqua

---

présente : ce que le public connaît de son travail et de son talent, dont l'auteur a d'ailleurs donné l'idée la plus favorable, fait juger qu'il doit avoir poussé loin cette importante branche de la médecine.

les expériences comme un nouveau moyen d'arriver à la vérité; et, seul parmi les anciens, il pratiqua constamment cet art, qui depuis a fait presque tous les succès et la gloire des modernes.

Dans le temps que ses compatriotes le croyaient en démence, il était occupé de dissections d'animaux. Pour étudier les procédés de l'esprit, il avait jugé nécessaire d'en examiner les instruments. C'est dans l'organisation de l'homme, comparée avec les fonctions de la vie, avec les phénomènes moraux, qu'il cherchait la solution des problèmes de metaphysique; c'est sur les facultés et les besoins qu'il établissait les devoirs ou les règles de conduite. Dans l'impossibilité de se procurer des cadavres humains, dont les préjugés publics eussent fait regarder les dissections comme d'horribles sacriléges, il cherchait sur d'autres espèces, et par analogie, des connaissances qu'il ne lui était pas permis de puiser directement à leur source. Il jetait ainsi les premiers fondements des travaux qu'Érasistrate, Hérophile et Sérapion, secondés par de plus heureuses circonstances, poussèrent rapidement assez loin quelque temps après; mais qui semblent avoir été tout-à-fait oubliées pendant plusieurs siècles, jusqu'à ce qu'enfin les modernes leur aient donné plus d'ensemble et de méthode.

Hippocrate, appelé par les Abdéritains pour guérir Démocrite de sa prétendue folie, le trouva disséquant des cerveaux d'animaux, dans lesquels il s'efforçait de démêler les mystères de la sensibilité physique, et de reconnaître les organes et les causes qui produisent la pensée. Ces deux sages s'entretinrent de l'ordre général de l'univers, et de celui *du petit monde* ou de l'homme, dont l'un et l'autre étaient presque également occupés, quoique chacun le considérât plus particulièrement sous le point de vue qui se rapportait le plus à son objet principal. Dans cette conversation (1), Démocrite paraît avoir senti mieux encore les étroites connexions de l'état physique et de l'état moral; et le médecin, en se retirant, jugea que c'était aux Abdéritains, mais non point au prétendu malade, qu'il fallait administrer l'ellébore.

Sur quelques résultats qui tiennent à tout, sur quelques vues isolées, mais qui supposent de grands ensembles; sur le caractère, le nombre, et la gloire de leurs élèves ou de leurs sectateurs, on peut juger que Pythagore et Démocrite furent des génies rares : mais, encore une fois, on ne connaît point, par le détail, leurs travaux et leurs opinions; on ignore surtout quels progrès la philosophie rationnelle fit entre leurs mains. Une grande partie des ouvrages d'Hippocrate nous

---

(1) Les lettres d'Hippocrate et de Démocrite sont évidemment supposées : mais leur entrevue, attestée par un grand nombre d'écrivains anciens, ne peut guère être révoquée en doute.

ayant été conservée, nous ne sommes pas tout-à-fait dans le même embarras à son égard. Comme la médecine et la philosophie, fondues ensemble dans ses écrits, y sont absolument inséparables, on ne peut écarter ce qui regarde l'une, quand on parle de l'autre. Je prie donc qu'on me permette quelques détails qui, je le redis encore, pourront paraître ici tenir par trop de points à la médecine, mais sans lesquels pourtant on ne saurait faire entendre la méthode philosophique de ce grand homme (1).

Hippocrate n'eut pas seulement ses propres observations à mettre en ordre; il était le dix-septième médecin de sa race; et de père en fils, les faits observés par des hommes pleins de sagacité, que la lecture des livres ne pouvait distraire de l'étude de la nature, avaient été successivement recueillis, entassés et transmis comme un précieux héritage. Hippocrate avait d'ailleurs voyagé dans tous les pays où quelque ombre de civilisation permettait de pénétrer; il avait copié les histoires de maladies, suspendues aux colonnes des temples d'Esculape et d'Apollon; il avait profité des observations faites et des idées heureuses proposées par les ennemis mêmes de sa famille et de

---

(1) C'est à mon célèbre ami et confrère Thouret, directeur et professeur de l'École de Médecine, à nous développer la doctrine d'Hippocrate, et à nous en bien faire connaître la philosophie, la sage hardiesse et l'imposante simplicité.

son école, les maîtres de l'école de Cnide, qui ne savaient pas voir comme lui dans les faits, mais qui cependant avaient eu les occasions d'en rassembler un grand nombre sur presque toutes les parties de l'art.

Ce fut donc après avoir fouillé dans tous les recueils, après s'être enrichi des dépouilles et de ses prédécesseurs et de ses contemporains, qu'Hippocrate se mit à observer lui-même. Personne n'eut jamais plus de moyens de le faire avec succès, puisque, dans le cours d'une longue vie, il exerça constamment sa profession avec un éclat dont il y a peu d'exemples. Dans ses *Épidémies*, il nous fait connaître l'esprit qui dirigeait ses observations, et sa manière d'en tirer des résultats généraux. Je ne considère point dans ce moment cet ouvrage sous le point de vue médical, mais il est un vrai modèle de méthode; et c'est par là qu'il se rapporte bien véritablement à notre sujet.

Il est aisé de faire voir combien la manière dont Hippocrate dirigeait et exécutait ses travaux est parfaitement appropriée à leur nature et à leur but.

Ici, le but de ce grand homme était d'observer les maladies qui régnaient dans une ville ou dans un territoire; d'assigner ce qu'elles avaient de commun, et ce qui pouvait les distinguer entre elles; de voir s'il ne serait pas possible de trouver la raison de leur dominance et de leurs retours dans les circonstances de l'exposition du sol, de l'état de l'air, du caractère des différentes saisons. Il sentait que toute vue générale qui n'est pas un résultat précis des faits, n'est qu'une pure hypothèse : il commença donc par étudier les faits.

Dans chaque malade il se développe une série de phénomènes : ces phénomènes sont tout ce qu'il y a d'évident et de sensible dans les maladies. Hippocrate s'attache à les décrire par ces coups de pinceau frappants, ineffaçables, qui font mieux que reproduire la nature, car ils en rapprochent et distinguent fortement les traits caractéristiques. Chaque histoire forme un tableau particulier : le sexe, l'âge, le tempérament, le régime, la profession du malade, y sont notés avec soin. La situation du lieu, son exposition, la nature de ses productions, les travaux de ses habitants, sa température, le temps de l'année, les changements que l'air a subis durant les saisons précédentes : telles sont les circonstances accessoires qu'il rassemble autour de ses tableaux. De là naissent des règles simples, suivant lesquelles les maladies se divisent en générales et en particulières ; et l'influence de ces circonstances diverses sur leur production, déterminée par des rapprochements et des combinaisons faciles, s'énonce par des déductions immédiates et directes.

Je le répète encore : la médecine est identifiée dans ses écrits avec les règles, ou la pratique de sa méthode ; on ne peut les séparer... Mais je parle à des hommes qui savent trop bien que dans les méthodes se trouve renfermée, en quelque sorte, toute la philosophie rationnelle de chaque siècle et de chaque écrivain.

Les livres aphoristiques d'Hippocrate présentent des résultats plus généraux encore. Pour être exacts, il faut que ces résultats soient conformes, non-seulement aux observations d'Hippocrate, mais à celles de tous les siècles et de tous les pays; il faut que tous les faits qui sont ou qui pourront être recueillis les confirment, et leur servent, pour ainsi dire, de commentaire. C'est là qu'il fondit ces immenses matériaux, qu'une tête aussi forte était seule en état d'arranger et de réduire dans des plans réguliers; et l'on voit clairement que ce ne sont pas ceux de ses écrits dont il attendait le moins de gloire.

Mais Hippocrate ne se contenta point de pratiquer et d'écrire; il forma des élèves, il enseigna. La force et la grandeur du génie se développent mieux dans les livres; mais dans la perfection de l'enseignement, on voit mieux aussi peut-être l'excellence, la lumière et la sagesse de l'esprit. Pour instruire les autres, il ne suffit pas d'être fort instruit soi-même; il est nécessaire d'avoir beaucoup réfléchi sur le développement des idées, d'en bien connaître l'enchaînement naturel, afin de savoir dans quel ordre elles doivent être présentées, pour être saisies facilement et laisser des traces durables : on a besoin d'avoir étudié profondément l'art de les rendre, afin d'en simplifier et d'en perfectionner de plus en plus l'expression. Il semble qu'Hippocrate fût déja initié à tous les secrets de la méthode analytique. Dans son école, les élèves étaient entourés de tous les objets de leurs études : c'est au lit des malades qu'il étudiaient les maladies; c'est en voyaut, en goûtant, en préparant sans cesse les remèdes, en observant les résultats de leurs différentes applications, qu'ils acquéraient des notions précises, et sur leurs qualités sensibles, et sur leurs effets dans le corps hnmain.

Ces premiers médecins avaient peu d'occasions de cultiver la mémoire qui puise dans les livres : à peine alors existait-il quelques volumes. Mais, en revanche, ils exerçaient beaucoup celle qui est le résultat des sensations. Par là tous les objets de leurs études leur devenaient infiniment plus propres; ils en avaient des idées plus nettes, et leur esprit, pensant plus par lui-même, devenait aussi plus actif et plus fort.

Et qu'on ne s'imagine pas qu'Hippocrate, comme la plupart des hommes d'un grand talent, ait employé les procédés analytiques, sans savoir ce qu'il faisait, poussé par la seule impulsion d'un génie heureux. La lecture attentive de plusieurs de ses ouvrages prouve qu'il avait profondément médité sur les routes que l'esprit doit suivre dans ses recherches, sur l'ordre qu'il doit se tracer dans l'exposition de ses travaux.

Les reproches qu'il fait aux auteurs des maximes Cnidiennes annoncent un homme à qui l'art d'enchaîner les vérités n'était pas moins familier que celui de les découvrir; également en garde, et contre toutes ces vues précipitées qui généralisent sur des données insuffisantes, et contre cette impuissance de l'esprit qui, ne sachant pas apercevoir les rapports, se traîne éternellement sur des individualités sans résultats. Qui jamais mieux que lui sut appliquer aux différentes parties de son art ces règles générales de raisonnement, cette métaphysique supérieure qui embrasse et tous les arts et toutes les sciences ? (car elle n'en existait pas moins déja pour ceux qui savaient la mettre en pratique, quoique elle n'eût point encore de nom particulier.) Quel autre écrivain, sortant de la sphère de ses travaux, jeta plus souvent ou sur les lois de la nature en elles-mêmes, ou sur les moyens par lesquels on peut les faire servir aux besoins de l'homme, quelques-uns de ces coups d'œil qui rapprochent les objets les plus distants, parce qu'ils partent de haut et de loin? Enfin, ne semble-t-il pas avoir fait en deux mots à sa manière l'histoire de la pensée dans cette phrase des Παραγγελίαι? « Il faut
« déduire les règles de pratique, non d'une suite
« de raisonnements antérieurs, quelque proba-
« bles qu'ils puissent être, mais de l'expérience
« dirigée par la raison. Le jugement est une es-
« pèce de mémoire qui rassemble et met en or-

« dre toutes les impressions reçues par les sens :
« car, avant que la pensée se produise, les sens
« ont éprouvé tout ce qui doit la former; et ce
« sont eux qui en font parvenir les matériaux à
« l'entendement (1) ».

Le mot si répété par l'école des analystes modernes, *Il n'y a rien dans l'esprit qui n'ait passé par les sens*, est célèbre sans doute à juste titre : l'exactitude et la brièveté de l'expression n'en sont pas moins remarquables que l'idée elle-même, et l'époque dont elle date. Mais Aristote énonce un résultat (2), tandis qu'Hippocrate fait un tableau; et ce tableau date d'une époque antérieure encore. Nous ne dirons cependant pas que l'un soit l'inventeur, et l'autre le copiste. Aristote fut sans doute un des esprits les plus éminents, une des têtes les plus fortes; et ses créations métaphysiques portent, il faut en convenir, un tout autre caractère que celles de ses prédécesseurs. C'est à lui qu'on doit la première analyse complète et régulière du raisonnement. Il entreprit d'en déterminer les procédés par des formules mécaniques en quelque sorte : et s'il était remonté jusqu'à la formation des signes (3), s'il avait connu

---

(1) L'auteur de ce Mémoire a cité le même passage dans dans uu écrit intitulé : *Du degré de certitude de la Médecine.*

(2) Encore ce résultat ne se trouve-t-il point en toute lettre dans ses écrits.

(3) Au reste, il n'aurait pu expliquer la formation des signes, sans remonter à celle même des idées.

leur influence sur celle même des idées, peut-être aurait-il laissé peu de chose à faire à ses successeurs.

La manière heureuse et profonde dont il traça les règles de l'éloquence, de la poésie et des beaux-arts en général, devait donner beaucoup de poids à sa philosophie rationnelle : on en voyait l'application faite à des objets où tout le monde pouvait juger et sentir leur justesse. Il était difficile de ne pas s'apercevoir que si l'artiste produit ce que le philosophe voudrait en vain répéter, le philosophe découvre souvent dans les travaux de l'artiste ce que celui-ci n'y soupçonne pas. L'*Histoire des animaux* dont Buffon lui-même n'a point fait oublier les admirables peintures, nous dévoile le secret de ce beau génie. On le sent avec évidence : c'est dans l'étude des faits physiques qu'Aristote avait acquis cette fermeté de vue qui le caractérise, et puisé ces notions fondamentales de l'économie vivante sur lesquelles sont établies et sa métaphysique et sa morale. Aucune partie des sciences naturelles ne lui était étrangère; mais l'anatomie et la physiologie, telles qu'elles existaient alors, l'avaient particulièrement occupé.

Épicure ressuscita la philosophie de Démocrite : il en développa les principes, il en agrandit les vues, et il fonda la morale sur la nature physique de l'homme. Mais le malheur qu'il eut de se servir d'un mot qui pouvait être pris dans un mauvais sens, déshonora sa doctrine aux yeux de beaucoup de personnages plus estimables qu'éclairés, et l'altéra même à la longue dans l'esprit, et peut-être même dans la conduite de plusieurs de ses sectateurs.

Pour suivre les progrès de l'art du raisonnement il faut passer tout d'un coup d'Aristote à Bacon. Après quelques beaux jours qui n'étaient, à proprement parler, que l'aurore de la philosophie, les Grecs tombèrent dans des subtilités misérables. Aristote, malgré tout son génie, y contribua beaucoup ; Platon, encore davantage. Les rêves de Platon, qui tendaiemt éminemment à l'enthousiasme, s'alliaient mieux avec un fanatisme ignorant et sombre : aussi les premiers nazaréens (1) se hâtèrent-ils de fondre leurs croyances, avec le platonisme qu'ils trouvaient établi presque partout. Le péripatétisme exigeait des esprits plus cultivés. Pour devenir subtil, il faut y mettre un peu du sien; pour être enthousiaste, il suffit d'écouter et de croire.

Les doctrines d'Aristote ne reparurent que du temps des Arabes, qui les portèrent en Espagne avec leurs livres : de là elles se répandirent dans tout le reste de l'Europe.

Ce qu'Aristote contient de sage et d'utile avait disparu dans ses commentateurs. Son nom ré-

---

(1) Secte de chrétiens-juifs, dont Cérinthe, le même qui joue un rôle si singulier dans le Peregrinus de Wieland, était le chef.

gnait dans les écoles : mais sa philosophie, défigurée par l'obscurité dont il s'était enveloppé lui-même (et quelquefois à dessein), par les méprises des copistes, par les erreurs inévitables des premières traductions, par les absurdités que chaque nouveau maître ne manquait guère d'y ajouter, était entièrement méconnaissable; il n'en restait que les divisions subtiles et les formes syllogistiques.

Bacon vient tout à coup au milieu des ténèbres et des cris barbares de l'école ouvrir de nouvelles routes à l'esprit humain : il indique de nouveaux moyens d'arracher à la nature ses secrets; il trouve de nouvelles méthodes pour développer, fortifier et diriger l'entendement. Sa tête vaste avait embrassé toutes les parties des sciences. Il connaissait les faits sur lesquels elles reposent, et que la suite des siècles avait recueillis : il fut assez heureux pour grossir lui-même ce recueil d'un assez grand nombre d'expériences entièrement neuves. Mais il s'occupa d'une manière particulière de la physique animale. Dans le petit écrit intitulé *Historia vitæ et mortis*, on rencontre une foule d'observations profondes qui lui appartiennent; et dans le grand ouvrage *de Augmentis scientiarum*, il y a quelques chapitres sur la médecine qui contiennent peut-être ce qu'on a dit de meilleur sur sa réforme et son perfectionnement.

Une constitution délicate lui avait donné les

moyens d'observer plus en détail et de sentir plus directement les relations intimes du physique et du moral. Il ne s'occupe pas avec moins de soin de l'art de prolonger la vie, de conserver la santé, de donner aux organes cette sensibilité fine qui multiplie les impressions, et de maintenir entre eux cet équilibre qui règle les idées, que de perfectionner ces mêmes idées par les moyens moraux de l'instruction et des habitudes. En même temps qu'il assigne et classe les sources de nos erreurs, qu'il enseigne comment il faut passer des faits particuliers aux résultats généraux, appliquer ces résultats à de nouveaux faits pour aller à des généralités plus étendues encore; en même temps qu'il fait voir pourquoi les formes syllogistiques ne conduisent point à la vérité, si les mots dont on se sert n'ont pas une détermination précise; et qu'il crée, comme il le dit lui-même, *un nouvel instrument* pour les opérations intellectuelles, on le voit sans cesse occupé de diététique et de médecine, sous le rapport de l'influence que les maladies et la santé, tel genre d'aliments, ou tel état des organes, peuvent avoir sur les idées et sur les passions.

Les erreurs de Descartes ne doivent pas faire oublier les immortels services qu'il a rendus aux sciences et à la raison humaine. Il n'a pas toujours atteint le but, mais il a souvent tracé la route. Personne n'ignore qu'en appliquant l'algèbre au calcul des courbes, il a fait changer de face à la géométrie; et ses écrits purement philosophiques ou moraux sont pleins de vues d'une grande justesse autant que d'une grande profondeur. On sait aussi qu'il passa une partie de sa vie à disséquer. Il croyait que le secret de la pensée était caché dans l'organisation des nerfs et du cerveau ; il osa même, et sans doute il eut tort en cela, déterminer le siége de l'ame : mais il était persuadé que les observations physiologiques peuvent seules faire connaître les lois qui la régissent ; et sur ce dernier point il avait bien raison. « Si l'espèce humaine peut être perfectionnée, « c'est, dit-il, dans la médecine qu'il faut en « chercher les moyens. »

On peut regarder Hobbes comme l'élève de Bacon. Mais Hobbes avait plus médité que lui : il était entièrement étranger à plusieurs parties des sciences, et ne paraissait guère pouvoir suivre son maître que dans les matières de pur raisonnement ; mais par une classification extrêmement méthodique, et par une précision de langage que peut-être aucun écrivain n'a jamais égalée, il rendit plus sensibles et plus correctes, il agrandit même et lia par de nouveaux rapports les idées qu'il avait empruntées de lui. Sans doute l'un des plus grands sujets d'étonnement est de voir à quels sophismes misérables, sur les plus grandes questions politiques, cette forte tête put se laisser entraîner, en partant de principes si solides, et se servant d'un instrument si parfait :

et cet exemple du trouble et de l'incertitude que l'aspect des grandes calamités publiques peut faire naître dans les meilleurs esprits devrait bien n'être pas perdu pour nous dans ce moment.

Depuis Bacon jusqu'à Locke, la théorie de l'entendement n'avait donc pas fait tous les progrès qu'on pouvait attendre. Mais Locke s'empare de l'axiome d'Aristote, des idées de Bacon sur le syllogisme. Il remonte à la véritable source des idées; il la trouve dans les sensations : il remonte à la véritable source des erreurs; il la trouve dans l'emploi vicieux des mots. Sentir avec attention, représenter ce qu'on a senti par des expressions bien déterminées, enchaîner dans leur ordre naturel les résultats des sensations : tel est en peu de mots son art de penser. Il faut observer que Locke était médecin ; et c'est par l'étude de l'homme physique qu'il avait préludé à ses découvertes dans la métaphysique, la morale et l'art social.

Parmi ses successeurs, ses admirateurs, ses disciples, celui qui paraît avoir eu le plus de force de tête, quoiqu'il n'ait pas été l'esprit le plus lumineux, quoique même on puisse lui reprocher des erreurs, Charles Bonnet, fut un grand naturaliste autant qu'un grand métaphysicien. Il a fait plusieurs applications directes de ses connaissances anatomiques à la psychologie; et si dans ces applications il n'a pas été toujours également heureux, il a du moins fait sentir plus nettement cette étroite connexion entre les connaissances relatives à la structure des organes, et celles qui se rapportent aux opérations les plus nobles qu'ils exécutent.

Enfin, notre admiration pour l'esprit sage, étendu, profond d'Helvétius, pour la raison lumineuse et la méthode parfaite de Condillac, ne nous empêchera pas de reconnaître qu'ils ont manqué l'un et l'autre de connaissances physiologiques, dont leurs ouvrages auraient pu profiter utilement. S'ils eussent mieux connu l'économie animale, le premier aurait-il pu soutenir le système de l'égalité des esprits? le second n'aurait-il pas senti que l'ame, telle qu'il l'envisage, est une faculté, mais non pas un être; et que, si c'est un être, à ce titre elle ne saurait avoir plusieurs des qualités qu'il lui attribue?

Tel est le tableau rapide des progrès de l'analyse rationnelle. On y voit déjà clairement un rapport bien remarquable entre les progrès des sciences philosophiques et morales, et ceux de la physiologie ou de la science physique de l'homme : mais ce rapport se retrouve encore bien mieux dans la nature même des choses.

§ III.

La sensibilité physique est le dernier terme auquel on arrive dans l'étude des phénomènes de la vie, et dans la recherche méthodique de leur véritable enchaînement : c'est aussi le dernier résultat, ou, suivant la manière commune de parler, le principe le plus général que fournit l'analyse des facultés intellectuelles et des affections de l'ame. Ainsi donc, le physique et le moral se confondent à leur source; ou pour mieux dire, le moral n'est que le physique considéré sous certains points de vue plus particuliers.

Si l'on croyait que cette proposition demande plus de développement, il suffirait d'observer que la vie est une suite de mouvements qui s'exécutent en vertu des impressions reçues par les différents organes; que les opérations de l'ame ou de l'esprit résultent aussi des mouvements exécutés par l'organe cérébral; et ces mouvements, d'impressions où reçues et transmises par les extrémités sentantes des nerfs dans les différentes parties, ou réveillées dans cet organe par des moyens qui paraissent agir immédiatement sur lui.

Sans la sensibilité nous ne serions point avertis de la présence des objets extérieurs; nous n'aurions même aucun moyen d'apercevoir notre propre existence, ou plutôt nous n'existerions pas. Mais du moment que nous sentons, nous sommes. Et lorsque par les sensations comparées qu'un même objet fait éprouver à nos différents organes, ou plutôt par les résistances qu'il oppose à notre volonté, nous avons pu nous assurer que la cause de ces sensations réside hors de nous, déja nous avons une idée de ce qui n'est point nous-même :

c'est là notre premier pas dans l'étude de la nature.

Si nous n'éprouvions qu'une seule sensation, nous n'aurions qu'une seule idée; et si à cette sensation était liée une détermination de la volonté dont l'effet fût empêché par une résistance, nous saurions qu'indépendamment de nous il existe quelque chose; nous ne pourrions savoir rien de plus. Mais comme nos sensations diffèrent entre elles, et qu'en outre les différences de celles reçues dans un organe correspondent, suivant des lois constantes, aux différences de celles reçues dans un autre, ou dans plusieurs autres, nous sommes assurés qu'il règne entre les causes extérieures, du moins relativement à nous, la même diversité qu'entre nos sensations : je dis, relativement à nous; car puisque nos idées ne sont que le résultat de nos sensations comparées, il ne peut y avoir que des vérités relatives à la manière générale de sentir de la nature humaine; et la prétention de connaître l'essence même des choses est d'une absurdité que la plus légère attention fait apercevoir avec évidence. Pour le dire en passant, il s'ensuit encore de là, qu'il n'existe pour nous de causes extérieures que celles qui peuvent agir sur nos sens, et que tout objet auquel nous ne saurions appliquer notre faculté de sentir, doit-être exclu de ceux de nos recherches.

Mais les impressions que font sur nous les mêmes objets n'ont pas toujours le même degré d'intensité, ne sont pas toujours aussi durables. Tantôt elles glissent sans presque exciter l'attention; tantôt elles la captivent avec une force irrésistible, et laissent après elles des traces profondes. Certainement les hommes ne se ressemblent point par la manière de sentir : l'âge, le sexe, le tempérament, les maladies, mettent entre eux de notables différences; et, dans le même homme, les diverses impressions ont, suivant leur nature et suivant beaucoup d'autres circonstances accessoires, un degré très-inégal de force ou de vivacité. Cela posé, l'on voit que certaines idées doivent tour à tour ou ne pas naître, ou devenir dominantes : qu'une personne peut être frappée, saisie, maîtrisée par des impressions que l'autre remarque à peine, ou ne sent même pas : que l'image des objets disparaît quelquefois au premier souffle, comme les figures tracées sur le sable; d'autres fois acquiert un caractère de persistance et, pour ainsi dire, d'obstination qui peut aller jusqu'à rendre sa présence dans la mémoire incommode et pénible : que, de ces impressions, si peu semblables chez les divers individus, doivent résulter des tournures très-diverses d'esprit et d'ame; et que de l'association, ou de la comparaison chez le même homme, d'impressions inégales dans les diverses circonstances, doivent résulter également des idées, des raisonnements, des déterminations très-variables, qui ne permettent pas de leur assigner de type fixe ou constant, et surtout de type commun à tout le genre humain.

Non-seulement la manière de sentir est différente chez les hommes, à raison de leur organisation primitive et des autres circonstances de l'âge et du sexe, exclusivement dépendantes de la nature; mais elle est modifiée puissamment par le climat, dont l'homme n'est pas toujours dans l'impossibilité de diriger l'influence : elle l'est aussi par le régime, le caractère ou l'ordre des travaux; en un mot, par l'ensemble des habitudes physiques qui, le plus souvent, peuvent être soumises à des plans raisonnés : et la médecine, en faisant connaître les maladies qui changent particulièrement l'état de la sensibilité, et déterminant quels sont les remèdes dont l'action peut la ramener à l'ordre naturel, fournit un grand moyen de plus d'agir sur l'origine même des sensations.

C'est sous ce point de vue que l'étude physique de l'homme est principalement intéressante : c'est là que le philosophe, le moraliste, le législateur, doivent fixer leurs regards, et qu'ils peuvent trouver à la fois et des lumières nouvelles sur la nature humaine, et des vues fondamentales sur son perfectionnement.

Attachés sans relâche à l'observation de la nature, les anciens remarquèrent bientôt cette correspondance de certains états physiques avec certaines tournures d'idées, avec certains penchants du caractère. Galien, dans sa *Classification des tempéraments*, voulut en rapporter les lois à des points fixes. Hippocrate en avait déja donné le premier aperçu par sa doctrine des éléments. Dans le *Traité des eaux, des airs et des lieux*, il avait examiné l'influence de ces trois causes réunies sur le naturel des individus et sur les mœurs des nations : il l'avait fait en philosophe autant qu'en médecin. Les modernes qui ont traité les mêmes sujets se sont presque bornés à copier ces deux grands hommes. Ce qu'ils ont hasardé relativement au point de vue moral de la diététique porte plutôt l'empreinte de l'esprit d'hypothèse que celle d'une sage observation. Mais il n'en reste pas moins évident que les anciens nous avaient mis sur la route de la vérité : et s'ils ne l'ont pas toujours dégagée des obscurités ou des erreurs qui l'embarrassent, c'est qu'ils manquaient des faits nécessaires pour cela.

Pour prendre un exemple, suivons-les dans leur tableau des tempéraments.

§ IV.

Les anciens, dis-je, avaient remarqué qu'à telles apparences extérieures, c'est-à-dire à telle physionomie, taille, proportion des membres, couleur de la peau, habitude du corps, état des vaisseaux sanguins, correspondaient assez constamment telles dispositions de l'esprit ou telles passions particulières. Je me borne aux traits principaux, me réservant de traiter ailleurs ce sujet plus en détail, et d'après des considérations qui me paraissent plus exactes.

Dans l'esquisse suivante, les trois tableaux, 1° de l'état physique, 2° du caractère des idées, 3° des affections et des penchants, vont toujours marcher de front et se rapporter les uns aux autres, suivant certaines lois fixes. C'est par là que la doctrine des tempéraments est étroitement liée à toutes les études psychologiques.

Ainsi donc, les anciens avaient vu que les hommes d'une taille et d'un embonpoint médiocre, avec des membres bien proportionnés, un visage riant et fleuri, des yeux vifs, des cheveux châtains, une peau souple et molle, un pouls ondoyant et facile, des mouvements libres, lestes, déterminés, mais sans violence, jouissent dans les opérations intérieures de leur esprit de la même aisance, de la même liberté; que leurs affections, aimables et riantes comme leur physionomie, en font des hommes de plaisir et d'un commerce agréable. Dans ces sujets, des nerfs toujours épanouis rendent les impressions vives et rapides; mais cette promptitude même, et la facilité singulière avec laquelle toutes les parties du système communiquent entre elles, font que les mouvements se calment aussi facilement qu'ils sont excités. Il y a donc peu de constance et de suite dans les déterminations physiques; il n'y en a pas davantage dans les sensations dont elles dépendent. Par la même raison, les maladies ont chez eux le même caractère d'instabilité : elles se forment et se montrent tout à coup ; elles se terminent promptement. Leurs maladies morales, leurs passions, leurs chagrins n'ont pas des racines plus profondes. Leurs passions sont vives, instantanées, quelquefois impétueuses; mais bientôt elles s'apaisent et s'éteignent. Le chagrin, auquel l'habitude du plaisir et du bonheur les rend plus sensibles, et que, pour cela même ils écartent avec grand soin, s'empare vivement de leurs ames mobiles; mais ses traces y sont peu durables. On peut compter sur une bienveillance habituelle de leur part : il ne faut pas en attendre des procédés suivis et constants, un système de conduite que les occasions de plaisir ne puissent jamais distraire, que les obstacles ne rebutent pas. Ils sont propres aux travaux d'imagination, surtout à ceux qui ne demandent que des impressions heureuses et ce degré d'attention à leurs circonstances et à leurs effets qui devient un plaisir de plus. Tout ce qui exige une grande et forte méditation, beaucoup de soin et d'opiniâtreté, ne saurait leur convenir ; ils en sont entièrement incapables.

D'autres hommes, avec une physionomie plus hardie et plus prononcée, des yeux étincelants, un visage sec et souvent jaune ; des cheveux d'un noir de jais, quelquefois crépus ; une charpente forte, mais sans embonpoint ; des muscles vigoureux, mais d'une apparence grêle ; en tout, un corps maigre et des os saillants ; un pouls fort, brusque, dur : ces hommes, dis-je, montrent une grande capacité de conception, reçoivent et combinent avec promptitude beaucoup d'impressions diverses, sont entraînés incessamment par le torrent de leur imagination ou de leurs passions. Des talents rares, de grands travaux, de grandes erreurs, de grandes fautes, quelquefois de grands crimes : tel est l'apanage de ces êtres ou sublimes ou dangereux. Ils veulent tout emporter par la force, la violence, l'impétuosité ; mais leur imagination, qui les promène sans cesse d'objets en objets, de plans en plans, ne leur permet guère d'exécuter avec patience et dans le détail ce qu'ils conçoivent avec audace et dans l'ensemble. Ils ne sont pas incapables d'opiniâtreté ; mais ils ne la montrent que lorsqu'il s'agit de vaincre de grandes et fortes résistances. D'ailleurs aussi mobiles que les précédents, ils le paraissent davantage : leurs changements brusques ont en effet quelque chose de bien plus frappant ; car leur vie entière étant un état de passion, ce qu'ils rebutent aujourd'hui avec dégoût, ils l'avaient embrassé hier avec transport. Ils sont ordinairement grands mangeurs et portés à tous les excès. Leurs maladies ont un caractère singulier de véhémence ; elles se rapportent presque toutes à la classe des plus aiguës, changent brusquement de face, et se terminent ou par une mort prompte, ou par des crises précipitées.

Il est, au contraire, des hommes dont la complexion lâche et molle, la physionomie tranquille et presque insignifiante, les cheveux plats et sans couleur, les yeux ternes, les muscles faibles quoique volumineux, le corps chargé d'embonpoint, les mouvements tardifs et mesurés, le pouls lent, petit, incertain, disparaissant sous le doigt, annoncent des dispositions physiques entièrement opposées à celles que nous venons de décrire. Leurs sensations sont peu vives et peu profondes, leurs idées peu nombreuses et peu rapides, mais, par cette raison même, assez nettes; leurs affections paisibles et douces, mais sans énergie. Ils mangent peu, digèrent lentement, dorment beaucoup, ne cherchent que le repos. Leurs maladies sont catarrhales et muqueuses. Ordinairement la nature n'y fait que des efforts incomplets; et l'on n'y rencontre point de vraies solutions critiques. Le même génie semble présider aux travaux de ces hommes : ceux qui demandent de l'activité, de la hardiesse, de la promptitude, de grands efforts, les effraient et les rebutent; ils se plaisent et réussissent à ceux qui peuvent se faire à loisir et tranquillement, où l'attention et la patience tiennent lieu de tout. Leurs qualités morales répondent à leur constitution, à leurs habitudes physiques, à leurs penchants directs. Ils ont un esprit sage, un caractère sûr, une conduite modérée, des opinions et des goûts qui se plient facilement à ceux d'autrui. En un mot, leurs idées, leurs sentiments, leurs vertus, leurs vices, ont un caractère de médiocrité qui, malgré l'indolence naturelle de ces individus, les rend extrêmement propres aux affaires de la vie : de sorte que, sans se donner beaucoup de mouvement pour rechercher les hommes, ils en deviennent bientôt naturellement les guides, les conseils, et finissent souvent par les gouverner avec une autorité que des qualités plus brillantes ou plus prononcées donnent quelquefois, mais ne permettent guère de conserver long-temps.

Enfin, il est des hommes qui semblent presque également étrangers aux différentes formes extérieures et aux habitudes dont nous venons de marquer les traits distinctifs. Leur physionomie est triste, leur visage pâle, leurs yeux enfoncés et pleins d'un feu sombre, leurs cheveux noirs et plats, leur taille haute, mais grêle, leurs corps maigre et presque décharné, leurs extrémités longues. Ils ont le pouls petit, tardif, dur : ils sont sujets à des maladies opiniâtres dont les crises se font avec peine après de long tâtonnements de la nature. Tous leurs mouvements portent un caractère de lenteur et de circonspection. Ils marchent courbés et à petits pas, qu'ils ont l'air d'étudier soigneusement ; leur regard a quelque chose d'inquiet ou de timide. Ils fuient les hommes dont la présence agit sur eux d'une manière incommode : ils cherchent la solitude qui les soulage de ces impressions pénibles. Cependant leur physionomie porte l'empreinte d'une sensibilité qui intéresse ; et leurs manières ont un certain charme, auquel, peut-être, je ne sais quel commencement de compassion donne encore plus d'empire.

Ces hommes, dont l'aspect est celui de la faiblesse, sont d'une force de corps remarquable : ils supportent les travaux les plus longs et les plus fatigants; ils y mettent une patience, une opiniâtreté sans égales. Leurs impressions ne sont en général ni multipliées, ni rapides; mais elles ont une profondeur, une tenacité qui font qu'ils ne peuvent s'y soustraire; et voilà pourquoi elles deviennent confuses, importunes pour peu qu'elles se pressent et se multiplient; voilà pourquoi ils veulent toujours se retirer à l'écart pour s'en occuper tranquillement, pour les méditer en liberté : de là vient aussi cette force singulière de mémoire qui leur est propre.

Leurs idées sont l'ouvrage de la méditation; elles en portent l'empreinte. Ils retournent un sujet de toutes les manières, et finissent par y trouver ou des faits ou des rapports nouveaux ; mais ils en trouvent souvent de chimériques: c'est parmi eux que sont les plus grands visionnaires; et comme ils ont médité soigneusement, ils ont beaucoup de peine à revenir de leurs erreurs. Leur langage est plein de force et d'imagination ; c'est celui d'hommes persuadés : ils y portent souvent des expressions neuves et des formes originales. Ils sont propres à beaucoup de choses, mais rarement à ce qui demande de la promptitude et de la détermination dans l'esprit; d'ailleurs d'une défiance d'eux-mêmes qui ne nuit pas seulement à leurs succès dans le monde, mais encore à la perfection même, et surtout à l'utilité de leurs travaux.

Quant à leurs passions, elles ont un caractère de durée, et pour ainsi dire, d'éternité qui les rend tour à tour très-intéressants et très-redoutables. Amis constants, ils sont implacables ennemis. Leur timidité naturelle les rend soupçonneux; leur défiance d'eux-mêmes les rend jaloux. Ces deux dispositions se trouvent singulièrement aggravées par une imagination qui retient obstinément et combine sans cesse les impressions les plus légères en apparence, et pour qui les moindres choses sont des événements : et lorsque la réflexion qui les porte aux habitudes d'ordre et de règle, ne donne pas une bonne direction à leur sensibilité, ne les rend pas et meilleurs et plus moraux, elle en fait souvent des êtres d'autant plus dangereux, que la nature leur a donné de grands moyens d'agir sur les hommes, notamment cette persévérance opiniâtre avec laquelle ils usent, pour ainsi dire, les résistances que la force tenterait vainement de briser.

Les anciens, dont l'esprit méditatif cherchait à systématiser toutes les connaissances, avaient cru voir dans le corps humain quatre humeurs primitives, qui, par leur mélange, forment toutes les autres, et par leur dominance respective déterminent particulièrement l'état et les habitudes des différents organes. Ils rapportaient chacun des tempéraments principaux à l'une de ces humeurs. Ils avaient cru voir aussi des analogies frappantes entre chacune d'elles et chacune des quatre saisons de l'année, et, par suite, entre les saisons et les tempéraments. Enfin, ils avaient constaté que certains tempéraments sont plus communs ou plus rares dans certains climats : et, pour rendre leur système plus brillant et plus complet, ils avaient pensé que les différents âges pouvaient venir s'y ranger dans le même ordre, chacun à côté de l'humeur ou du tempérament qui lui correspond; ce qui faisait, en quelque sorte, passer successivement tous les individus par les diverses habitudes physiques, en même temps que par les diverses époques de la vie (1).

Voilà, sur ce sujet, leur doctrine en peu de mots. On sent bien qu'elle demande beaucoup d'explications et de modifications : ils le sentaient eux-mêmes. Ils n'ont pas prétendu tracer des modèles dont l'observation journalière offrît les copies exactes. Dans la nature, les tempéraments se combinent et se mitigent de cent manières différentes. On n'en rencontre presque point qui

---

(1) Voyez, sur les tempéraments, Haller, Cullen, et nos deux célèbres professeurs Pinel et Hallé ; voyez aussi la Physiologie de Richerand, jeune médecin de la plus haute espérance, qui déja se place à côté des maîtres de l'art.

soient exempts de mélange. Les anciens l'ont reconnu, l'ont déclaré formellement ; ils ont même tracé les caractères des genres principaux qui devaient naître de ces combinaisons. Ils appelaient *tempérament tempéré* par excellence celui qui se forme des quatre, mêlés, pour ainsi dire, à parties égales. C'est le meilleur de tous ; rien n'y domine : mais c'est encore un type abstrait qui n'existe pas dans la nature. Les autres *tempéraments tempérés*, les seuls véritablement existants, sont d'autant plus parfaits qu'ils se rapprochent davantage de celui-là. Les hommes les plus sages et les plus excellents appartiennent à cette grande classe.

Mais il faut convenir qu'en quittant les généralités, les anciens se sont ici perdus dans des visions.

§ V.

Les modernes ont ajouté quelque chose à cette doctrine ; ils en ont écarté des vues erronées ; ils ont entrevu qu'il était possible de lui donner des bases plus solides et plus conformes à l'état actuel des lumières.

Qu'on me permette quelques réflexions à cet égard : elles sont nécessaires à la suite et à l'ordre des idées que nous parcourons.

D'abord on a dit que cette division des tempéraments primitifs en quatre était absolument arbitraire ; qu'il pouvait y en avoir, qu'il y en avait même quelques-uns de plus dans la nature. Par exemple, les sujets musculeux et robustes (*musculosi quadrati*), chez qui les forces sensitives et les forces motrices sont plus parfaitement en équilibre, chez qui nulle espèce d'habitude physique n'est dominante, ne paraissent guère pouvoir se rapporter à aucun chef de l'ancienne classification : ils forment véritablement une classe à part. C'est Haller qui a fait cette observation ; elle est juste.

En second lieu, on a révoqué fortement en doute cette dominance de certaines humeurs dans les différentes constitutions : on est allé même jusqu'à nier l'existence de l'une de ces humeurs, dont l'anatomie n'a jamais pu découvrir la source, et qui, ne se montrant que dans les états de maladie, semble être plutôt le résultat d'une dégénération, qu'une production régulière de la nature.

Troisièmement, en revenant sur l'histoire des maladies et des penchants propres à chaque âge, on a vu clairement que ce n'était pas dans l'absence ou la présence de telle ou de telle humeur, dans sa prépondérance ou sa subordination relativement aux autres, qu'on pouvait trouver la raison de ces divers phénomènes et de leur ordre de succession. Mais la proportion des fluides et des solides n'est pas uniforme dans l'enfance et dans l'âge mûr, dans l'âge mûr et dans la vieillesse : or, comme la même différence se rencontre dans les divers tempéraments, il est naturel de penser que cette circonstance y joue un rôle principal.

On n'a pas eu de peine à remarquer en outre que, dans chaque âge, les humeurs ont une direction particulière ; que les mouvements tendent spécialement vers tel ou tel organe ; que nonseulement les organes ne se développent pas tous aux mêmes époques, mais qu'à développement d'ailleurs égal, ils deviennent successivement des centres particuliers de sensibilité, des foyers nouveaux d'action et de réaction ; et que les phénomènes qui accompagnent et caractérisent ces déplacements successifs des forces sensitives, ont lieu dans un ordre qui se rapporte entièrement à celui des idées, des sentiments, des habitudes, en un mot, à l'état des facultés intellectuelles et morales.

Cette considération devait conduire directement à une autre vue, qui n'a cependant encore été que soupçonnée.

Quelques observateurs se sont aperçus que les différents organes, ou les différents systèmes d'organes, n'ont pas le même degré de force ou d'influence chez les divers sujets : chaque personne a son organe fort et son organe faible. Chez les uns, le système musculaire semble tout attirer à lui ; chez d'autres, le système cérébral et nerveux joue le principal rôle : c'est-à-dire que les forces sensitives et les forces motrices ne sont pas toujours dans les mêmes rapports. De là résultent des différences notables dans les dispositions purement physiques; de là résultent aussi des différences analogues dans l'état moral. Les médecins penseurs, à qui cette remarque appartient, se sont hâtés d'en faire l'application à la pratique de leur art : mais ils n'ont pas négligé totalement les inductions que la philosophie rationnelle et la morale peuvent en tirer. Zimmermann a traité la partie médicale de ce sujet, avec quelque étendue, dans son ouvrage, *Von der Erfahrung in Arzney-kunst* (de l'Expérience en Médecine). Il a fait voir que la connaissance de cette force ou de cette faiblesse relative des organes était extrêmement importante pour la détermination des plans de traitement; et il a tracé des règles pour arriver à cette connaissance, par des signes évidents et sensibles ou par des faits qui s'offrent d'eux-mêmes à l'observation.

Je trouve, dans des notes isolées que j'ai recueillies sous Dubrueil, en suivant avec lui ses malades, un passage qui me semble se rapporter parfaitement au sujet que nous examinons. C'est Dubrueil qui parle :

« Cette justesse de raison, cette sagacité froide
« qui, d'après l'ensemble des données, sait tirer
« les résultats avec précision, ne suffit pas au
« médecin : il lui faut encore cette espèce d'in-
« stinct qui devine dans un malade la manière dont
« il est affecté. Je ne parle pas seulement du de-

« gré de sensibilité, d'irritabilité, de mobilité du
« sujet qu'on traite, degré qui détermine la dose
« et le choix des remèdes; mais encore des divers
« centres de sensibilité, des différents rapports
« entre les organes qui s'observent dans tel ou
« tel individu.

« Ainsi, par exemple, de trois personnes qui
« se présentent à moi, ayant des nerfs délicats,
« des connaissances, une existence morale bien
« développée, l'une a une sensibilité profonde, un
« caractère sérieux, un esprit sage, une conduite
« régulière; et elle rapporte toutes ses douleurs ha-
« bituelles au diaphragme et à la région précordiale.

« Le second malade, plein de vivacité et d'idées
« qui succèdent rapidement les unes aux autres,
« violent dans ses désirs, inconstant dans sa con-
« duite, formant tous les jours de nouveaux pro-
« jets, sent que dans tous ses maux la tête est
« la première affectée, que le sang s'y porte avec
« violence.

« Le troisième, triste et mélancolique, opi-
« niâtre dans ses sentiments, bizarre dans ses
« goûts, ami de la solitude, a les hypocondres en-
« gorgés, quelquefois gonflés, tendus, un peu
« douloureux. Ses digestions sont imparfaites; il
« est tourmenté de vents : il ne s'occupe que de
« ses maux.

« On ne sera pas étonné que je ne parle ici
« que des personnes qui ont une existence morale

« bien développée : c'est chez elles surtout que
« les différents degrés et les divers centres de sen-
« sibilité sont faciles à reconnaître ».

Ce qui suit dans cette note est relatif aux considérations particulières qu'exige le traitement de la même fièvre aiguë dans ces trois sujets : les vues en sont purement médicales, et je crois ne pas devoir les rapporter.

Voilà ce que pensait un homme qui réunissait à toutes les lumières de son art la plus haute philosophie et l'esprit d'observation le plus exact ; homme précieux sous tous les rapports, qui, enlevé subitement au milieu de sa carrière à la science, à ses amis, à l'humanité, n'avait eu, dans le cours d'une pratique immense, le temps de rien écrire, et dont la gloire n'existe que dans le souvenir des hommes qui l'ont connu, et des malades qui doivent la vie à ses soins.

Ces idées, dis-je, et celles de Zimmermann, devaient mener immédiatement à une autre vue qui paraît n'avoir pas été tout-à-fait étrangère à Bordeu : c'est que la différence des tempéraments dépend surtout de celle des centres de sensibilité, des rapports de force ou de faiblesse, et des communications sympathiques de divers organes. On sent bien que je ne puis qu'indiquer ici cette vue importante qui se lie à tous les principes fondamentaux de l'économie animale, et par conséquent doit faire partie de la science de l'homme ;

mais on sent aussi qu'elle mérite d'être développée ailleurs plus en détail (1).

Jusqu'ici, nous n'avons parlé que de l'état physique sain. Mais les maladies y portent de grands changements, et leur effet se remarque aussitôt dans la tournure, ou la marche des idées; dans le caractère, ou le différent degré des affections de l'ame. Quand cet effet est léger, il ne frappe, il est vrai, que les observateurs extrêmement attentifs; cependant il n'en est pas pour cela moins réel alors. Mais sitôt qu'il devient plus grave, il se manifeste par des bouleversements sensibles à tous les yeux : c'est déja ce qu'on appelle *délire*. Si le désordre est encore plus grand, c'est la *manie*, la folie complète, soit paisible, soit furieuse. Ici, les phénomènes moraux peuvent être facilement soumis à l'observation raisonnée, et les dispositions organiques correspondantes ont nécessairement des caractères moins fugitifs.

La théorie des délires, ou de la folie, et la comparaison de tous les faits que cette théorie embrasse, doivent donc jeter beaucoup de jour sur les rapports de l'état physique avec l'état moral, sur la formation même de la pensée et des affections de l'ame.

---

(1) Nous reviendrons, dans un autre Mémoire, sur les tempéraments et sur leurs effets moraux.

§ VI.

Ici, pour diriger utilement les recherches, il fallait d'abord savoir quels sont les organes particuliers du sentiment, et si, dans les lésions des facultés intellectuelles, ces organes sont les seuls affectés, ou s'ils le sont avec d'autres, et seulement d'une manière plus spéciale.

Des expériences directes, dont il est inutile de rendre compte, ont prouvé que le cerveau, la moelle allongée, la moelle épinière et les nerfs, sont les véritables, ou du moins les principaux organes du sentiment. Les nerfs, confondus à leur origine, et formés de la même substance que le cerveau, sont déja séparés en faisceaux à leur sortie du crâne et de la cavité vertébrale : les gros troncs contiennent, sous une enveloppe commune, des troncs plus petits, qui contiennent à leur tour de nouvelles divisions, et ainsi de suite, sans qu'on ait jamais pu trouver un nerf, quelque fin qu'il parût à l'œil, dont l'enveloppe n'en renfermât encore un grand nombre de plus petits. Tous ces nerfs, si déliés, vont se distribuer aux différentes parties du corps : de sorte que chaque point sentant a le sien, et communique, par son entremise, avec le centre cérébral.

D'autres expériences ont fait voir que la sensation, ou du moins sa perception, ne se fait pas à l'extrémité du nerf et dans l'organe auquel la cause qui la détermine est appliquée, mais dans les centres, dont tous les nerfs tirent leur source, où les impressions vont se réunir. On a vu même que, dans plusieurs cas, les mouvements occasionés dans une partie tiennent aux impressions reçues dans une autre, dont les nerfs ne communiquent avec ceux de la première que par l'entremise du cerveau : or, on sait que tout mouvement régulier suppose l'influence nerveuse sur le muscle qui l'exécute ; et cette influence, la communication libre des nerfs avec leur origine commune. Ainsi donc se sont bien véritablement les nerfs qui sentent ; et c'est dans le cerveau, dans la moelle allongée, et vraisemblablement aussi dans la moelle épinière, que l'individu perçoit les sensations.

Ce premier point bien déterminé, l'on a dû rechercher si, dans les délires aigus ou chroniques de toute espèce, le système cérébral et les nerfs se trouvaient dans des états particuliers ; si ces états étaient constamment les mêmes, ou s'ils étaient variés comme les phénomènes des différents délires ; enfin, si l'on pouvait y rapporter ces phénomènes, en les distinguant et les classant avec exactitude.

Mais, d'abord, on a vu que souvent ni le cerveau ni les nerfs n'offraient aucun vestige d'altération ; ou que les changements qui s'y faisaient remarquer étaient communs à d'autres maladies que la folie n'accompagne pas toujours.

Ce second point étant encore bien reconnu, l'attention et les recherches se sont dirigées ailleurs. Les viscères contenus dans la poitrine ont été considérés avec soin : ils n'ont fourni presque aucune lumière. Mais il n'en a pas été de même de ceux du bas-ventre. Une grande quantité de dissections comparées ont fait voir que leurs maladies correspondent fréquemment avec les altérations des facultés morales. Par une autre comparaison de cet état organique avec les crises au moyen desquelles la nature ou l'art a quelquefois guéri la folie, on s'est assuré que son siége ou sa cause était en effet alors dans les viscères abdominaux : et de là résulte une importante conclusion ; savoir, que puisqu'ils influent directement par leurs désordres sur ceux de la pensée, ils contribuent donc également, et leur concours est nécessaire, dans l'état naturel, à sa formation régulière : conclusion qui se confirme encore, et même acquiert une nouvelle étendue par l'histoire des sexes, où l'on voit, à des époques déterminées, le développement de certains organes produire un changement subit et général dans les idées et dans les penchants de l'individu.

En revenant encore, et à plusieurs reprises, sur les dissections des sujets morts dans l'état de folie, en ne se lassant point d'examiner leur cerveau, des anatomistes exacts sont cependant enfin parvenus, touchant les divers états de ce viscère, à quelques résultats assez généraux et constants. Ils ont trouvé, par exemple, le cerveau d'une mollesse extraordinaire chez des imbécilles; d'une fermeté contre nature chez des fous furieux; d'une consistance très-inégale, c'est-à-dire sec et dur dans un endroit, humide et mou dans un autre, chez des personnes attaquées de délires moins violents (1). Il est aisé de voir que, dans le premier état, le système cérébral manque du ton nécessaire pour exercer ses fonctions avec l'énergie convenable; que, dans le second, au contraire, le ton, et par conséquent l'action, doivent être excessifs; que, dans le troisième, il y a discordance entre les impressions, puisque les parties qui les reçoivent se trouvent dans des dispositions si différentes, et que, par suite, les comparaisons portant sur de fausses bases, les jugements doivent nécessairement être erronés. On pourrait croire, d'après les observations de Morgagni, que, même chez les fous furieux, cette inégalité de consistance dans la pulpe du cerveau, non-seulement n'est pas rare, mais qu'elle forme le caractère organique le plus constant de la folie, du moins de celle qui tient directement aux al-

---

(1) Il faut convenir que cette observation est fort loin d'être applicable à tous les cas de folie; Pinel n'a souvent rien trouvé de semblable : mais les faits recueillis par Morgagni, et par quelques autres, doivent être regardés comme certains; et l'on peut, avec la réserve convenable, en tirer quelques conclusions.

térations du système nerveux. Il semble même que l'inflammation des méninges et des anfractuosités cérébrales peut se rapporter au même vice, puisque toute inflammation entraîne ou suppose surcroît d'énergie et d'action vitale dans le système artériel, et une diminution proportionnelle de cette action dans les autres systèmes généraux.

Ces observations jettent beaucoup de jour sur la théorie du sommeil : elles servent à mieux entendre le délire vague par lequel il commence d'ordinaire, et les songes qui l'accompagnent assez souvent; et réciproquement elles tirent une nouvelle force de l'histoire de ces phénomènes, lesquels s'y rapportent d'une manière sensible.

Quelques autres particularités, relatives à l'influence des maladies sur le caractère des idées et les passions, méritent également toute l'attention du philosophe : telles sont, par exemple, les habitudes morales propres aux affections hypocondriaques et mélancoliques, les penchants singuliers que développe le virus de la rage, etc.

L'histoire des affections hypocondriaques n'a jamais été traitée dans cet esprit; mais pour peu qu'on soit au fait des singularités que ces maladies présentent, il est facile de sentir que rien ne met plus à nu l'artifice physique de la pensée. Et, quant à la rage, je me borne pour ce moment à la remarque de Lister, qui dit avoir vu souvent les hommes mordus par des chiens attaqués de cette maladie, prendre, en quelque sorte, leur instinct, marcher à quatre pattes, aboyer, et se cacher sous les bancs et sous les lits. Cette remarque avait été faite long-temps avant Lister; mais il l'a confirmée de son témoignage et de l'autorité de plusieurs excellents observateurs. Nous avons eu dans mon département (1) une occasion bien funeste de la vérifier. Soixante personnes avaient été mordues par un loup, ou par des chiens, des vaches, des cochons, qui l'avaient été eux-mêmes par ce loup enragé. Un grand nombre de ces personnes imitaient, dans la violence de leurs accès, les cris et les attitudes de l'animal qui les avaient mordues, et elles en manifestaient, à plusieurs égards, les inclinations (2).

Concluons.

Il est donc certain que la connaissance de l'organisation humaine et des modifications que le tempérament, l'âge, le sexe, le climat, les maladies, peuvent apporter dans les dispositions phy-

---

(1) La Corrèze.

(2) Ce fait est consigné dans un excellent Mémoire du citoyen Rebière l'aîné, habile praticien de la commune de Brive, et aujourd'hui sous-préfet de l'arrondissement. Je dois ajouter que son frère, chirurgien distingué de la même commune, avait concouru au traitement des personnes mordues, et avait suivi, sans quitter presque ces malades, les observations rapportées dans le Mémoire dont je parle en ce moment.

siques, éclaircit singulièrement la formation des idées; que sans cette connaissance il est impossible de se faire des notions complètement justes de la manière dont les instruments de la pensée agissent pour la produire, dont les passions et les volontés se développent; enfin, qu'elle suffit pour dissiper à cet égard une foule de préjugés également ridicules et dangereux.

Mais c'est peu que la physique de l'homme fournisse les bases de la philosophie rationnelle; il faut qu'elle fournisse encore celles de la morale : *la saine raison ne peut les chercher ailleurs.*

Les lois de la morale découlent des rapports mutuels et nécessaires des hommes en société; ces rapports, de leurs besoins. Leurs besoins peuvent, même sans nous écarter des idées reçues, se diviser en deux classes, en physiques et moraux.

Il n'y a point de doute que les besoins physiques ne dépendent immédiatement de l'organisation; mais les besoins moraux n'en dépendent-ils pas également, quoique d'une manière moins directe, ou moins sensible?

L'homme, par la raison qu'il est doué de la faculté de sentir, jouit aussi de celle de distinguer et de comparer ses sensations. On ne distingue les sensations qu'en leur attachant des signes qui les représentent et les caractérisent : on ne les compare qu'en représentant et caractérisant également par des signes, ou leurs rapports, ou leurs différences. Voilà ce qui fait dire à Condillac qu'on ne pense point sans le secours des langues, et que les langues sont des méthodes analytiques : mais il faut ici donner au mot *langue* le sens le plus étendu. Pour que la proposition de Condillac soit parfaitement juste, ce mot doit exprimer le système méthodique des signes par lesquels on fixe ses propres sensations. Un enfant, avant d'entendre et de parler la langue de ses pères, a sans doute des signes particuliers qui lui servent à se représenter les objets de ses besoins, de ses plaisirs, de ses douleurs ; il a sa langue. On peut penser, sans se servir d'aucun idiome connu, et sans doute il y a des chiffres pour la pensée comme pour l'écriture.

Mais, je le répète, sans *signes* il n'existe ni pensée, ni peut-être même, à proprement parler, de véritable sensation ; c'est-à-dire, de sensation nettement aperçue et distinguée de tout autre (1).

---

(1) Pour distinguer une sensation, il faut la comparer avec une sensation différente : or, leur rapport ne peut être exprimé dans notre esprit que par un signe artificiel, puisque ce n'est pas une sensation directe. Il ne s'ensuit point de là que les signes précèdent les idées; les matériaux des idées existent bien certainement, au contraire, avant les signes : mais, pour devenir idées, il faut que les sensations, ou plutôt leurs rapports, se revêtent de signes. On voit que j'attache au mot *signe* un sens bien plus étendu que les analystes ne l'ont fait jusqu'à présent.

Au reste, ce n'est ici qu'une pure question de mots. Ap-

Nous avons dit que l'usage des signes était de fixer les sensations et les pensées. Ils les retracent, et par conséquent ils les rappellent : c'est là-dessus qu'est fondé l'artifice de la mémoire, dont la force et la netteté tiennent toujours à l'attention avec laquelle nous avons senti, à l'ordre que nous avons mis dans la manière de nous rendre compte des opérations de nos sens, ou dans cette suite de comparaisons et de jugements qu'on appelle les opérations de l'esprit.

Les signes rappellent donc les sensations ; ils nous font *sentir* de nouveau. Il en est qui restent, pour ainsi dire, cachés dans l'intérieur ; ils sont pour l'individu lui seul. Il en est qui se manifestent au-dehors ; ils lui servent à communiquer avec autrui. Parmi ces derniers, ceux qui sont communs à toute la nature vivante, par exemple, ceux du plaisir et de la douleur, qui se remarquent dans les traits, dans l'attitude, dans les cris des différents êtres animés, nous font sentir avec eux, *compatir* à leurs joies et à leurs souffrances, pourvu que d'autres sensations plus fortes ne tournent pas

---

pelle-t-on la sensation perçue *idée*, alors il est évident que les *idées* sont bien antérieures à tout *signe :* mais ne regarde-t-on comme *idée* que la perception des rapports qui peuvent se trouver entre deux ou plusieurs sensations, le jugement qu'on en porte n'étant perçu que par le moyen d'un *signe artificiel* il est évident que, suivant cette manière de voir, sans *signes* il n'y aurait point d'*idées*.

ailleurs notre attention. Si nous sommes susceptibles de partager les affections de toutes les espèces animées, à plus forte raison partageons-nous celles de nos semblables, qui sont organisés pour sentir, à peu de chose près, comme nous, et dont les gestes, la voix, les regards, la physionomie, nous rappellent plus distinctement ce que nous avons éprouvé nous-même. Je parle d'abord des signes pantomimiques, parce que ce sont les premiers de tous, les seuls communs à toute la race humaine. C'est la véritable langue universelle : et, antérieurement à la connaissance de toute langue parlée, ils font courir l'enfant vers l'enfant; ils le font sourire à ceux qui lui sourient; ils lui font partager les affections simples dont il a pu prendre connaissance jusqu'alors. A mesure que nos moyens de communication augmentent, cette faculté se développe de plus en plus : d'autres langues se forment; et bientôt nous n'existons guère moins dans les autres que dans nous-même.

Telle est, en peu de mots, l'origine et la nature d'une faculté qui joue le rôle le plus important dans le système moral de l'homme, et que plusieurs philosophes ont crue dépendante d'un sixième sens. Ils l'ont désignée sous le nom de *sympathie*, lequel exprime en effet très-bien les phénomènes qu'elle produit et qui la caractérisent.

Cette faculté, n'en doutons pas, est l'un des plus grands ressorts de la sociabilité : elle tempère ce que celui des besoins physiques directs a de trop sec et de trop dur; elle empêche que ces besoins qui, bien raisonnés, tendent également sans doute à rapprocher les hommes, n'agissent plus souvent en sens contraire pour les désunir : c'est elle qui nous procure les jouissances les plus pures et les plus douces : enfin, comme d'elle seule dérive la faculté d'imitation, d'où dépend toute la perfectibilité humaine, l'étude attentive de sa formation et de son développement fournit des principes également féconds et pour la philosophie rationnelle et pour la morale.

§ VII.

En appliquant la nature à la nature, l'art, qui n'est dans chaque genre que le système des règles relatives à cette application, modifie puissamment les effets qu'amène le cours ordinaire des choses : il peut même quelquefois en produire qui sont entièrement nouveaux, et dans lesquels les lois de l'univers paraissent obéir aux besoins, aux passions, aux caprices de l'homme.

Si notre première étude est celle des instruments que nous avons reçus immédiatement de la nature, la seconde est celle des moyens qui peuvent modifier, corriger, perfectionner ces instruments. Il ne suffit pas qu'un ouvrier connaisse les premiers outils de son art, il faut qu'il connaisse également les outils nouveaux qui peuvent en agrandir, en perfectionner l'usage, et les méthodes d'après lesquelles ils peuvent être employés avec plus de fruit.

La nature produit l'homme avec des organes et des facultés déterminées : mais l'art peut accroître ces facultés, changer ou diriger leur emploi, créer en quelque sorte de nouveaux *organes*. C'est là l'ouvrage de l'éducation, qui n'est, à proprement parler, que l'art des impressions et des habitudes.

L'éducation se divise naturellement en deux : celle qui agit directement sur le physique, et celle qui s'occupe plus particulièrement des habitudes morales. Nous ne parlons ici que de la première.

On sait qu'une bonne éducation physique fortifie le corps, guérit plusieurs maladies, fait acquérir aux organes une plus grande aptitude à exécuter les mouvements commandés par nos besoins. De là, plus de puissance et d'étendue dans les facultés de l'esprit, plus d'équilibre dans les sensations : de là ces idées plus justes et ces passions plus élevées qui tiennent au sentiment habituel et à l'exercice régulier d'une plus grande force. Dans l'éducation physique, il faut comprendre sans doute le régime, et non-seulement le régime propre aux enfants, mais encore celui qui convient à toutes les époques de la vie; comme, sous le titre d'éducation morale, il faut comprendre également l'ensemble des moyens qui peuvent agir et sur l'esprit et sur le caractère de l'homme, depuis sa naissance jusqu'à sa mort.

Car l'homme, environné d'objets qui font sans cesse sur lui de nouvelles impressions, ne discontinue pas un seul instant son éducation.

Le régime est certainement une partie importante de la science de la vie, et quand on le considère sous le rapport de son influence sur les facultés intellectuelles et sur les passions, on n'est pas étonné du soin particulier qu'y donnaient les anciens; on doit seulement l'être beaucoup de voir combien, dans toutes les institutions modernes, on a négligé cette partie essentielle de toute bonne éducation, et par conséquent aussi de toute sage législation.

Quoique les médecins aient dit plusieurs choses hasardées touchant l'effet des substances alimentaires sur les organes de la pensée, ou sur les principes physiques de nos penchants, il n'en est pas moins certain que les différentes causes que nous appliquons journellement à nos corps pour en renouveler les mouvements, agissent avec une grande efficacité sur nos dispositions morales. On se rend plus propre aux travaux de l'esprit par certaines précautions de régime, par l'usage ou la suppression de certains aliments. Quelques personnes ont été guéries de violents accès de colère, auxquels elles étaient sujettes, par la seule diète pythagorique; et, dans le cas même où des délires furieux troublent toutes les facultés de l'ame, l'emploi journalier de certaines nourritures ou de certaines boissons, l'impression d'une certaine température de l'air, l'aspect de certains objets, en un mot, un système diététique particulier suffit souvent pour y ramener le calme, pour faire tout rentrer dans l'ordre primitif.

Ici, comme on voit, le régime se confond avec la médecine ; et c'est effectivement à celle-ci qu'il appartient de le tracer. Mais la médecine proprement dite exerce une action, et produit, sous le même rapport, des effets avantageux qui ne méritent pas moins d'être notés. Elle agit en intervertissant l'ordre des mouvements établis : c'est pour les remettre dans une voie plus conforme aux plans originels de la nature; et quand cet art, qui touche à de grandes réformes, aura porté dans ses méthodes la précision dont elles sont susceptibles, il ne sera plus permis de mettre en doute ses immédiates connexions avec toutes les parties de la philosophie et de l'art social.

Enfin, si l'on considère que les dispositions physiques se propagent par la génération ; que toutes les analogies, et plusieurs faits importants, recueillis par d'excellents observateurs, semblent prouver, comme le remarque très-bien Condorcet, qu'il en est de même, à plusieurs égards, des dispositions de l'esprit et des penchants, ou des affections, il sera facile de sentir combien les progrès de la science de l'homme physique peuvent contribuer au perfectionnement général de l'espèce humaine.

CONCLUSION.

Ainsi les objets de cette science, qui sont relatifs à celles dont s'occupe particulièrement la seconde classe de l'Institut, se trouvent compris dans les chefs principaux que je viens de parcourir sommairement : ils peuvent être traités en détail dans l'ordre qui suit :

Histoire physiologique des sensations ;
Influence,
1° Des âges,
2° Des sexes,
3° Des tempéraments,
4° Des maladies,
5° Du régime,
6° Du climat,
Sur la formation des idées et des affections morales ;
Considérations sur la vie animale, l'instinct, la sympathie, le sommeil et le délire ;
Influence, ou réaction du moral sur le physique ;
Tempéraments acquis.

Si ce programme était rempli d'une manière digne des grands objets qu'il présente, l'on aurait, je pense, touchant l'homme physique, toutes les notions qui peuvent être, ou devenir un jour, d'une application directe aux recherches et aux travaux du philosophe, du moraliste et du législateur.

Tel est, citoyens, le plan de travail que je me propose d'exécuter : il me semble propre à dissiper les derniers restes de plusieurs préjugés nuisibles ; et j'ose croire qu'il peut donner une base solide, et prise dans la nature même, à des principes sacrés, qui, pour beaucoup d'esprits éclairés d'ailleurs, ne reposent encore, s'il est permis de parler ainsi, que sur des nuages.

SECOND MÉMOIRE.

Histoire physiologique des sensations.

INTRODUCTION.

Dans le premier Mémoire que j'ai eu l'honneur de vous lire, citoyens, j'ai indiqué d'une manière sommaire et générale les rapports principaux qui existent entre l'organisation de l'homme, ses besoins, ses facultés physiques d'une part, et la formation de ses idées, le développement de ses penchants, ses facultés et ses besoins moraux, de l'autre. Vous avez vu qu'aux différences primitives établies par la nature, et aux modifications accidentelles introduites par les chances de la vie, dans les dispositions des organes, correspondent constamment des différences et des modifications analogues dans la tournure des idées et dans le caractère des passions. De là nous avons conclu que, soit pour donner des bases invariables à la philosophie rationnelle et à la morale, soit pour découvrir les moyens de perfectionner la nature humaine en agissant sur la source même et de ses passions et de ses idées, il était nécessaire d'étudier soigneusement les diverses circonstances physiques qui peuvent rendre un homme si différent des autres et de lui-même : et les objets de ces recherches se sont trouvés, pour ainsi dire, spontanément classés sous un certain nombre de chefs qui feront le sujet de plusieurs mémoires, et dont l'ensemble me paraît embrasser tout ce que la physiologie peut offrir à la philosophie morale, comme matière de nouvelles méditations.

Le premier objet qui fixe nos regards est *l'histoire des sensations*, considérées dans leurs premiers phénomènes : c'est celui qui va nous occuper aujourd'hui. Je vais essayer de déterminer avec quelque exactitude en quoi consistent les opérations de cette faculté singulière, propre aux animaux, par laquelle ils sont avertis de la présence des objets extérieurs ; je vais suivre ces opérations dans diverses circonstances, qui ne me paraissent pas avoir été distinguées et circonscrites avec assez de soin : je vais surtout m'efforcer de remplir les lacunes qui séparent encore les observations de l'anatomie ou de la physiologie, et les résultats incontestables de l'analyse philosophique. Vous sentez, citoyens, que dans des matières si nouvelles, où le plus léger faux pas peut conduire aux conséquences les plus erronées, il faut s'imposer une grande précision, une grande sévérité de langage : vous sentez donc aussi que j'ai besoin de toute votre attention pour être bien entendu, même de vous, à qui ces objets sont familiers (1).

---

(1) Je n'entrerai dans aucun détail anatomique. Consultez,

§ I.

Nous ne sommes pas sans doute réduits encore à prouver que la sensibilité physique est la source de toutes les idées et de toutes les habitudes qui constituent l'existence morale de l'homme : Locke, Bonnet, Condillac, Helvétius, ont porté cette vérité jusqu'au dernier degré de la démonstration. Parmi les personnes instruites, et qui font quelque usage de leur raison, il n'en est maintenant aucune qui puisse élever le moindre doute à cet égard. D'un autre côté, les physiologistes ont prouvé que tous les mouvements vitaux sont le produit des impressions reçues par les parties sensibles : et ces deux résultats fondamentaux, rapprochés dans un examen réfléchi, ne forment qu'une seule et même vérité.

Mais les philosophes peuvent rester encore divisés sur quelques points. Les uns peuvent croire, avec Condillac, que toutes les déterminations des animaux sont le produit d'un choix raisonné, et par conséquent le fruit de l'expérience : d'autres peuvent penser, avec les observateurs de tous les siècles, que plusieurs de ces déterminations

---

pour les descriptions des organes, l'Anatomie vraiment analytique de Boyer; et, pour leur arrangement en systèmes généraux, celle de Bichat, plus particulièrement appliquée à la physiologie.

ne sauraient être rapportées à aucune sorte de raisonnement, et que, sans cesser pour cela d'avoir leur source dans la sensibilité physique, elles se forment le plus souvent sans que la volonté des individus y puisse avoir d'autre part que d'en mieux diriger l'exécution. C'est l'ensemble de ces déterminations qu'on a désigné sous le nom d'*instinct*.

Parmi les physiologistes, une discussion s'est également élevée pour savoir si la sensibilité devait être regardée comme l'unique source de tous les mouvements organiques; ou s'il existait, dans les parties qui composent les corps vivants, une autre propriété distincte, et même indépendante à certains égards de la première. Ceux qui soutiennent l'affirmative de la seconde proposition, à la tête desquels l'on doit placer le célèbre Haller, qui en a fait, pour ainsi dire, son patrimoine, désignent cette propriété particulière sous le nom d'*irritabilité*. C'est en vertu des impressions transmises par les nerfs aux parties musculaires, ou reçues immédiatement par celles-ci, que l'irritabilité se manifeste : mais, comme elle subsiste encore quelque temps après la mort, ces physiologistes nient qu'elle puisse dépendre de la sensibilité, qui, suivant leur opinion, est détruite au même instant que la vie de l'individu.

Les autres, et l'on peut compter parmi eux plusieurs hommes de génie, objectent que la sensibilité subsiste dans les asphyxies, les léthargies, les apoplexies, en un mot, dans les syncopes de tout genre, quoiqu'elle ne se manifeste alors par aucun acte précis qui la constate, quoiqu'elle ne laisse après elle aucune trace, aucun souvenir qui la confirme. Ils ajoutent qu'entre l'état d'un noyé qui revient à la vie, et l'état de celui dont la mort est irrévocable, la différence sera difficile à bien établir; que les signes et l'instant de la mort ne peuvent être déterminés avec précision; que la ligature ou l'amputation des nerfs qui portent la sensibilité dans un organe, le rendent non-seulement insensible, mais encore paralytique; c'est-à-dire, qu'elles enlèvent à la fois à ses épanouissements nerveux la faculté de sentir, et à ses muscles celle de se mouvoir. Enfin, disent-ils, toutes les observations faites sur le vivant, et les expériences tentées sur les cadavres ou sur leurs parties isolées, nous autorisent à supposer que la sensibilité répandue dans tous les organes n'est pas anéantie à l'instant même de la mort; qu'il en subsiste quelque temps des restes, qui se remarquent surtout dans les parties dont les mouvements étaient le plus continuels ou le plus forts; et qu'elle a seulement cessé de se reproduire alors que la communication entre les organes principaux a cessé d'exister elle-même.

Voilà ce que disent à peu près les stahliens, les sémianimistes, les nouveaux solidistes d'Édimbourg, et les plus savants professeurs de l'école de Montpellier.

Un peu de réflexion suffit pour faire voir que les deux questions précédentes se tiennent, et qu'elles ont l'une et l'autre un rapport direct avec l'objet qui nous occupe.

Car, d'un côté, s'il était bien démontré qu'il y a des mouvements qui ne dépendent pas immédiatement de la sensibilité, l'on pourrait trouver plus facile de concevoir des déterminations sans choix et sans jugement.

Et de l'autre, s'il est vrai qu'il y ait des déterminations et des mouvements dont l'individu n'a pas la conscience, l'on sent que beaucoup de phénomènes qui ont été confondus auront besoin d'être distingués; que les principes, sans changer de nature, doivent être énoncés en d'autres termes, et les conséquences tirées d'une manière moins générale et moins absolue : je veux dire qu'il ne faudra pas confondre l'impulsion qui porte l'enfant, immédiatement après sa naissance, à sucer la mamelle de sa mère, avec le raisonnement qui fait préférer des aliments sains qu'on a déjà trouvés bons, à des aliments corrompus qu'on a trouvés mauvais; et que, s'il n'en est pas pour cela moins certain que la sensibilité physique est la source unique de nos idées et de nos déterminations, il y aurait du moins peu d'exactitude à dire, comme on le fait d'ordinaire dans les livres d'analyse philosophique, qu'elles nous viennent toutes par les *sens*, surtout d'après la signification bornée qu'on attache à ce dernier mot. Il sera nécessaire de revenir encore là-dessus, afin d'exposer ma pensée plus en détail : les observations sur lesquelles je me fonde serviront, je crois, à rendre compte de plusieurs singularités, qui, sans cela, paraissent inexplicables, et qui devaient laisser beaucoup d'incertitudes dans les meilleurs esprits.

Mais reprenons la suite de nos idées.

Quand on examine attentivement la question de l'*irritabilité* et de la *sensibilité*, l'on s'aperçoit bientôt que ce n'est guère qu'une question de mots, comme beaucoup d'autres, qui divisent le monde depuis des siècles. En effet, Haller et ses sectateurs conviennent que les muscles sont animés par une quantité considérable de nerfs, organes particuliers du sentiment; que leurs mouvements réguliers restent toujours soumis à l'influence nerveuse; que les contractions, par lesquelles ces mouvements sont produits, ne durent pas long-temps lorsqu'elle ne s'exerce plus : et les physiologistes du parti contraire ne nient pas que beaucoup de mouvements ne s'exécutent sans que l'individu en ait la conscience; que ceux même dont il a la conscience ne soient pour la plupart indépendants de la volonté; que la faculté d'entrer en contraction par l'effet des irritants artificiels ne survive dans les organes musculaires au système vital dont ils ont fait partie. Ainsi, dans l'une et dans l'autre hypothèse, les phénomènes s'expliquent à peu près de la même manière; et l'analyse philosophique s'y adapte également bien : seulement il y a plus de simplicité dans celle de l'école de Stahl; et l'unité du principe physique y correspond mieux à l'unité du principe moral, qui n'en est pas distinct.

Quant à l'autre question, nous avons déjà dit qu'il n'en est point de même; mais cela s'expliquera mieux par la suite.

§ II.

Sujet à l'action de tous les corps de la nature, l'homme trouve à la fois dans les impressions qu'ils font sur ses organes la source de ses connaissances, et les causes mêmes qui le font vivre; car vivre, c'est sentir : et dans cet admirable enchaînement des phénomènes qui constituent son existence, chaque *besoin* tient au développement de quelque *faculté;* chaque faculté, par son développement même, satisfait à quelque besoin; et les facultés s'accroissent par l'exercice, comme les besoins s'étendent avec la facilité de les satisfaire (1). De l'action continuelle des corps exté-

---

(1) Notre collègue Sieyes, dans sa *Déclaration des Droits*, l'un des meilleurs morceaux d'analyse qui existent dans aucune langue, distingue avec raison les deux principes *des besoins* et *des facultés*, qui lui fournissent la base des premiers rapports sociaux. En effet, ils sont et doivent rester distincts pour le moraliste : ce n'est qu'aux yeux du physiologiste qu'ils se confondent à leur source.

rieurs sur les sens de l'homme, résulte donc la partie la plus remarquable de son existence. Mais est-il vrai que les centres nerveux ne reçoivent et ne combinent que les impressions qui leur arrivent de ces corps? Est-il vrai qu'il ne se forme d'image ou d'idée (1) dans le cerveau, et qu'aucune détermination n'ait lieu de la part de l'organe sensitif, qu'en vertu de ces mêmes impressions reçues par les *sens* proprement dits? Voilà bien la question.

C'est par le mouvement progressif et volontaire que l'homme distingue particulièrement sa propre vie et celle des autres animaux : le mouvement est pour lui le véritable signe de la vitalité. Quand il voit un corps se mouvoir, son imagination l'anime. Avant qu'il ait quelque idée des lois qui font rouler les fleuves, qui soulèvent les mers, qui chassent dans l'air les nuages, il donne une ame à ces différents objets. Mais, à mesure que ses connaissances s'étendent, il s'aperçoit que beaucoup de mouvements sont exécutés comme ceux de son bras, quand une force étrangère le déplace sans sa propre participation, ou même contre son gré. Il ne lui faut pas beaucoup de réflexion pour s'apercevoir que ces derniers mouvements n'ont aucun rapport avec ceux que sa volonté détermine, et bientôt il n'attache

---

(1) *Idée* vient, comme on sait, du grec εἶδος, ressemblance, simulacre.

plus l'idée de vie qu'au mouvement volontaire.

Mais, des les premières et les plus simples observations sur l'économie animale, l'on a pu remarquer entre les phénomènes une diversité qui semble supposer des ressorts de différente nature. Si le mouvement progressif et l'action d'un grand nombre de muscles sont soumis aux déterminations raisonnées de l'individu, plusieurs mouvements d'un autre genre, quelques-uns même d'un genre analogue, s'exécutent sans sa participation : et sa volonté, non-seulement ne peut pas les exciter ou les suspendre, elle ne peut pas même y produire le plus léger changement. Les sécrétions se font par une suite d'opérations où nous n'avons aucune part, dont nous n'avons pas la plus légère conscience : la circulation du sang et l'action péristaltique des intestins, déterminées par des forces musculaires, ou par certains mouvements toniques très-ressemblants à ceux que les muscles proprement dits exécutent, se font également à notre insu; et il ne dépend pas plus de nous d'arrêter ou de diriger ces différentes fonctions, que d'arrêter le frisson d'une fièvre quarte, ou de produire des crises utiles dans une fièvre aiguë. Des effets si divers peuvent-ils être imputés à la même cause?

On voit que cette question, la même que nous nous sommes déjà proposée, a dû se présenter dès le premier pas : mais, pour la résoudre complètement, il fallait des connaissances physiologiques très-étendues, et pour peu que l'on ait réfléchi sur les lois de la nature vivante, on n'ignore pas que ces connaissances, pour avoir quelque certitude, doivent s'appuyer sur un nombre infini d'observations ou d'expériences, et s'en déduire avec une grande sévérité de raisonnement. Cependant, lorsque les sciences ont fait des progrès véritables, il n'est ordinairement pas impossible de rattacher leurs résultats à quelques faits simples, et, pour ainsi dire, journaliers.

Dans les animaux dont l'organisation est le plus compliquée, tels que l'homme, les quadrupèdes et les oiseaux, la sensibilité s'exerce particulièrement par les nerfs, qu'on peut regarder comme ses organes propres. Quelques physiologistes vont plus loin : ils pensent qu'ils en sont les organes exclusifs. Mais, dans la classe des polypes et dans celle des insectes infusoires, elle réside et s'exerce dans d'autres parties, puisqu'ils sont privés de nerfs et de cerveau. Il est même vraisemblable que Haller et son école ont trop étendu leur idée relativement aux animaux plus parfaits : car des observations constantes prouvent que les parties qu'ils ont déclarées rigoureusement insensibles, peuvent, dans certains états maladifs, devenir susceptibles de vives douleurs; d'où il semble résulter clairement que, dans l'état ordinaire, leur sensibilité, appropriée à la nature de leurs fonctions, est seulement plus faible et plus obscure par rapport à celle des autres parties.

Mais, au reste, on peut établir comme certain que, dans l'homme, dont il est uniquement ici question, les nerfs sont le siége particulier de la sensibilité ; que ce sont eux qui la distribuent dans tous les organes, dont ils forment le lien général, en établissant entre eux une correspondance plus ou moins étroite, et faisant concourir leurs fonctions diverses à produire et constituer la vitalité commune.

Une expérience très-simple en fournit la preuve.

Quand on lie ou coupe tous les troncs de nerfs qui vont se subdiviser et se répandre dans une partie, cette partie devient au même instant entièrement insensible : on peut la piquer, la déchirer, la cautériser; l'animal ne s'en aperçoit point : la faculté de tout mouvement volontaire s'y trouve abolie; bientôt la faculté de recevoir quelques impressions isolées et de produire quelques vagues mouvements de contraction, disparaît elle-même : toute fonction vitale est anéantie; et les nouveaux mouvements qui surviennent sont ceux de la décomposition, à laquelle la mort livre toutes les matières animales.

Plusieurs importantes vérités résultent de cette expérience ; mais, avant de passer outre, il est nécessaire de ne rien laisser d'incertain derrière nous.

J'ai dit que les rameaux des nerfs, séparés du

système par la ligature ou l'amputation, conservent la faculté de recevoir *des impressions isolées*. Ce mot, pour ne pas jeter dans l'esprit une idée fausse, dont plusieurs physiologistes, recommandables d'ailleurs, ne se sont pas garantis, a besoin de quelque explication. En portant la sensibilité dans les muscles, les nerfs y portent la vie; ils les rendent propres à exécuter les mouvements que la nature leur attribue : mais ils sont eux-mêmes incapables de mouvement. Les irritations les plus fortes ne leur font pas éprouver la plus légère contraction; en un mot, ils sentent et ne se meuvent pas. Dans l'expérience que je viens de rapporter, les rameaux situés au-dessous de la section ou de la ligature ne communiquent plus avec l'ensemble de l'organe sensitif : l'individu ne s'aperçoit plus des contractions que les parties où ces nerfs irrités se distribuent peuvent éprouver encore; et l'on voit facilement que la chose doit être ainsi. Mais cependant, comme il résulte de cette irritation certains mouvements plus ou moins réguliers dans les muscles auxquels ils portaient la vie, il est également bien clair que cet effet ne peut tenir qu'à des restes de sensibilité partielle, laquelle s'exerce de la même manière, quoique plus faiblement ou plus incomplètement que dans l'état naturel. On ne peut pas dire que l'irritation agit alors sur le nerf comme sur le muscle; car, encore une fois, cela n'est point : les hallériens eux-mêmes en conviennent-

8.

nent, et, si cela était, leur système croulerait par d'autres côtés. Ainsi, tous les rameaux reçoivent encore des impressions, mais ce sont des impressions isolées; et, pour le dire en passant, quoique l'*irritabilité* paraisse distincte de la *sensibilité* dans quelques-uns de ses phénomènes, on voit ici très-évidemment qu'elle doit être ramenée à ce principe unique et commun des facultés vitales : on le voit plus évidemment encore, quand on considère qu'une grande quantité de nerfs vont se perdre et changer de forme dans les muscles.

Il est, en effet, bien certain que ces nerfs confondus et peut-être identifiés avec les fibres musculaires, sont l'ame véritable de leurs mouvements : et il paraît assez facile de concevoir pourquoi ceux de ces mouvements qui subsistent après la mort, se raniment aussitôt qu'on sépare un muscle du membre dont il fait partie, ou qu'on le morcèle par de nouvelles sections, quand tout autre stimulant a perdu le pouvoir de le faire contracter; car le tranchant du scalpel agit alors sur d'innombrables expansions nerveuses, cachées dans l'épaisseur des chairs, et ces expansions se rapportent également aux deux portions du muscle qu'on divise. La section doit être ici considérée comme un irritant simple, mais plus efficace, parce qu'il pénètre dans l'intérieur des fibres, qu'il les traverse de part en part : et d'ailleurs elle ne doit pas seulement ranimer par là leur faculté contractile; elle doit rendre aussi leurs contractions moins laborieuses, en diminuant le volume et la longueur des parties qui se froncent.

Mais, je le répète, cette dernière question ne tient pas immédiatement à l'objet qui nous occupe, et sa solution semble appartenir plutôt à un ouvrage de pure *physiologie*.

§ III.

Revenons à notre expérience. J'ai dit qu'il en résulte plusieurs vérités essentielles. Elle prouve en effet, 1° que les nerfs sont les organes de la sensibilité ; 2° que de la sensibilité seule dépend la perception qui se produit en nous de l'existence de nos propres organes et de celle des objets extérieurs ; 3° que tous les mouvements volontaires ne s'exécutent pas seulement en vertu de ces perceptions qu'elle nous procure et des jugements que nous en tirons, mais encore que les organes moteurs, soumis aux organes sensitifs, sont animés et dirigés par eux ; 4° que tous les mouvements indépendants de la volonté, ceux dont nous n'avons point la conscience, ceux dont nous n'avons même aucune notion, en un mot, que tous les mouvements quelconques qui font partie des fonctions de l'économie animale, dépendent d'impressions reçues par les diverses parties dont les organes sont composés ; et ces impressions, de leur faculté de sentir.

Nous avons déja fait quelques pas importants :

certains points assez obscurs sont éclaircis, et nous entrevoyons les seuls moyens véritables de répandre la même lumière sur tous les autres, ou du moins sur la plupart.

Mais quand on veut pousser l'analyse jusqu'à ses derniers termes, on peut se faire une nouvelle question : Le sentiment est-il en effet ici totalement distinct du mouvement? est-il possible de concevoir l'un sans l'autre? et n'ont-ils d'autre rapport que celui de la cause à l'effet?

Toute sensation, ou toute impression reçue par nos organes, ne saurait sans doute avoir lieu sans que leurs parties éprouvent des modifications nouvelles. Or, nous ne pouvons concevoir de modification nouvelle sans mouvement. Quand nous sentons, il se passe donc en nous des mouvements plus ou moins sensibles, suivant la nature des parties solides ou des liqueurs auxquelles ils sont imprimés, mais néanmoins toujours réels et incontestables. Cependant il faut observer que les sensations, ou les impressions, dépendant de causes situées hors des nerfs qui les reçoivent (1), il y a toujours un instant rapide comme l'éclair où leur cause agit sur le nerf qui jouit de la faculté d'en ressentir la présence, sans qu'aucune espèce

---

(1) Elles en dépendent exclusivement, pour l'ordinaire, mais pas toujours, comme on le verra dans la suite; ce qui du reste n'altère en rien ici la vérité de l'assertion générale, et surtout de l'observation qui s'y trouve liée.

de mouvement s'y passe encore; que c'est, en quelque sorte, pour le seul complément de cette opération, que le mouvement devient nécessaire, et qu'on peut toujours le distinguer du sentiment, et surtout la faculté de sentir, de celle de se mouvoir. Nous ne devons pourtant pas dissimuler que cette distinction pourrait bien disparaître encore dans une analyse plus sévère, et qu'ainsi la sensibilité se rattache peut-être par quelques points essentiels aux causes et aux lois du mouvement, source générale et féconde de tous les phénomènes de l'univers.

Nous observerons aussi qu'en disant que les nerfs sont incapables de se mouvoir, nous avons entendu de se mouvoir d'une manière sensible, ou de faire éprouver à leurs parties des déplacements reconnaissables par rapport à celles des autres organes qui les entourent. Tous leurs mouvements sont intérieurs; ils se passent dans leur intime contexture, et les parties qui les éprouvent ou qui les exécutent sont si déliées, que l'action s'en est jusqu'à présent dérobée aux observations les plus attentives faites avec les instruments les plus parfaits.

Au reste, cette distinction du sentiment et du mouvement, mais surtout des facultés qui s'y rapportent, nécessaire en physiologie, et sans inconvénients pour la philosophie rationnelle, se déduit de tous les faits évidents, sensibles, les seuls sur lesquels doivent porter nos recherches et s'appuyer nos raisonnements ; car, les vérités subtiles, infécondes de leur nature, sont principalement inapplicables à nos besoins les plus directs, et l'on peut dédaigner hardiment celles qui n'offrent pas une certaine prise à l'intelligence.

Tous les points ci-dessus étant bien convenus et bien éclaircis, reprenons la suite de nos propositions.

On voit donc clairement, et cela résulte des observations les plus simples, que les impressions n'ont pas lieu d'une manière uniforme ; qu'elles ont au contraire, relativement à l'individu qui les reçoit, des effets très-différents. Les unes lui viennent des objets extérieurs, les autres, reçues dans les organes internes, sont le produit des diverses fonctions vitales. L'individu a presque toujours la conscience des unes ; il peut du moins s'en rendre compte : il ignore les autres ; il n'en a du moins aucun sentiment distinct : enfin, les dernières déterminent des mouvements dont la liaison avec leurs causes échappe à ses observations.

Les philosophes analystes n'ont guère considéré jusqu'ici que les impressions qui viennent des objets extérieurs, et que l'organe de la pensée distingue, se représente et combine : ce sont elles seulement qu'ils ont désignées sous le nom de *sensations ;* les autres restent pour eux dans le vague. Quelques-uns d'entre eux semblent avoir voulu rapporter au titre générique d'*impressions* toutes les opérations inaperçues de la sensibilité ;

ils renvoient même ces dernières parmi celles qui, pouvant être aperçues et distinguées, ne le sont pas *actuellement*, faute d'une attention convenable (1).

C'est ici, je le répète, que l'on peut suivre deux routes différentes. Comme elles mènent à des résultats en quelque sorte opposés, on ne saurait choisir au hasard.

§ IV.

La question nouvelle qui se présente est de savoir s'il est vrai, comme l'ont établi Condillac et quelques autres, que les idées et les déterminations morales se forment toutes et dépendent uniquement de ce qu'ils appellent *sensations*; si, par conséquent, suivant la phrase reçue, toutes nos idées nous viennent des *sens*, et par les objets extérieurs : ou si les impressions internes contribuent également à la production des déterminations morales et des idées, suivant certaines lois dont l'étude de l'homme sain et malade peut nous faire remarquer la constance; et, dans le cas de l'affirmative, si des observations, particulièrement dirigées vers ce point de vue nouveau, pourraient nous mettre facilement en état de reconnaître

---

(1) J'adopte, comme on le verra ci-après, cette manière de distinguer les deux genres, très-différents en effet, des modifications principales éprouvées par la matière vivante.

encore ici les lois de la nature, et de les exposer avec exactitude et évidence.

Quelques faits généraux me paraissent résoudre la question.

Il est notoire que dans certaines dispositions des organes internes, et notamment des viscères du bas-ventre, on est plus ou moins capable de sentir ou de penser. Les maladies qui s'y forment changent, troublent, et quelquefois intervertissent entièrement l'ordre habituel des sentiments et des idées. Des appétits extraordinaires et bizarres se développent, des images inconnues assiégent l'esprit, des affections nouvelles s'emparent de notre volonté; et ce qu'il y a peut-être de plus remarquable, c'est que souvent alors l'esprit peut acquérir plus d'élévation, d'énergie, d'éclat, et l'ame se nourrir d'affections plus touchante, sou mieux dirigées. Ainsi donc, les idées riantes ou sombres, les sentiments doux ou funestes, tiennent alors directement à la manière dont certains viscères abdominaux exercent leurs fonctions respectives, c'est-à-dire, à la manière dont ils reçoivent les impressions; car nous avons vu que les unes dépendent toujours des autres, et que tout mouvement suppose une impression qui le détermine.

Puisque l'état des viscères du bas-ventre peut intervertir entièrement l'ordre des sentiments et des idées, il peut donc occasioner la folie, qui n'est autre chose que le désordre ou le défaut d'accord des impressions ordinaires : c'est en effet ce qu'on voit arriver fréquemment. Mais on observe aussi des délires qui tiennent aux altérations survenues dans la sensibilité de plusieurs autres parties internes. Il en est qui sont aigus ou passagers; il en est qui sont chroniques, dans lesquels les extrémités sentantes extérieures des nerfs, qui composent ce qu'on appelle les *sens*, ne se trouvent point du tout affectées, ou ne le sont du moins que secondairement : et ces délires se guérissent par des changements directs opérés dans l'état des parties internes malades. Les organes de la génération, par exemple, sont très-souvent le siége véritable de la folie. Leur sensibilité vive est susceptible des plus grands désordres : l'étendue de leur influence sur tout le système fait que ces désordres deviennent presque toujours généraux, et sont principalement ressentis par le centre cérébral. La folie se guérit alors par tout moyen capable de remettre dans son état naturel, ou de ramener à l'ordre primitif la sensibilité de ces organes : quelques accidents ont même fait voir que leur destruction pouvait, dans certains cas, produire le même effet.

L'époque de la puberté nous présente des phénomènes encore plus frappants et plus décisifs. Ils méritent d'autant plus d'attention, que tout s'y passe suivant des lois constantes et d'après le vœu même de la nature. Dans les animaux qui vivent séparés de tous ceux de la même espèce, la maturité des organes de la génération arrive un peu plus tard; loin des objets dont la présence pourrait la hâter par l'excitation de l'exemple, ou par certaines images qui réveillent la nature assoupie, l'enfance se prolonge : mais elle cesse enfin, même dans la solitude la plus absolue; et le moment des premières impressions de l'amour n'en est souvent que plus orageux. Les choses se passent de la même manière dans l'homme, avec cette seule différence, que ses organes étant plus parfaits, sa sensibilité plus exquise, et les objets auxquels elle s'applique plus étendus et plus variés, les changements qui s'opèrent alors en lui présentent des caractères plus remarquables, modifient plus profondément toute son existence. Comme l'imagination est sa faculté dominante, comme elle exerce une puissante réaction sur les organes qui lui fournissent ses tableaux, l'homme est celui de tous les êtres vivants connus dont la puberté peut être le plus accélérée par des excitations vicieuses, et son cours ordinaire le plus interverti par toutes les circonstances extérieures qui font prendre de fausses routes à l'imagination. Ainsi, dans les mauvaises mœurs des villes, on ne donne pas à la puberté le temps de paraître; on la devance, et ses effets se confondent d'ordinaire avec l'habitude précoce du libertinage. Dans le sein des familles pieuses et sévères, où l'on dirige l'imagination des enfants vers les idées religieuses, on voit souvent chez eux la mélancolie amoureuse de la puberté se confondre avec la mélancolie ascétique : et, pour l'ordinaire aussi, elles acquièrent l'une et l'autre dans ce mélange un degré considérable de force; quelquefois même elles produisent les plus funestes explosions, et laissent après elles des traces ineffaçables.

Mais lorsqu'on permet à la nature de suivre paisiblement sa marche; lorsqu'on ne la hâte ni en l'excitant, ni en la réprimant (car cette dernière méthode est encore un genre d'excitation), l'homme, ainsi que les animaux moins parfaits, prend tout à coup à cette époque d'autres penchants, d'autres idées, d'autres habitudes. L'éloignement des objets qui peuvent satisfaire ces penchants, et vers lesquels ces idées se dirigent alors d'une manière tout-à-fait innocente et vague, n'empêche point un nouvel état moral de naître, de se développer, de prendre un ascendant rapide. L'adolescent cherche ce qu'il ne connaît pas : mais il le cherche avec l'inquiétude du besoin. Il est plongé dans de profondes rêveries. Son imagination se nourrit de peintures indécises, source inépuisable de ses contemplations : son cœur se perd dans les affections les plus douces, dont il ignore encore le but; il les porte, en attendant, sur tous les êtres qui l'environnent.

Chez les jeunes filles le passage est encore plus brusque et le changement plus général, quoique marqué par des traits plus délicats. C'est alors que l'univers commence véritablement à exister, que tout prend une ame et une signification pour elles : c'est alors que le rideau semble se lever tout à coup aux yeux de ces êtres incertains et étonnés ; que leur ame reçoit en foule tous les sentiments et toutes les pensées relatives à une passion l'affaire principale de leur vie, l'arbitre de leur destinée, et dont elles répandent quelquefois sur la nôtre le charme ou les douleurs.

Quelle est la cause de tous ces grands changements ? S'est-il fait des changements analogues ou proportionnels dans les extrémités sentantes des nerfs ? ces extrémités, où sont reçues les impressions des objets externes, ont-elles éprouvé par eux de profondes modifications ? Non, sans doute. Il ne s'est rien passé que dans l'intérieur. Un système d'organes, uni par de nombreux rapports à tous ceux de l'abdomen, et qui s'est fait remarquer à peine depuis la naissance, sort, pour ainsi dire, tout à coup de son engourdissement. Déja sa sensibilité particulière, obscure jusqu'alors, se montre toute développée : les opérations cachées dans sa structure délicate ont retenti de toutes parts : son influence s'est fait sentir aux parties qui lui paraissent le plus étrangères : en un mot, par lui seul tout a changé de face ; et si les *sensations* proprement dites ne sont plus les mêmes, si elles donnent à tous les objets de la nature un nouvel aspect et de nouvelles couleurs, c'est encore à lui, c'est à sa puissante influence qu'il faut l'attribuer.

En voilà sans doute assez sur cet article. Je ne

crois même pas nécessaire de parler des songes
où l'esprit est assiégé d'images, et l'ame agitée
d'affections, évidemment produites les unes et les
autres sans la participation *actuelle des sens extérieurs*, et sans le concours de ces actes de la
volonté par lesquels la mémoire est mise en action. Observons seulement que ce phénomène
singulier n'est pas toujours, comme on le dit, le
tableau fidèle des pensées ou des sentiments ha-
bituels; qu'il tient souvent d'une manière sensible
au travail des organes de la digestion, ou à la
gêne du cœur et des gros vaisseaux; et qu'alors
les idées pénibles, ou les sentiments funestes qui
l'accompagnent, peuvent n'avoir pss le moindre
rapport avec ce qui pendant la veille nous a le
plus occupés. Je passe également sous silence les
rêveries, ou les états particuliers du cerveau, qui
suivent l'emploi des liqueurs enivrantes, ou des
narcotiques, et dont la cause n'existe et n'agit
que dans l'estomac ou dans les intestins. Je ne
parlerai pas surtout de ces dispositions vagues
de bien-être ou de mal-être que chacun éprouve
journellement, et presque toujours sans en pouvoir assigner la source, mais qui dépendent de
dérangements plus ou moins graves dans les
viscères et dans les parties internes du système
nerveux : dispositions très-remarquables, qui,
pour n'avoir aucun rapport avec l'état des organes des *sens*, n'en déterminent pas moins d'importantes modifications dans la nature des pen-

chants, ou des idées, et très-certainement agissent d'une manière immédiate sur la faculté de penser, sur celle même de sentir. A des faits convaincants et directs il est sans doute inutile d'en ajouter qui, pour avoir toute leur force, demanderaient de plus longues explications.

Les observations précédentes prouvent donc, que les idées et les déterminations morales ne dépendent pas uniquement de ce qu'on nomme les *sensations*, c'est-à-dire, des impressions distinctes reçues par les organes des sens proprement dits; mais que les impressions résultantes des fonctions de plusieurs organes internes y contribuent plus ou moins, et, dans certains cas, paraissent les produire uniquement. Cela doit nous suffire pour le moment actuel : la question que nous nous sommes proposée est résolue.

Peut-être penserez-vous, citoyens, que nous employons une marche bien lente et une circonspection bien minutieuse, pour établir des vérités qui doivent en résultat vous paraître si simples : mais je vous prie d'observer que c'est ici l'un des points les plus importants de la psychologie, et que le plus sage peut-être de tous les analystes, Condillac, s'est évidemment déclaré pour l'opinion contraire. Quand nous croyons devoir nous écarter des vues de ce grand maître, il est bien nécessaire d'étudier soigneusement et d'assurer tous nos pas.

Il resterait maintenant à déterminer quelles sont les affections morales et les idées qui dépendent particulièrement de ces impressions internes, et dont les organes des sens ne sont tout au plus que les instruments subsidiaires : il resterait ensuite à les classer et à les décomposer, comme l'a fait Condillac pour toutes celles qui tiennent directement aux opérations des sens, afin d'assigner à chaque organe celles qui lui sont propres, ou la part qu'il a dans celles qu'il concourt seulement à produire; car il semble que l'analyse ne sera complète que lorsqu'elle aura résolu ces deux nouvelles difficultés.

Mais la dernière est évidemment insoluble, du moins dans l'état actuel de nos lumières : nous ne connaissons pas assez les changements qui peuvent survenir dans la sensibilité des viscères ou des organes internes; et nous serions dans l'impossibilité d'assigner en quoi consistent ces changements. On répliquera peut-être que nous ne connaissons pas mieux ceux qui surviennent dans les organes des *sens*. Rien n'est plus vrai : mais la nature des impressions propres à chacun de ces derniers organes est déterminée, et par conséquent celle des objets dont il transmet l'image au cerveau ne peut être équivoque; tandis que nous ignorons absolument si, par exemple, les organes de la digestion, ou ceux de la génération, ne transmettent constamment, ou ne contribuent à réveiller que le même genre d'images, quoique nous sachions bien qu'ils sont évidemment la source de certaines déterminations.

3.

En observant que ces dernières impressions, bien que démontrées, ont cependant un caractère vague, que l'individu n'en a point la conscience, ou ne peut l'avoir que d'une manière confuse; en convenant que les rapports du sentiment au mouvement, quoiqu'ils soient aussi directs, et peut-être même plus invariables dans ces impressions, s'y dérobent pourtant à l'observation de l'individu : comme ils sont indépendants de sa volonté, nous avons dû renoncer à l'espoir de ranger toutes ces opérations particulières en classes bien distinctes, à chacune desquelles viendraient correspondre les différents états moraux qui sont leur ouvrage. Au reste, s'il est possible d'obtenir un jour sur cet objet des lumières plus étendues, ce n'est que dans la physiologie et dans la médecine qu'on pourra les trouver : car il appartient exclusivement à ces deux sciences de faire connaître, d'une part, les modifications régulières qui surviennent dans les organes par les fonctions mêmes de la vie; de l'autre, les changements accidentels qu'y produisent les affections morbifiques, notamment celles qui sont accompagnées de phénomènes particuliers relatifs aux opérations du cerveau, seul moyen d'y rapporter avec exactitude chaque effet à sa cause.

Je n'ajouterai qu'une dernière observation : c'est que l'ordre établi sur ce point par la nature, est extrêmement favorable à la conservation et au bien-être des animaux. La nature s'est exclusivement réservé les opérations les plus compliquées, les plus délicates, les plus nécessaires. Celles qu'elle a laissées au choix de l'individu sont les plus simples, les plus faciles, et peuvent souffrir des suspensions ou des retards. Elle semble ne s'être fiée qu'à elle-même de tout ce qui devait se passer dans l'intérieur, où les impressions, par leur multiplicité, par leur complication, par la variété des effets qu'elles doivent produire, sont nécessairement confondues, embarrassées les unes dans les autres : elle abandonne seulement à chaque être l'étude de ses relations avec les corps extérieurs, relations déterminées par des impressions moins confuses ou plus uniformes, qu'elle semble avoir rangées d'avance elle-même sous cinq chefs principaux, comme pour en diminuer encore la confusion.

Quant à la première difficulté (savoir quelles sont les idées et les affections morales qui tiennent à chacun de ces deux genres d'impressions), peut-être n'est-il pas tout-à-fait impossible de l'éclaircir.

§ V.

Dans le ventre de la mère, les animaux n'éprouvent, à proprement parler, presque aucune sensation (1). Environnés des eaux de l'amnios, l'ha-

---

(1) C'est-à-dire, comme on le verra ci-après, aucune *sensation distinguée*, *comparée*, et d'où puisse résulter un premier *jugement*.

bitude émousse et rend nulle pour eux l'impression de ce fluide ; et s'ils rencontrent dans leurs mouvements les parois de la matrice, si même il leur arrive quelquefois d'en être pressés étroitement, il ne résulte de là pour eux vraisemblablement aucune notion, aucune conscience précise et distincte des corps extérieurs; du moins tant que leurs mouvements ne sont pas l'ouvrage d'une volonté distincte, qui, seule, peut les conduire à placer hors d'eux la cause des résistances qu'elle rencontre. En effet, tant que les impressions reçues par un sens quelconque ne sont pas accompagnées, ou n'ont pas été précédées de celle de la résistance perçue, leur effet se réduit à des modifications intérieures, mais sans jugement formel, nettement senti par l'animal, qui le porte à penser qu'il existe autre chose que lui-même (1). Pendant toute cette première époque, son existence propre, plus ou moins distinctement perçue, semble presque uniquement concentrée dans les impressions produites par le développement et l'action des organes : ces impressions peuvent toutes être regardées comme internes. La vue, l'ouïe, l'odorat et le goût, ne sont pas encore sortis de leur engour-

---

(1) Au reste, nous reviendrons sur ce sujet dans le dixième Mémoire ; et nous serons plus en état de nous faire des idées précises de ce qui se passe ici dans le système cérébral et nerveux. N'anticipons pas sur des idées qui paraîtront fort simples alors.

dissement; et les effets du tact extérieur ne paraissent pas différer de ceux du tact des parties internes, exercé dans les divers mouvements qui sont propres à leurs fonctions. Dès lors cependant il existe déja des penchants dans l'animal; il s'y forme des déterminations. Si l'enfant trépigne dans les derniers temps de la grossesse, s'il s'agite avec une inquiétude d'autant plus impétueuse et plus continuelle, qu'il est plus vivace et plus fort, ce n'est pas, comme l'ont dit presque tous les physiologistes, parce qu'il se trouve à l'étroit et mal à l'aise dans la matrice; il y nage au contraire au milieu des eaux. Mais ses membres ont acquis un certain degré de force; il sent le besoin de les exercer : son poumon a pris un certain développement; la quantité d'*oxigène* qui lui vient de la mère, avec le sang de la veine ombilicale, ne lui suffit plus; il lui faut de l'air, il le cherche avec l'avidité du besoin. Ces circonstances, jointes à la distention de la matrice dont les fibres commencent à ne pouvoir prêter davantage, et à l'état particulier où se trouvent alors les extrémités de ses vaisseaux abouchés avec les radicules du placenta, sont la véritable cause déterminante de l'accouchement.

Jusque alors il est difficile de saisir par l'observation ce qui se passe dans le fœtus. Cependant quelques faits nous apprennent que cette existence intérieure, étrangère aux impressions des corps extérieurs environnants, est nécessaire au travail fécond qui développe les organes, et qui les empreint d'une sensibilité toujours croissante. On a conservé des enfants nés avant terme, en imitant le procédé de la nature : c'est-à-dire, en les tenant sur des couches mollettes, au milieu d'une température égale à celle du corps humain ; en les environnant d'une vapeur humide, et leur faisant sucer de temps en temps quelques gouttes d'un fluide gélatineux. Ceux qu'on a conservés de cette manière sont restés dans une sorte d'assoupissement jusqu'au neuvième mois, et ce n'est pas sans admiration, qu'on les a vus alors s'agiter avec force, comme s'il eût été véritablement question pour eux de naître. Leur respiration, pendant tout le temps de cette gestation artificielle, avait été presque insensible : ce n'est qu'à l'époque de leur réveil ou de leur nouvelle naissance qu'ils ont commencé de respirer pleinement, à la manière des animaux à sang chaud. Nous en avons un exemple célèbre dans *Fortunio Liceti*, savant recommandable du seizième siècle, qui vint au monde à l'âge de cinq mois, et que son père, médecin de réputation, conserva par les soins les plus minutieux (1). Brouzet, dans son *Éducation physique des enfants*, cite deux ou trois faits à peu près semblables, et non moins étonnants.

Quand l'enfant a vu le jour, quand il respire,

---

(1) Liceti vécut ensuite plus de quatre-vingts ans.

quand l'action de l'air extérieur imprime à ses organes plus d'énergie, plus d'activité, plus de régularité dans les mouvements, ce n'est pas un simple changement de quelques habitudes qu'il éprouve, c'est une véritable vie nouvelle qu'il commence. Dès ce moment, les appétits qui dépendent de sa nature particulière, c'est-à-dire de son organisation et du caractère de sa sensibilité, se montrent avec évidence. Produits par une série de mouvements et d'impressions qui, par leur répétition continuelle, ont acquis une grande force, et dont aucune distraction n'est venue affaiblir ou troubler les effets, ils mettent au jour le résultat sensible de ces opérations singulières, que les lois ordonnatrices ont conduites avec tant de lenteur et de silence; et, bien avant qu'il ait pu combiner les nouvelles impressions qui l'assaillent en foule, l'enfant a déja des goûts, des penchants, des désirs, il emploie tous ses faibles moyens pour les manifester et les satisfaire. Il cherche le sein de sa nourrice; il le presse de ses mains débiles, pour en exprimer le fluide nourricier; il saisit et suce le mamelon.

Sans doute, citoyens, la succion ne doit pas être regardée comme un grand phénomène dans l'économie animale: mais son mécanisme est très-savant aux yeux du physicien; et c'est toujours une chose bien digne de remarque qu'un être exécutant des mouvements aussi compliqués, sans les avoir appris, sans les avoir essayés encore.

Hippocrate en était singulièrement frappé : il concluait de là que le fœtus a déja sucé l'eau de l'amnios dans le ventre de la mère. Mais ce grand homme ne faisait ainsi que reculer la difficulté. D'ailleurs, comme la respiration est nécessaire à la succion, et que certainement, malgré les contes populaires, répétés par quelques accoucheurs et anatomistes, le fœtus, enveloppé de ses membranes, et plongé dans un liquide lymphatique, ne respire pas ; cette explication, ou toute autre du même genre, est entièrement inadmissible.

Une chose plus digne encore d'être remarquée, quoique peut-être on la remarque moins, ce sont toutes ces passions qui se succèdent d'une manière si rapide, et se peignent avec tant de naïveté sur le visage mobile des enfants. Tandis que les faibles muscles de leurs bras et de leurs jambes savent encore à peine former quelques mouvements indécis, les muscles de la face expriment déja, par des mouvements distincts, quoique les éléments en soient bien plus compliqués, presque toute la suite des affections générales propres à la nature humaine ; et l'observateur attentif reconnaît facilement dans ce tableau les traits caractéristiques de l'homme futur. Où chercher les causes de cet apprentissage si compliqué, de ces habitudes qui se composent de tant de déterminations diverses ? Où trouver même les principes de ces passions qui n'ont pu se former tout à coup, car elles supposent l'action simultanée et régulière de tout l'organe sensitif? Sans doute ce n'est pas dans les impressions, encore si nouvelles, si confuses, si peu concordantes des objets extérieurs. On sait que l'odorat n'existe point, à proprement parler, chez les enfants qui viennent de naître; que leur goût, quoique un peu développé, distingue à peine les saveurs; que leur oreille n'entend presque rien; que leur vue est incertaine, et sans la moindre justesse. Il est prouvé par des faits certains qu'ils sont plusieurs mois sans avoir d'idée précise des distances. Le tact est le seul de leurs sens qui leur fournisse des perceptions distinctes, vraisemblablement parce que c'est le seul qui, dans le ventre de la mère, ait reçu déjà quelque exercice. Mais les notions formelles qui résultent de ces opérations incertaines d'un sens unique sont très-bornées et très-vagues; il ne peut guère surtout en résulter instantanément une suite de déterminations si variées et si complexes. C'est donc, on peut l'affirmer, dans les impressions intérieures, dans leur concours simultané, dans leurs combinaisons sympathiques, dans leur répétition continuelle pendant tout le temps de la gestation, qu'il faut chercher à la fois et la source de ces penchants qui se montrent au moment même de la naissance, et celle de ce langage de la physionomie par lequel l'enfant sait déjà les exprimer, et celle enfin des déterminations qu'ils produisent. Il ne saurait, je pense, y avoir de doute sur ce point fondamental.

Nous avons déja vu, nous allons voir encore dans un moment que cette conclusion se trouve confirmée par les déterminations analogues qui se forment à d'autres époques de la vie.

L'enfant nous présente en outre ici quelques faits qui sont relatifs à sa nature et à l'état actuel de ses organes. Les petits des animaux nous en fournissent d'autres qui se rapportent également à leur structure particulière, aux progrès qu'ils ont faits dans la vie, au rôle qu'ils doivent y remplir. Les oiseaux de la grande famille des gallinacés marchent en sortant de la coque. On les voit courir diligemment après le grain, et le becqueter sans commettre aucune erreur d'optique : ce qui prouve que non-seulement ils savent se servir des muscles de leurs cuisses, mais qu'ils ont un sentiment juste de chacun de leurs mouvements ; qu'ils savent également se bien servir de leurs yeux, et qu'ils jugent avec exactitude des distances. Ce phénomène singulier, et que pourtant on peut observer journellement dans les basses-cours, est bien capable de faire rêver beaucoup les véritables penseurs.

Plusieurs quadrupèdes naissent avec les yeux fermés : ceux-là ne peuvent chercher leur nourriture, c'est-à-dire la mamelle de leur mère, que par le moyen du tact ou de l'odorat. Mais il paraît que chez eux l'un et l'autre de ces deux sens sont d'une sagacité remarquable. Les petits chiens et les petits chats sentent de loin l'approche de leur mère; ils ne la confondent point avec un autre animal de leur espèce et du même sexe: ils savent ramper entre ses jambes pour aller chercher le mamelon; ils ne se trompent ni sur sa forme, ni sur la nature du service qu'ils en attendent, ni sur les moyens d'en exprimer le lait. Souvent les petits chats allongent leur cou pour chercher la mamelle, tandis que leurs reins et leurs cuisses sont encore engagés dans le vagin et dans la matrice de la mère (1). Assurément, je le répète, rien n'est plus digne d'attention. Haller a vu plusieurs espèces d'animaux, tels que les petits des brebis et des chèvres, à l'instant même qu'ils sortaient de la matrice, aller chercher leur mère à des distances considérables, avant qu'aucune expérience eût pu leur apprendre à se servir de leurs jambes, ni leur donner l'idée que leurs mères seules pouvaient fournir au premier de leurs besoins. Enfin, pour ne pas nous arrêter sur beaucoup d'autres faits dont la conséquence générale est la même, Galien ayant tiré par l'incision un petit chevreau du ventre de sa mère, lui présenta différentes herbes : du cytise s'y trouva mêlé par hasard; le chevreau le choisit de préférence, après avoir flairé

---

(1) J'ai moi-même été témoin de ce fait.

dédaigneusement les autres plantes, et se mit sur-le-champ à le retourner entre ses mâchoires débiles (1).

Ces résultats des impressions intérieures, reçues par les petits des animaux pendant le temps de la gestation, et relatives, dans chaque espèce, à l'ordre du développement de ses organes et à la nature de sa sensibilité, paraissent si convaincants et si décisifs, ils se lient d'ailleurs si bien aux phénomènes analogues, qui se présentent aux époques subséquentes de la vie, qu'on ne peut trop engager les philosophes à les méditer, à les comparer, à peser toutes leurs conséquences.

Nous ne reviendrons pas sur ceux de ces phénomènes qui tiennent à la maturité des organes de la génération : ce que nous en avons déja dit fait voir assez nettement qu'ils ont lieu par le mécanisme dont dépendent les premières déterminations de l'animal naissant. Les uns et les autres

---

(1) Le fait rapporté par Galien peut avoir été embelli par son imagination ; mais que ce fait soit exact, ou qu'il ne le soit pas, peu importe à la solution de la question présente. La quantité de ceux dont le résultat est le même, et qui sont incontestables, est presque aussi grande que celle des espèces inférieures d'animaux. Un grand nombre de ces espèces, surtout dans la classe des insectes, exécutent beaucoup de mouvements combinés, dont ils n'ont jamais vu les exemples, ni reçu les leçons : ils manifestent très-souvent la tendance à certaines déterminations, avant que les besoins dont ces déterminations dépendent existent chez eux.

ne sont le fruit d'aucune expérience, d'aucun raisonnement, d'aucun choix fondé sur le système connu des sensations.

Mais la nature vivante nous présente encore, sur cette matière, quelques faits généraux qui méritent de n'être pas passés sous silence.

A mesure que les animaux se développent, la nature leur apprend à se servir de nouveaux organes, et c'est même en cela surtout que consiste leur développement. Ce progrès de la vie se montre, dans certaines circonstances particulières, sous un jour qui le rend encore plus digne de remarque. Souvent l'animal essaie de se servir d'une partie, avant qu'elle ait atteint le degré de croissance nécessaire, quelquefois même avant qu'elle existe. Les petits oiseaux agitent leurs ailes privées de plumes, et couvertes à peine d'un léger duvet : et l'on ne peut pas dire qu'ils ne font en cela que suivre les leçons et l'exemple de leurs mères; car ceux qu'on fait éclore par des moyens artificiels manifestent le même instinct. Les chevreaux et les agneaux cherchent à frapper, en se jouant, des cornes qu'ils n'ont pas encore : c'est ce que les anciens, grands observateurs de la nature, avaient remarqué soigneusement, et ce qu'ils ont retracé dans des tableaux pleins de grace.

Mais de tous ces penchants, qu'on ne peut rapporter aux leçons du jugement et de l'habitude, l'instinct maternel n'est-il pas le plus fort, le plus dominant? A quelle puissance faut-il attribuer ces mouvements d'une nature sublime dans son but et dans ses moyens, mouvements qui ne sont pas moins irrésistibles, qui le sont peut-être même encore plus dans les animaux que dans l'homme? N'est-ce pas évidemment aux impressions déja reçues dans la matrice, à l'état des mamelles, à la disposition sympathique où se trouve tout le système nerveux, par rapport à ces organes éminemment sensibles? Ne voit-on pas constamment l'amour maternel d'autant plus énergique et plus profond, que cette sympathie est plus intime et plus vive, pourvu toutefois que l'abus ou l'abstinence déplacée des plaisirs amoureux n'ait pas dénaturé son caractère? — Il est sûr qu'en général les femmes froides sont rarement des mères passionnées (1).

Je crois inutile d'insister davantage sur ce point.

Mais le temps qui précède la maternité nous montre dans les animaux une suite d'actions qui sont bien plus inexplicables encore suivant la théorie de Condillac. Dans ce temps, toutes les

---

(1) Dans mon département et dans plusieurs de ceux qui l'avoisinent, quand on manque de poules couveuses, on emploie une pratique singulière qui mérite d'être remarquée. On prend un chapon, on lui plume l'abdomen, on le frotte avec des orties et du vinaigre; et, dans l'état d'irritation locale où cette opération l'a mis, on le place sur des œufs. Il y reste d'abord machinalement pour soulager la douleur qu'il éprouve: bientôt il s'établit dans ses entrailles une suite d'impressions inaccoutumées, mais agréables, qui l'attachent à

espèces sont occupées des sentiments et des plaisirs de l'amour : elles y paraissent livrées tout entières. Cependant les oiseaux au milieu de leurs chants d'allégresse, et plusieurs quadrupèdes au milieu de leurs jeux, préparent déjà le berceau de leurs petits. Quel rapport y a-t-il entre les impressions qui les captivent, et les soins de leur maternité future ? J'insiste particulièrement encore ici sur l'instinct maternel, parce que la tendresse des pères, dans toutes les espèces, paraît fondée d'abord presque uniquement sur l'amour qu'ils ont pour leur compagne, dont ce sentiment toujours impérieux, souvent profond et délicat, leur fait partager les intérêts et les soins. Alors on voit les oiseaux construire d'eux-mêmes les édifices les plus ingénieux, sans qu'aucun modèle leur en ait fait connaître le plan, sans qu'aucune leçon leur en ait indiqué les matériaux : car les petits élevés à la brochette et dans nos cages font aussi des nids dans la saison de leurs amours; l'exécution seulement en paraît plus imparfaite, parce que la nature particulière

---

ces œufs pendant tout le temps nécessaire à l'incubation, et dont l'effet est de produire en lui une espèce d'amour maternel factice, qui dure, comme celui de la poule, aussi longtemps que les petits poulets ont besoin d'une vigilance et de soins étrangers. Les coqs ne se prêtent pas à ce manége : ils ont un instinct qui les porte ailleurs; et cet instinct tient à des circonstances évidentes, dont ce que nous avons déjà dit explique suffisamment l'action.

de tous les êtres vivants se détériore dans l'esclavage, et que l'homme n'est pas le seul dont il enchaîne et dégrade les facultés. Dans tous les temps et dans tous les pays la forme de ces édifices est toujours la même pour chaque espèce : elle est la mieux appropriée à la conservation et au bien-être des petits; et chez les espèces que les lois de leur organisation et le caractère de leurs besoins fixent dans un pays particulier, elle se trouve également appropriée au climat et aux divers dangers qui les y menacent. Bonnet a rassemblé sur cet objet beaucoup de détails curieux dans sa *Contemplation de la Nature*. Il est vrai que c'est pour en étayer la philosophie des causes finales, à la réalité desquelles il croyait fortement, quoique Bacon, dans un siècle moins éclairé, les eût déja comparées avec raison à des vierges qui se consacrent au Seigneur et qui n'enfantent rien : mais la prévention de Bonnet à cet égard ne serait pas un motif suffisant pour faire rejeter d'intéressantes observations. La philosophie rationnelle analytique doit commencer à marcher d'après les faits, à l'exemple de toutes les parties de la science humaine qui ont acquis une véritable certitude.

Nous pourrions rapporter encore ici quelques autres observations générales qui se confondent avec les précédentes. Nous pourrions citer, par exemple, les effets produits par la mutilation sur les penchants de l'homme et des animaux, et les appétits singuliers qui se manifestent dans certaines maladies, notamment à l'approche des crises : mais la multiplicité des preuves identiques n'ajouterait rien ici à la vérité des conclusions.

Vous voyez donc, citoyens, que les déterminations dont l'ensemble est désigné sous le nom d'*instinct*, ainsi que les idées qui en dépendent, doivent être rapportées à ces impressions intérieures, suite nécessaire des diverses fonctions vitales. Et puisque Locke et ses disciples ont prouvé que les jugements raisonnés se forment sur les impressions distinctes qui nous viennent des objets extérieurs par l'entremise des sens; comme ils ont même, suivant la méthode des chimistes, décomposé les idées, et les ont ramenées à leurs éléments primitifs; qu'ils les ont ensuite recomposées de toutes pièces, de manière à ne laisser aucun doute sur l'évidence de leurs résultats, il semble que le partage entre ces deux espèces de causes se trouve fait de lui-même. A l'une appartiendra l'instinct; à l'autre, le raisonnement. Et ceci nous explique fort bien pourquoi l'instinct est plus étendu, plus puissant, plus éclairé même, si l'on peut se servir de cette expression, dans les animaux que dans l'homme; pourquoi dans ce dernier il l'est d'autant moins, que les forces intellectuelles s'exercent davantage. Car vous savez que chaque organe a, dans l'ordre naturel, une faculté de sentir limitée et circonscrite; que cependant des excitations habituelles peuvent reculer beaucoup les bornes de cette faculté, mais que c'est toujours aux dépens des autres organes; l'être sensitif n'étant capable que d'une certaine somme d'attention, qui cesse de se diriger d'un côté, quand elle est absorbée de l'autre. Vous sentez aussi, sans que je le dise, que dans l'état le plus ordinaire de la nature humaine, les résultats de l'instinct se mêlent avec ceux du raisonnement, pour produire le système moral de l'homme. Quand tous ses organes jouissent d'une activité moyenne, et en quelque sorte proportionnelle, aucun ordre d'impressions ne domine; toutes se compensent et se confondent. Ces circonstances, les plus conformes d'ailleurs, je crois, à sa véritable destination, sont par conséquent celles où l'analyse que nous venons d'esquisser est le plus difficile. Mais de même que certains phénomènes de la santé ne se connaissent bien que par la considération des maladies; de même ce qui paraît confus et indiscernable dans l'état moral le plus naturel, se distingue et se classe avec évidence sitôt que l'équilibre entre les organes sentants est rompu, et que, par suite, certaines opérations ou certaines qualités deviennent dominantes.

Je me sers ici du mot *instinct*, non que je regarde comme suffisamment déterminée l'idée qu'on y attache dans le langage vulgaire; je crois même indispensable de traiter ce sujet plus à fond, et je me propose d'y revenir dans un Mémoire particulier : mais le mot existe; il est, ou son équivalent, usité dans toutes les langues; et les observations précédentes combattant une opinion qui tend à le faire regarder comme vide de sens, ou comme représentatif d'une idée vague et fausse, il était impossible de lui substituer un autre mot, qui nécessairement aurait eu l'air de dénaturer la question. J'observe d'ailleurs qu'il semble avoir été fait exactement dans l'esprit du sens rigoureux que je lui donne : en effet, il est formé des deux radicaux *in* ou ἐν, *dans, dedans*, et στίζειν, verbe grec, qui veut dire *piquer, aiguillonner*. L'*instinct* est donc, suivant la signification étymologique, le produit des excitations dont les stimulus s'appliquent à l'intérieur; c'est-à-dire justement suivant la signification que nous lui donnons ici, le résultat des impressions reçues par les organes internes.

Ainsi, dans les animaux en général, et dans l'homme en particulier, il y a deux genres bien distincts d'impressions, qui sont la source de leurs idées et de leurs déterminations morales; et ces deux genres se retrouvent, mais dans des rapports différents, chez toutes les espèces. Car l'homme, placé par quelques circonstances de son organisation à la tête des animaux, participe de leurs facultés instinctives; comme à leur tour, quoique privés en grande partie de l'art des signes, qui sont le vrai moyen de comparer les sensations, et de les transformer en pensées, ils participent jusqu'à certain point de ses facultés intellectuelles. Et peut-être, en y regardant bien attentivement, trouverait-on que la distance qui le sépare, sous ce dernier point de vue, de certaines espèces, est bien petite relativement à celle qui sépare plusieurs de ces mêmes espèces les unes des autres ; et que la supériorité d'instinct que la plupart ont sur lui, jointe surtout à leur absence presque absolue d'imagination, compense, pour leur bonheur réel, les avantages qui lui ont été prodigués, et dont elles ne jouissent pas.

C'est beaucoup d'avoir bien établi que toutes les idées et toutes les déterminations morales sont le résultat des impressions reçues par les différents organes : c'est avoir fait, je crois, un pas de plus, d'avoir montré que ces impressions offrent des différences générales bien évidentes, et qu'on peut les distinguer par leur siége et par le caractère de leurs produits ; quoique cependant, encore une fois, elles agissent sans cesse les unes sur les autres, à cause des communications rapides et continuelles entre les diverses parties de l'organe sensitif. Car, suivant l'expression d'Hippocrate, *tout y concourt, tout y conspire, tout y consent.* C'est encore quelque chose peut-être d'avoir rattaché les observations embarrassantes qui regardent l'instinct à l'analyse philosophique, qui, ne leur trouvant pas d'origine dans les sensations proprement dites, les avait écartées comme erronées ou dangereuses dans leurs conséquences, et capables de tout brouiller de nouveau.

Mais il reste encore une grande lacune entre les impressions internes ou externes, d'une part, et les déterminations morales, ou les idées, de l'autre. La philosophie rationnelle a désespéré de la remplir : l'anatomie et la physiologie ne se sont pas encore dirigées vers ce but. Voyons s'il est en effet impossible d'y marcher par des routes sûres.

Mais je crois nécessaire de nous arrêter un moment sur quelques circonstances qui peuvent faire mieux connaître la manière dont s'exécutent les opérations de la sensibilité.

§ VI.

Les psychologues et les physiologistes ont rangé, comme de concert, les impressions, par rapport à leurs effets généraux dans l'organe sensitif, sous deux chefs qui les embrassent effectivement toutes : le *plaisir*, et la *douleur*. Je ne m'attacherai pas à prouver que l'un et l'autre concourent également à la conservation de l'animal ; qu'ils dépendent de la même cause, et se correspondent toujours entre eux dans certains balancements nécessaires. Il suffit de remarquer qu'on ne peut concevoir sans plaisir et douleur la nature animale ; leurs phénomènes étant essentiels à la *sensibilité*, comme ceux de la gravitation et de l'équilibre aux mouvements des grandes masses de l'univers. Mais ils sont accompagnés de circonstances particulières qui méritent quelque attention.

Les extrémités sentantes des nerfs, ou plutôt les gaînes qui les recouvrent, peuvent être dans deux états très-différents. Tantôt les bouts extérieurs du tube éprouvent une constriction forte et vive, qui repousse en quelque sorte le nerf en lui-même; tantôt ils se relâchent, et lui permettent de s'épanouir en liberté. Ces deux états, à raison soit de leur degré, soit de l'importance ou de l'étendue des organes qui en sont le siége primitif, se communiquent plus ou moins à tout le système nerveux, et se répètent, suivant les mêmes lois, dans toutes les parties de la machine vivante. Comme ils apportent une gêne considérable dans les fonctions, ou leur donnent au contraire une grande aisance, on voit facilement pourquoi il en résulte des perceptions si diverses. Quand ils sont faibles et peu marqués, ils ne produisent qu'un sentiment de malaise, ou de bien-être : quand ils sont prononcés plus fortement, c'est la *douleur*, ou le *plaisir* (1). Dans le premier

---

(1) Ces deux états des extrémités sentantes ne sont pas toujours la cause du plaisir, ou de la douleur; mais chacun d'eux accompagne la sensation qui lui est spécialement propre, donne immédiatement naissance à quelques-uns de ses effets, et les augmente tous.

cas, l'animal se retire tout entier sur lui-même, comme pour présenter le moins de surface possible : dans le second, tous ses organes semblent aller au-devant des impressions; ils s'épanouissent pour les recevoir par plus de points. On sait assez, sans qu'il soit nécessaire de le dire, que ces deux circonstances dépendent ou de la nature des causes qui agissent sur les nerfs, ou de la manière dont ces causes exercent leur action. Mais l'on ne doit pas négliger d'observer que les impressions agréables peuvent, par leur durée ou leur intensité, produire le malaise ou même la douleur; et que les impressions douloureuses, en déterminant un afflux plus considérable de liqueurs dans les parties qu'elles occupent, y produisent souvent quelques-uns des effets, pour ainsi dire, mécaniques et locaux, du plaisir : ce qui du reste n'apporte aucun changement à la distinction établie.

Quoique la sensibilité veille partout et sans cesse à la conservation de l'animal, soit en l'avertissant des dangers qui le menacent, ou des avantages qu'il peut recevoir de la part des objets extérieurs, soit en entretenant dans l'intérieur la suite non interrompue des fonctions vitales, cependant les impressions ne paraissent pas avoir lieu d'une manière instantanée; elles ne se font point sentir dans tous les cas avec la même force, et, pour qu'elles aient leur plein effet, il y faut toujours un certain degré d'attention de l'organe sensitif; attention dont la mesure peut donner, sous plusieurs rapports, celle de leur différence.

L'observation réfléchie de soi-même suffit pour faire voir que les extrémités sentantes des nerfs reçoivent d'abord, pour ainsi dire, un premier avertissement; mais que les résultats en sont incomplets, si l'attention de l'organe sensitif ne met ces extrémités en état de recevoir et de lui transmettre l'impression tout entière. Nous savons, avec certitude, que l'attention modifie directement l'état local des organes; puisque, sans elle, les lésions les plus graves ne produisent souvent ni la douleur, ni l'inflammation qui leur sont propres, et qu'au contraire une observation minutieuse des impressions les plus fugitives peut leur donner un caractère important, ou même occasioner quelquefois des impressions véritables, sans cause réelle extérieure, ou sans objet qui les détermine.

L'on peut donc considérer les opérations de la sensibilité comme se faisant en deux temps. D'abord, les extrémités des nerfs reçoivent et transmettent le premier avertissement à tout l'organe sensitif, ou seulement, comme on le verra ci-après, à l'un de ses systèmes isolés; ensuite l'organe sensitif réagit sur elles, pour les mettre en état de recevoir toute l'impression : de sorte que la sensibilité qui, dans le premier temps, semble avoir reflué de la circonférence au centre, revient, dans le second, du centre à la circonférence; et que, pour tout dire en un mot, les nerfs exercent sur eux-mêmes une véritable réaction pour le sentiment, comme ils en exercent une autre sur les parties musculaires pour le mouvement. L'observation journalière montre que cela se passe évidemment ainsi par rapport aux impressions extérieures : elle peut prouver que cela ne se passe pas d'une manière différente par rapport à celles des organes internes; car les unes et les autres s'accroissent également par leur propre durée, qui ne fait que fixer l'attention sensitive : elles sont indistinctement et tour à tour absorbées, les plus faibles par les plus fortes, celles qui deviennent dominantes détruisant quelquefois tout l'effet de celles qui ne se fortifient pas dans la même proportion. Enfin, chez les sujets éminemment sensibles, les impressions intérieures, et même, dans certains cas, les opérations des viscères qui s'y rapportent, deviennent percevables au moyen de l'extrême attention que ces sujets y donnent; et l'on ne peut pas douter que la même chose n'arrivât plus fréquemment, si les objets extérieurs n'occasionaient de continuelles diversions.

Remarquons donc ici que la sensibilité se comporte à la manière d'un fluide dont la quantité totale est déterminée, et qui, toutes les fois qu'il se jette en plus grande abondance dans un de ses canaux, diminue proportionnellement dans les autres. Cela devient très-sensible dans toutes les affections violentes, mais surtout dans les extases, où le cerveau et quelques autres organes sympathiques jouissent du dernier degré d'énergie et d'action, tandis que la faculté de sentir et de se mouvoir, tandis que la vie, en un mot, semble avoir entièrement abandonné tout le reste. Dans cet état violent, des fanatiques ont reçu quelquefois impunément de fortes blessures qui, dans l'état naturel, eussent été mortelles ou très-dangereuses : car la gravité des accidents qui s'ensuivent de l'action des corps sur nos organes dépend principalement de la sensibilité de ces derniers ; et nous voyons tous les jours que ce qui serait un poison violent pour l'homme sain, n'a presque plus d'effet sur l'homme malade. C'est en mettant à profit cette disposition physique, que les charlatans, de tous les genres et de tous les pays, ont opéré la plupart de leurs miracles : c'est par là que les convulsionnaires de Saint-Médard ont pu souvent étonner les imaginations faibles de leurs coups d'épée et de bûche, qu'ils appelaient ascétiquement des *consolations* : c'est la véritable verge magique au moyen de laquelle Mesmer faisait quelquefois cesser les douleurs habituelles, et, donnant une direction nouvelle à l'attention, établissait tout à coup, dans les constitutions mobiles, des séries de mouvements inaccoutumés, presque toujours funestes, ou du moins dangereux : c'est ainsi que les illuminés de France et d'Allemagne anéantissent, pour leurs adeptes, l'effet des sensations extérieures, et qu'ils les font exister dans un monde qui ne s'y rapporte en rien (1).

Mais revenons à notre analyse.

Cette réaction de l'organe sensitif sur lui-même, pour produire le sentiment, et sur les autres parties, pour produire le mouvement, a lieu dans toutes les opérations de la vie : elle succède aux impressions, d'une part, pour les compléter, de l'autre pour amener toutes les déterminations qui s'y coordonnent.

Nous avons laissé pressentir que la réaction ne s'exécute pas dans une étendue toujours la même de l'organe sensitif. Souvent elle l'embrasse tout entier; quelquefois elle est renfermée dans l'un de ses principaux départements; il y a même des cas où elle est entièrement isolée du système général, et ne dépasse pas les limites d'un organe particulier. Le point d'où elle part est toujours un centre nerveux, soit des gros troncs, comme le sont la moelle épinière et le cerveau; soit des troncs inférieurs, comme les gros troncs et les ganglions; soit enfin des ramifications les plus

---

(1) Les visions des illuminés tiennent encore à une autre propriété vitale, dont ce n'est pas ici le lieu de parler, mais que je développerai dans un Mémoire supplémentaire : je veux dire, à la faculté qu'a l'organe sensitif d'entrer en action par lui-même, ou de recevoir des impressions dont les causes agissent immédiatement dans son sein.

déliées, comme les troncs inférieurs : et l'importance de ce centre est toujours proportionnée à celle des fonctions vitales que la réaction détermine, où à l'étendue des organes qui les exécutent.

Tout cela résulte directement des faits.

Je passe sous silence une foule d'observations relatives aux sympathies, qui, pour être bien expliquées, m'entraîneraient beaucoup au-delà des bornes que je me suis prescrites. Il nous suffira de considérer la matière animée dans quelques états, où tantôt les lois fixes de la nature, et tantôt ses jeux bizarres, nous la présentent. Nous ne sortirons même pas des faits qu'on observe dans l'espèce humaine.

§ VII.

Pour qu'il y ait intégrité dans toutes les fonctions, il faut qu'elle existe dans tous les organes; il faut notamment que le système cérébral et toutes ses dépendances n'aient éprouvé aucune lésion, ni dans leur formation primitive elle-même, ni postérieurement et par l'effet des maladies. Par exemple, pour penser, il faut que le cerveau soit sain. Les hydrocéphales, chez lesquels sa substance se détruit et s'efface par degrés, deviennent stupides. Cependant l'influence de la moelle épinière suffit encore alors pour faire vivre les viscères de la poitrine et de l'abdomen, et même, quand cette moelle a subi le sort du cerveau, les gros troncs nerveux entretiennent assez long-temps un reste de vie. Quelques enfants naissent sans tête (1) : ceux-là meurent aussitôt après leur naissance, parce que la nutrition qui se faisait par le cordon ombilical ne peut plus avoir lieu de cette manière, ni d'aucune autre qui suffise au maintien de la vie. Mais ils sont d'ailleurs souvent gros et gras : leurs membres sont bien conformés; ils ont tous les signes de la force.

Chez d'autres enfants, l'état du cerveau empêche entièrement la pensée. Ils n'en vivent pas moins sains et vigoureux : ils digèrent bien ; tous leurs autres organes se développent, et les déterminations instinctives qui tiennent à la nature humaine générale se manifestent chez eux, à peu près aux époques et suivant les lois ordinaires. Il n'y a pas long-temps que j'eus l'occasion d'observer un de ces automates. Sa stupidité tenait à la petitesse extrême et à la mauvaise conformation de la tête, qui n'avait jamais eu de sutures. Il était sourd de naissance. Quoiqu'il eût les yeux en assez bon état, et qu'il parût recevoir quelques impressions de la lumière, il n'avait aucune idée des distances. Cependant il était d'ailleurs très-sain et très-fort; il mangeait avec avidité.

---

(1) C'est-à-dire, sans cerveau : et très-souvent alors la bouche n'existe point, ou son ouverture est oblitérée.

Quand on ne lui donnait pas bien vite un morceau après l'autre, il entrait dans de violentes agitations. Il aimait à empoigner ce qui lui tombait sous la main, particulièrement les corps animés, dont la douce chaleur, et, je crois, aussi les émanations, paraissaient lui être agréables. Les organes de la génération étaient chez lui dans une activité précoce, et l'on avait des preuves fréquentes qu'ils excitaient fortement son attention.

Enfin, l'on voit se former dans la matrice et dans les ovaires des masses charnues ou des parties osseuses, telles par exemple que des mâchoires garnies de leurs dents, qui se développent et jouissent d'une vie véritable ; car elles sont animées par des nerfs dont l'influence y détermine les mêmes mouvements que dans celles qui font partie d'un corps complet et régulier. Il en est de ces productions anomales comme des monstres sans tête dont nous avons parlé plus haut : la vie ne s'y conserve qu'autant qu'elles restent attachées aux organes qui leur ont donné naissance; la nature les y forme et les y nourrit par un artifice particulier. Celles qui peuvent être rejetées dans un espèce d'enfantement, se flétrissent et meurent aussitôt qu'elles sont livrées à elles-mêmes, parce qu'elles ne pompent plus alors de sucs nourriciers analogues à leur nature. Mais on voit qu'elles avaient une vie propre, plus ou moins étendue, suivant celle de leurs nerfs qui forment évidemment un système, comme le fait tout l'organe sensitif dans un enfant bien conformé (1).

Ainsi donc, je le répète, l'action et la réaction du système nerveux qui constituent les différentes fonctions vitales peuvent s'exercer sur des parties isolées de ce système. A mesure que le cercle ou l'influence de ces parties s'étend, les fonctions se multiplient ou se compliquent. Le développement des viscères du thorax et du bas-ventre peut avoir lieu par la seule influence de la moelle épinière. Mais la pensée, qui se produit dans le cerveau, ne saurait exister quand cet organe manque: elle s'altère plus ou moins quand il est mal conformé, ou malade; et l'on n'en sera pas surpris, puisque les nerfs de la vue, de l'ouïe, du goût et de l'odorat, en partent directement, et que les nerfs brachiaux, dont dépendent les opérations les plus délicates du tact, y tiennent de très-près, étant formés, en grande partie, des paires cervicales.

Pour se faire une idée juste des opérations dont résulte la pensée, il faut considérer le cerveau

---

(1) Les observateurs de physique végétale ont souvent remarqué dans les parties tronquées des plantes certains développements qui ne s'étendaient point à la plante entière. Un bourgeon peut végéter et fleurir, tandis que la branche et l'arbre auxquels il tient ne jouissent plus de la vie; il peut devenir le siége d'une végétation régulière, quoique partielle. Mais le phénomène est bien plus frappant, quand on le retrouve dans le système animal.

comme un organe particulier destiné spécialement à la produire, de même que l'estomac et les intestins à opérer la digestion, le foie à filtrer la bile, les parotides et les glandes maxillaires et sublinguales à préparer les sucs salivaires. Les impressions, en arrivant au cerveau, le font entrer en activité, comme les aliments, en tombant dans l'estomac, l'excitent à la sécrétion plus abondante du suc gastrique et aux mouvements qui favorisent leur propre dissolution. La fonction propre de l'un est de percevoir chaque impression particulière, d'y attacher des signes, de combiner les différentes impressions, de les comparer entre elles, d'en tirer des jugements et des déterminations; comme la fonction de l'autre est d'agir sur les substances nutritives, dont la présence le stimule, de les dissoudre, d'en assimiler les sucs à notre nature.

Dira-t-on que les mouvements organiques par lesquels s'exécutent les fonctions du cerveau nous sont inconnus? Mais l'action par laquelle les nerfs de l'estomac déterminent les opérations différentes qui constituent la digestion, mais la manière dont ils impreignent le suc gastrique de la puissance dissolvante la plus active, ne se dérobent pas moins à nos recherches. Nous voyons les aliments tomber dans ce viscère avec les qualités qui leur sont propres; nous les en voyons sortir avec des qualités nouvelles, et nous concluons qu'il leur a véritablement fait subir cette altération. Nous voyons également les impressions arriver au cerveau par l'entremise des nerfs : elles sont alors isolées et sans cohérence. Le viscère entre en action; il agit sur elles, et bientôt il les renvoie métamorphosées en idées, que le langage de la physionomie et du geste, ou les signes de la parole et de l'écriture, manifestent au-dehors. Nous concluons, avec la même certitude, que le cerveau digère en quelque sorte les impressions; qu'il fait organiquement la sécrétion de la pensée.

Ceci résout pleinement la difficulté élevée par ceux qui, considérant la sensibilité comme une faculté passive, ne conçoivent pas comment juger, raisonner, imaginer, ne peut jamais être autre chose que sentir. La difficulté n'existe plus, quand on reconnaît dans ces diverses opérations l'action du cerveau sur les impressions qui lui sont transmises.

Mais si, de plus, l'on fait attention que le mouvement, dont toute action des organes suppose l'existence, n'est dans l'économie animale qu'une modification, qu'une transformation du sentiment, on verra que nous sommes bien véritablement dispensés de faire aucun changement dans la doctrine des analystes modernes, et que tous les phénomènes physiologiques ou moraux se rapportent toujours uniquement, en dernier résultat, à la sensibilité.

§ VIII.

CONCLUSION.

En revenant sur la série des idées que nous venons de parcourir, on peut en résumer les conséquences dans ce petit nombre de propositions :

La faculté de sentir et de se mouvoir forme le caractère de la nature animale.

La faculté de sentir consiste dans celle qu'a le système nerveux d'être averti des impressions produites sur ses différentes parties, et notamment sur ses extrémités.

Les impressions sont internes ou externes.

Les impressions externes, lorsque la perception en est distincte, portent particulièrement le nom de *sensations*.

Les impressions internes sont très-souvent confuses et vagues ; et l'animal n'en est alors averti que par des effets dont il ne démêle, ou ne sent pas directement la liaison avec leur cause.

Les unes résultent de l'application des objets extérieurs aux organes des sens ;

Les autres, du développement des fonctions régulières, ou des maladies propres aux différents organes.

Des premières, dépendent plus particulièrement les idées ;

Des secondes, les déterminations qui portent le nom d'*instinct*.

Le sentiment et le mouvement sont liés l'un à l'autre.

Tout mouvement est déterminé par une impression; et les nerfs, organes du sentiment, animent et dirigent les organes moteurs.

Pour sentir, l'organe nerveux réagit sur lui-même.

Pour mouvoir, il réagit sur d'autres parties, auxquelles il communique la faculté contractile, principe simple et fécond de tout mouvement animal.

Enfin, les fonctions vitales peuvent s'exercer par l'influence de quelques ramifications nerveuses, isolées du système : les facultés instinctives peuvent se développer, quoique le cerveau soit à peu près entièrement détruit, et qu'il paraisse dans une entière inaction.

Mais pour la formation de la pensée, il faut que ce viscère existe, et qu'il soit dans un état sain : il en est l'organe spécial.

En tirant ces conclusions, nous nous sommes toujours appuyés sur les faits, à la manière des physiciens; nous avons marché de proposition en proposition, à la manière des géomètres; et, je le répète, nous avons trouvé partout, pour unique principe des phénomènes de l'existence animale, la *faculté de sentir*.

Mais quelle est la cause de cette faculté? quelle est sa nature, ou son essence?

Ce ne seront pas des philosophes qui feront ces questions.

Nous n'avons d'idée des objets que par les phénomènes observables qu'ils nous présentent : leur nature ou leur essence ne peut être pour nous que l'ensemble de ces phénomènes.

Nous n'expliquons les phénomènes que par leurs rapports de ressemblance, ou de succession, avec d'autres phénomènes connus. Quand l'un ressemble à l'autre, nous l'y rattachons d'une manière plus ou moins étroite, suivant que la ressemblance est plus ou moins parfaite. Quand l'un succède constamment à l'autre, nous supposons qu'il est engendré par lui; et nous établissons entre eux les relations exprimées par les deux termes d'*effet* et de *cause*. C'est là ce que nous appelons expliquer.

Par conséquent, les faits généraux (1) ne s'ex-

---

(1) La sensibilité est le fait général de la nature vivante : il est évident que sa cause rentre dans les causes premières. En supposant, ce qui n'est pas impossible en effet, qu'on puisse découvrir un jour la liaison que la sensibilité peut avoir avec certaines propriétés bien reconnues de la matière, il resterait toujours encore à découvrir d'où viennent ces mêmes propriétés, et ainsi de suite. Mais il est vrai qu'en suivant cette route, et pour arriver à ce terme, on aurait résolu beaucoup de problèmes importants.

pliquent point, et l'on ne saurait en assigner la cause.

Puisqu'ils sont généraux, ils ne se rapportent point par ressemblance à un autre; attendu que, dans cette dernière supposition, ils cesseraient d'être généraux, soit en se subordonnant à lui, soit en s'y confondant d'une manière absolue. Encore moins peut-on y chercher les rapports d'un effet à sa cause; puisque ces rapports ne peuvent s'établir qu'entre des phénomènes également connus, qui sont offerts par la nature dans un ordre constant de succession, et puisque le dernier, ou le fait général, perdrait évidemment son caractère, du moment qu'il serait possible de le subordonner à un autre qui dès ce même moment, en effet, viendrait le remplacer.

En un mot, les faits généraux *sont*, parce qu'ils *sont* : et l'on ne doit pas plus aujourd'hui vouloir expliquer la *sensibilité* dans la physique animale et dans la philosophie rationnelle, que l'attraction dans la physique des masses.

Au reste, l'on sent que ces diverses questions tiennent directement à celle des *causes premières*, qui ne peuvent être connues, par cela même qu'elles sont premières, et pour beaucoup d'autres raisons que ce n'est pas ici le lieu de développer.

L'inscription de l'un des temples anciens, où la sagesse paraît s'être réfugiée avant que le charlatanisme y eût élevé son trône, faisait parler d'une manière véritablement grande et philosophique la cause première de l'univers : *Je suis ce qui est, ce qui a été, ce qui sera; et nul n'a connu ma nature.*

Une autre inscription disait : *Connais-toi toi-même.*

La première est l'aveu d'une ignorance inévitable.

La seconde est l'indication formelle et précise du but que doivent se tracer la philosophie rationnelle et la philosophie morale : elle est, en quelque sorte, l'abrégé de toutes les leçons de la sagesse sur ces deux grands sujets de nos méditations.

Car si nous considérons les opérations de notre intelligence, nous voyons qu'elles dépendent des facultés attachées à nos organes.

Et si nous recherchons les principes de la morale, nous trouvons que les règles doivent en être fondées sur les rapports mutuels des hommes; que ces rapports découlent de leurs besoins et de leurs facultés; que leurs facultés et leurs besoins dépendent de leur organisation.

Ainsi, ce mot si célèbre dans l'antiquité, γνῶθι σεαυτόν, est très-digne de servir d'inscription à cette salle (1), aussi-bien qu'au temple de Delphes.

Tel est en particulier, citoyens, l'objet des tra-

---

(1) Celle de l'Institut national.

vaux de notre classe. Elle s'y attachera constamment ; elle l'embrassera tout entier : mais elle poursuivra l'examen de chaque partie avec autant de circonspection dans la méthode que de hardiesse et d'indépendance dans les vues, sans jamais sortir de la route qu'une saine philosophie lui trace ; sans laisser égarer ses recherches dans des questions oiseuses, où, l'observation et l'expérience ne pouvant nous servir de guides, il est impossible aux esprits les plus fermes de faire autre chose que des faux pas.

Tel est, dis-je, notre but ; telle est la route par laquelle nous pouvons y parvenir. Aucun de vous n'ignore que si le bonheur individuel et social ne peut se fonder que sur la vertu, la vertu ne se fonde à son tour que sur la connaissance de la nature, sur la raison, sur la vérité.

TROISIÈME MÉMOIRE.

Suite de l'histoire physiologique des sensations.

J'avais cru pouvoir, citoyens, renfermer dans un seul Mémoire le tableau général des phénomènes qui constituent l'exercice ou l'action de la sensibilité. Mais, après avoir passé les bornes ordinaires d'une lecture, je me suis encore vu forcé de renvoyer à un Mémoire supplémentaire quelques idées qui sont ou le développement naturel, ou le complément indispensable de celles dont vous avez entendu l'exposition. C'est pour vous rendre compte de ces idées que je demande aujourd'hui la parole. Mon soin principal, après celui de n'en négliger aucune qui soit essentielle, sera de les resserrer dans le plus court espace.

§ I.

Nous avons vu que les êtres animés ne reçoivent pas seulement des impressions relatives aux objets externes dont les sens éprouvent l'action; mais que, par l'exercice régulier de la vie, par celui des fonctions qui la réparent et la maintiennent, par le développement progressif des organes, enfin par toute espèce de cause capable d'agir sur la sensibilité des parties internes, ces êtres reçoivent aussi d'autres impressions auxquelles l'univers extérieur n'a point de part directe. Nous avons vu que ces deux genres de modifications organiques influent sur la formation des idées et sur les déterminations; et nous avons cru pouvoir rapporter à chacun d'eux le système d'opérations intellectuelles, ou de penchants et d'actes, qui paraissent en dépendre plus particulièrement.

Mais si nous voulons avoir une idée complète de cette action générale du système nerveux, nous devons encore faire un pas de plus.

La distinction des organes sensibles en internes et externes, et celle des impressions qu'ils peuvent recevoir, ne présentent plus, je pense, aucune difficulté. Mais l'analyse ne doit point en rester là.

Nous avons dit que le système nerveux réagit sur lui-même pour produire le sentiment, et sur les muscles pour produire le mouvement. Mais il peut encore recevoir des impressions directes par l'effet de certains changements qui se passent dans son intérieur, et qui ne dépendent d'aucune action exercée, soit sur les extrémités sentantes extérieures, soit sur celles des autres organes internes. Dans la circonstance dont je parle, la cause des impressions s'applique uniquement à la pulpe cérébrale ou nerveuse. L'organe sensitif réagit sur lui-même pour les accroître, comme il réagit sur ses propres extrémités dans les cas ordinaires : il entre en action pour les combiner, comme si elles lui venaient du dehors. Souvent ces impressions et l'activité du centre cérébral qu'elles sollicitent sont d'une grande énergie : et communément il en résulte des mouvements et des déterminations qui frappent d'autant plus l'observateur, que leur source échappe entièrement à sa curiosité, et qu'ils n'ont aucun rapport avec les causes régulières et sensibles.

De même que les opérations de la sensibilité, quand elles se rapportent aux impressions reçues par les viscères, ou par les organes externes, peuvent intéresser l'ensemble, ou seulement certaines parties du système nerveux; de même celles qui se passent uniquement dans le sein de ce système peuvent aussi tantôt résulter de son excitation générale, tantôt se renfermer dans l'une de ses dépendances, où la cause réside spécialement et borne son action.

Enfin, l'action générale du système peut, dans plusieurs circonstances, se diriger vers certains organes particuliers, et s'y concentrer exclusivement : comme aussi les excitations partielles de l'une, ou de plusieurs de ses divisions, peuvent également se faire ressentir d'une manière spéciale à d'autres divisions, avec lesquelles leur sympathie est plus étroite ou plus vive, et finir quelquefois par entraîner le système tout entier.

Ces différentes propositions se déduisent de quelques faits également simples et concluants.

L'on observe tous les jours, dans la pratique de la médecine, des folies, des épilepsies, des affections extatiques, en un mot, différents dérangements des fonctions du système cérébral, qui ne se rapportent aux lésions d'aucun autre organe, soit interne, soit externe. L'observation clinique prouve que leur cause réside dans l'organe nerveux lui-même; et les dissections l'ont souvent démontré de la manière la plus invincible : car la consistance, la couleur et l'organisation même de la pulpe cérébrale se sont trouvées alors dans un état contre nature; quelquefois même on y a découvert des corps étrangers, tels que des matières lymphatiques épanchées, des amas gélatineux, des échardes osseuses, des squirrhes, ou des pétrifications, dont la présence occasionait tous les accidents.

Dans ces cas, où l'observation peut lier les phénomènes avec leurs causes, nous voyons clairement que les impressions reçues dans le sein de l'organe sensitif s'y comportent de la même manière que celles qui lui viennent des objets externes; qu'elles se renforcent et deviennent plus distinctes par leur durée; que l'organe les combine et les compare; qu'il en tire des jugements et des déterminations; qu'il imprime aux parties musculaires, en vertu de ces mêmes impressions, des mouvements qui, n'étant dans aucun rapport avec celles reçues par les autres organes externes ou internes, ont été long-temps attribués à des causes surnaturelles. Ici, l'économie animale se présente à nous dans une de ces circonstances extrêmes, qui servent à faire connaître sa manière d'agir dans celles qui sont plus régulières. Entre cet état, où toutes les opérations sont interverties, et l'état naturel, où leurs phénomènes suivent des lois plus connues, il y a beaucoup de nuances intermédiaires dans lesquelles l'ordre et le désordre sont comme combinés en différentes proportions, mais qui laissent toujours également échapper les signes certains de l'énergie et de l'action propre de l'organe sensitif.

Dans l'état le plus naturel, avec un peu d'attention, nous le voyons encore entrer de lui-même en activité : nous voyons qu'il peut pour cela se passer d'impressions étrangères ; qu'il peut même, à certains égards, les écarter, et se soustraire à leur influence. C'est ainsi qu'une attention forte, une méditation profonde, peut suspendre l'action des organes sentants externes ; c'est ainsi, pour prendre un exemple encore plus ordinaire, que s'exécutent les opérations de l'imagination et de la mémoire. Les notions des objets qu'on se rappelle et qu'on se représente ont bien été fournies le plus communément, il est vrai, par les impressions reçues dans les divers organes ; mais l'acte qui réveille leur trace, qui les offre au cerveau sous leurs images propres, qui met cet organe en état d'en former une foule de combinaisons nouvelles, ne dépend souvent (1) en aucune manière de causes situées hors de l'organe sensitif.

Je n'insisterai pas davantage sur ce point de doctrine, qui me semble suffisamment éclairci par le simple énoncé des phénomènes. Mais il est nécessaire de ne point en perdre vue de les résultats : ils s'appliquent aux questions les plus importantes de la physiologie et de l'analyse philosophique, et sans eux on n'a qu'une idée très-fausse des opérations directes de la sensibilité. Nous verrons ailleurs qu'ils peuvent aussi jeter beaucoup de jour sur les phénomènes du sommeil, dont nous avons laissé pressentir que la théorie se lie naturellement à celle de la folie et des différents délires.

D'autres faits aussi simples prouvent également que cette action, en quelque sorte, spontanée de l'organe sensitif, est quelquefois bornée à l'une de ses divisions. Dans plusieurs maladies, dont tous les médecins rencontrent chaque jour des exemples, l'on remarque certaines erreurs singulières, mais partielles, de la sensibilité; erreurs qui sont

---

(1) Je dis *souvent* et non pas *toujours*. Dans beaucoup de cas, les opérations de l'imagination ou de la mémoire sont directement excitées, et déterminées à notre insu, par des impressions qu'il faut rapporter aux extrémités sentantes, externe ou internes.

fréquemment rectifiées par les impressions plus justes des autres organes, mais qui, fréquemment aussi, deviennent dominantes, et déterminent au moins de faux jugements particuliers. J'ai vu des vaporeux qui se trouvaient si légers, qu'ils craignaient d'être emportés par le moindre vent; j'en ai vu qui croyaient avoir le nez d'une grandeur excessive, et qui certifiaient qu'ils le sentaient grossir d'une manière distincte. Quelques-uns recevaient l'impression de certaines odeurs extraordinaires; d'autres entendaient ou des bruits incommodes, ou des sons agréables.

Un homme qui avait un abcès dans le corps calleux m'a dit plusieurs fois, pendant le cours de sa maladie, qu'il sentait son lit se dérober sous lui, et qu'une odeur cadavéreuse le poursuivait sans cesse depuis plus de six mois. Il prenait beaucoup de tabac pour la dissiper : mais c'était inutilement; les deux odeurs, ou leurs impressions, se confondaient d'une manière insupportable, et il les rapportait également l'une et l'autre à l'organe même de l'odorat.

On pourrait citer encore ici ces sensations étranges que Boerhaave observa sur lui-même, dans une maladie où le système nerveux se trouvait singulièrement intéressé. Le même cas à peu près s'est offert à moi, chez un homme d'ailleurs plein d'esprit et d'une raison très-sûre. Il se sentait tour à tour étendre et rapetisser, pour ainsi dire, à l'infini : cependant la vue, l'ouïe, le goût, etc., restaient à peu près dans leur état naturel, et le jugement conservait toujours en général la même fermeté.

Les autres malades indiqués ci-dessus étaient également en état de rectifier leur premier jugement.

Mais on sait que la raison des hypocondriaques n'échappe pas toujours à la puissance de ces illusions. Tout le monde connaît, du moins par ouï dire, les histoires de plusieurs d'entre eux, qui croyaient fermement avoir des jambes de verre ou de paille, ou n'avoir point de tête, ou qui soutenaient que leur corps renfermait d'immenses amas d'eaux, capables d'inonder tout un pays, s'ils se permettaient d'uriner, etc. A des visions si ridicules, sur lesquelles ils ne formaient pas plus de doute que sur les vérités les plus constantes, ils joignaient souvent un sens droit et des opinions justes sur différents autres objets : quelques-uns même étaient capables, pendant ce temps, d'exécuter des travaux fort ingénieux. C'est au milieu des accès de la plus terrible hypocondriasie, que Swammerdam faisait ses plus brillantes recherches. Mais s'étant mis dans la tête que Dieu pouvait s'offenser d'un examen si curieux de ses œuvres, il commença par renoncer à poursuivre de très-belles expériences sur les injections, dont il avait eu l'idée long-temps avant Ruisch, et dont il avait même déjà perfectionné beaucoup la méthode; et, dans un paroxysme plus violent, il finit par livrer aux flammes une grande partie de ses manuscrits.

Les faits que je rapporte sont, dis-je, assez connus; et l'on sait aussi par quels moyens ingénieux la médecine est quelquefois parvenue à dissiper les illusions de cette espèce de malades.

§ II.

Mais ce n'est pas seulement pour les sensations, c'est aussi pour les mouvements, que l'action spontanée du système nerveux se borne souvent à certains points isolés.

Tout mouvement des parties vivantes suppose dans le sein du centre cérébral, ou dans le centre particulier des nerfs qui les animent, un mouvement analogue, dont il est, en quelque sorte, la représentation. Quand nous voyons des organes musculaires se mouvoir, nous sommes assurés que les points ou les divisions, soit du cerveau, soit de ses dépendances, qui s'y rapportent, sont mus aussi dans un ordre correspondant. Les mouvements partiels apparents dépendent d'autres mouvements cachés qui sont également partiels, comme dans les spasmes cloniques généraux, où toutes les parties musculaires s'agitent à la fois, les divisions cérébrales et nerveuses qui régissent les différentes parties sont très-certainement, soit par excitation directe, soit par sympathie, dans une convulsion générale (1). L'anatomie nous a fait voir que certaines lésions du cerveau, de la moelle épinière, ou des ganglions, dont l'effet est de déterminer des mouvements irréguliers dans les organes extérieurs, les impriment de préférence à l'un plutôt qu'à l'autre, et que ces mouvements se trouvent circonscrits dans des limites plus ou moins étroites. Les expériences faites sur les animaux vivants confirment cette même vérité. Si l'on pique, ou si l'on irrite d'une manière quelconque différents points de l'organe cérébral, on voit les convulsions, qui sont ordinairement produites par ce moyen, passer tour à tour d'un muscle à l'autre, et souvent ne pas s'étendre au-delà de ceux qui se rapportent aux points irrités.

---

(1) Ceci nous force à revenir encore sur la question de la non-contractilité des nerfs. Nous avons dit qu'elle était absolue; et les nerfs sont, en effet, immobiles relativement aux parties qui les avoisinent : mais, comme nous l'avons observé dans le précédent Mémoire, ils n'en éprouvent pas moins certainement beaucoup de mouvements internes. La pulpe du cerveau, de la moelle allongée et de la moelle épinière, susceptible de dilatation et de resserrement, paraît l'être aussi de palpitations intérieures très-marquées. Schllitting, ayant fait avec le scalpel une blessure profonde au cervelet d'un chien vivant, y plongea le doigt; il sentit, à plusieurs reprises, la pulpe cérébrale palpiter autour de son doigt, et le serrer par secousses oscillatoires : et ce mouvement se ranimait, il devenait même plus fort toutes les fois que, de l'autre main, l'observateur irritait la moelle épinière, mise à nu le long de plusieurs vertèbres.

L'observation des phénomènes réguliers donne encore les mêmes résultats. Dans le sommeil, l'on agite le bras, la jambe, ou toute autre partie du corps, suivant le siége des impressions que l'organe sensitif reçoit et combine, suivant le caractère propre des idées qui se forment alors dans le cerveau : et, pendant la veille, dans l'état le plus naturel, on voit des souvenirs lointains retracés par la mémoire, ou des tableaux formés par l'imagination, produire dans certains organes particuliers des mouvements circonscrits, dont la cause agit sans doute exclusivement sur les points du système cérébral avec lesquels ces organes correspondent.

Enfin, les concentrations, soit de la sensibilité, soit du mouvement, dans certains points particuliers de ce système, vers lesquels alors l'irritation générale se dirige spécialement, et va se fixer; leur passage de l'un à l'autre; les opérations exécutées dans d'autres points que ceux où elles paraissent avoir été conçues, c'est-à-dire, les opérations dont les causes déterminantes, appliquées à ces derniers, produisent dans les premiers leurs plus importants effets : tous ces phénomènes, dis-je, se démontrent encore par les observations les plus simples et par les expériences les plus faciles.

On sait que l'épilepsie idiopathique, ou celle qui tient à l'affection propre du système nerveux, ne se manifeste pas, à beaucoup près, d'une manière uniforme, générale et simultanée, dans tous les organes susceptibles de convulsions. Pour l'ordinaire, l'accès commence par un sentiment de malaise à l'orifice supérieur de l'estomac et au diaphragme. Le malade éprouve de la pesanteur de tête, un léger vertige; ses yeux deviennent hagards, et tout à coup il perd la connaissance. Souvent à l'affection de la tête succèdent des frémissements particuliers le long de la moelle épinière et des gros troncs nerveux; à ces frémissements, des impressions plus ou moins vives dans les organes de la génération. La cause des mouvements convulsifs, concentrée d'abord à la région précordiale, se répand de proche en proche, en suivant le trajet des expansions nerveuses dans les organes les plus sensibles; et l'observateur attentif voit leurs impressions s'appeler, en quelque sorte, et se déterminer mutuellement, jusqu'à ce qu'enfin l'agitation devienne universelle.

Dans d'autres épilepsies, qu'on appelle *sympathiques*, parce qu'elles dépendent d'une affection locale qui se communique et s'étend par *consensus* (1), c'est dans le siége même du mal que les accidents se préparent. Par exemple, si le mal est situé dans un nerf de la jambe, duquel la pulpe sentante soit viciée intérieurement, ou comprimée par quelque corps étranger, le malade éprouve d'abord dans le lieu même certai-

---

(1) Ou *par communication de sentiment.*

nes sensations extraordinaires, ou douloureuses, ou simplement incommodes et fatigantes. Bientôt une autre sensation, qu'il compare à celle d'une vapeur ou d'un *air frais*, et qu'on nomme, par cette raison en médecine, *aura epileptica*, suit le trajet du nerf en remontant vers la tête; et l'accès commence au moment où l'*aura* semble pénétrer dans la cavité du crâne.

Au début de certaines fièvres malignes, on remarque également des concentrations, tantôt de sensibilité nerveuse, tantôt de spasme et de contraction musculaire, qui se prolongent pendant plusieurs jours. Elles sont le prélude ou d'un désordre général dans les fonctions de l'organe sensitif, ou de convulsions effrayantes qui, durant le cours de la maladie, se porteront simultanément ou tour à tour sur les différents muscles. Ordinairement c'est à l'estomac, ou dans les organes des sens, que ces écarts de la sensibilité se manifestent; c'est à la gorge, ou sur les muscles de la mâchoire, que ces spasmes se fixent de préférence: et la gravité des uns et des autres paraît pouvoir se mesurer sur le voisinage de leur siége et de l'origine commune des nerfs.

Dans d'autres cas, au contraire, certains organes sont, pour ainsi dire, le rendez-vous particulier de toutes les affections et de tous les mouvements. L'impression commence par être générale; la convulsion semble n'épargner aucun muscle. Mais bientôt tout se dirige vers la partie faible, et plus les accès durent, ou se répètent fréquemment, plus aussi, par degrés, la concentration devient absolue et rapide. Enfin, les maladies nerveuses nous présentent journellement des désordres subits de l'estomac, qui résultent de certaines idées ou de certaines passions : les accès hystériques ou hypocondriaques se terminent assez souvent par une augmentation de sensibilité, ou par des convulsions fixées dans certains organes ; et chez quelques sujets mobiles, le seul effort de l'attention ou de la pensée suffit pour les faire naître.

Quant à la communication sympathique des affections d'un organe à l'autre, en ne parlant, comme nous le faisons ici, que de celles dont les causes agissent directement dans le sein même de l'organe sensitif, les exemples se présentent en foule tous les jours au praticien observateur : les livres de médecine en sont remplis. Ainsi, quelques lésions du cerveau causent des inflammations et des suppurations dans le foie, comme quelques lésions du foie causent réciproquement, mais suivant des lois qui ne se rapportent pas à notre objet, et l'inflammation et l'abcès du cerveau. Ainsi, dans les rêves suffocants, dits cauchemars (je parle encore uniquement de ceux qui ne tiennent point à des embarras de l'estomac ou de la circulation, mais à des dispositions nerveuses particulières); dans les cauchemars, dis-je, l'observation nous annonce et nous fait reconnaître quelquefois ou des sensations ou des mouvements qui commencent dans une partie, et vont se terminer dans une autre, ou qui passent de la première à la seconde, sans qu'on puisse en trouver la cause dans les sympathies organiques connues. Ces transitions dépendent évidemment de déterminations conçues dans le sein même du système nerveux.

Un fait général met cette proposition hors de doute, et la présente dans tout son jour.

Les gens de lettres, les penseurs, les artistes, en un mot, tous les hommes dont les nerfs et le cerveau reçoivent beaucoup d'impressions, ou combinent beaucoup d'idées, sont très-sujets à des pertes nocturnes, très-énervantes pour eux. Cet accident se lie presque toujours à des rêves, et quelquefois ces rêves prennent le caractère du cauchemar, avant de produire leur dernier effet. J'ai traité plusieurs malades de ce genre; car il n'est pas rare que leur état devienne une vraie maladie. J'en ai rencontré deux chez lesquels l'événement était précédé par un rêve long et détaillé; ils voyaient une femme, ils l'entendaient approcher de leur lit, ils la sentaient s'appuyer du poids de tout son corps sur leur poitrine, et c'était après avoir essuyé pendant plusieurs minutes les angoisses d'un véritable cauchemar, que, les organes de la génération se trouvant excités par la présence de cet objet imaginaire, la catastrophe du rêve amenait ordinairement la fin du sommeil. Plusieurs autres médecins ont observé le même fait avec peu de variétés dans les circonstances.

La conclusion qui peut s'en tirer est sans doute remarquable; mais elle ne résulte pas, au reste, moins nettement de tous les actes de la mémoire ou de l'imagination, dont le simpressions originelles appartiennent à un organe tandis que les déterminations paraissent ne réagir passagèrement sur lui que pour se diriger entièrement vers un autre.

Mais revenons un moment sur la suite de nos propositions, et résumons-les en peu de mots.

Le système cérébral a la faculté de se mettre en action par lui-même, c'est-à-dire, de recevoir des impressions, d'exécuter des mouvements, et de déterminer des mouvements analogues dans les autres organes, en vertu de causes dont l'action s'exerce dans son sein, et s'applique directement à quelque point de sa pulpe interne.

Dans ces circonstances, les impressions ressenties généralement par tout le système nerveux peuvent se concentrer dans une de ses parties : les impressions reçues par une de ses parties peuvent tantôt devenir générales et mettre en jeu tout le système, tantôt passer par voie de sympathie d'un point à l'autre, et produire leurs auniers effets ailleurs que dans le siége où réside la cause, ou dans le lieu de son application.

Toutes ces propriétés du système nerveux sont inhérentes à sa nature, ou à son existence elle-même, dans l'état de vie. Il faut les connaître, il faut en avoir des idées précises pour bien concevoir le mécanisme de ses fonctions; et l'on ne doit pas craindre de peser sur toutes les observations qui peuvent éclaircir tant d'admirables phénomènes.

Ainsi donc, suivant l'expression de Sydenham, il y a dans l'homme un autre homme intérieur, doué des mêmes facultés, des mêmes affections, susceptible de toutes les déterminations analogues aux phénomènes extérieurs, ou plutôt dont les faits apparents de la vie ne font que manifester au-dehors les dispositions secrètes, et représenter en quelque sorte les opérations. Cet homme intérieur, c'est l'organe cérébral. L'on voit aisément qu'il faut encore ici distinguer les impressions qui lui sont essentiellement et exclusivement propres, de celles qui sont reçues par les différentes parties internes; et les mouvements conçus dans son sein, de ceux dont il ne fait qu'apercevoir au-dehors les motifs par ses extrémités sentantes pour envoyer les déterminations qui en résultent aux différents organes moteurs.

Nous remarquons donc clairement trois sortes d'opérations de la sensibilité, que la différence de leurs effets nous force de ne pas confondre : la première se rapporte aux organes des sens; la seconde, aux parties internes, notamment aux viscères des cavités de la poitrine et du bas-ventre (et nous rangeons avec ces derniers les organes de la génération); la troisième, à l'organe cérébral lui-même, abstraction faite des impressions qui lui sont transmises par ses extrémités sentantes, soit internes, soit externes.

De ce qui précède et de ce que nous avons déja fait observer dans le dernier Mémoire, on peut conclure facilement que les nerfs et le cerveau ne sont point des organes purement passifs; que leurs fonctions supposent, au contraire, une continuelle activité qui dure autant que la vie. La nature de ces fonctions, et la manière dont elles s'exécutent, suffiraient pour le prouver: d'ailleurs, la connaissance physiologique de ces organes, c'est-à-dire, celle de leur structure et des mouvements par lesquels ils se nourrissent et reproduisent sans cesse la cause immédiate de la sensibilité, le démontre avec une évidence que l'œil peut saisir. Et de célèbres médecins ont fait voir en outre que le sommeil lui-même, cet état de repos où les organes des sens ne reçoivent plus d'impressions, où le système sensitif tout entier semble vouloir se dérober à celles qui ne sont pas indispensables pour le maintien de la vie, où la pensée enfin est le plus souvent tout-à-fait suspendue; ces médecins, dis-je, ont fait voir que le sommeil n'est point une fonction passive, et que, pour le produire, l'organe cérébral entre dans une véritable action.

Ces différentes vérités, qui sont, en quelque sorte, l'énonciation directe des phénomènes bien vus, jettent à leur tour beaucoup de lumière sur les phénomènes. Elles aident à concevoir ces extases, dont l'effet est de concentrer la sensibilité, la pensée et la vie dans les foyers nerveux; elles rendent raison des songes, particulièrement de ceux qui ne sont pas le produit d'impressions reçues par les extrémités sentantes; elles expliquent d'une manière plus satisfaisante ces délires, tantôt partiels, tantôt généraux, qui non-seulement changent les relations morales de l'homme avec le monde extérieur, mais qui modifient encore si puissamment la manière dont nos facultés purement organiques sont affectées dans ces nouvelles relations. C'est également ici qu'il faut rapporter certains états particuliers qui, faisant taire une grande partie des impressions extérieures, rendent percevables d'autres impressions internes qui, dans l'état ordinaire, échappent à la conscience de l'individu; ces fausses associations d'idées, qui brouillent tout en rapprochant des objets sans relation véritable entre eux; enfin, ces dispositions si communes, même chez les penseurs, lesquelles font trop souvent confondre les notions distinctes et directes qui viennent des choses par les sens, avec les impressions qui naissent en même temps ou par suite dans le cerveau, confusion qui bientôt en rend les images entièrement méconnaissables, si l'on n'a pas l'habitude de les ramener sans cesse à leur source. Avec un peu de réflexion, tout cela doit s'entendre et s'expliquer assez de soi-même, et je crois inutile d'entrer dans aucun détail à cet égard.

J'observerai seulement que si la puissance de l'imagination est plus étendue; si sa réaction sur certains organes, par exemple, *sur ceux de la génération*, est plus complète pendant le sommeil que durant la veille, la raison en est très-simple ; on peut la trouver ici sans difficulté : en effet, pendant la veille il arrive toujours au cerveau quelques impressions externes qui modifient plus ou moins ses opérations propres, et rectifient à certain degré les erreurs de l'imagination : au lieu que dans le sommeil tout se passe à l'intérieur; les impressions internes deviennent par conséquent plus vives ou plus dominantes ; les illusions sont entières, et les déterminations qui s'y lient ne rencontrent aucun obstacle dans des impressions contraires reçues par les sens.

Les points ci-dessus, encore une fois, me paraissent suffisamment éclaircis : poursuivons notre marche.

§ III.

Pour entrer en action, pour la communiquer facilement et sans trouble aux différents organes, le système cérébral doit se trouver dans certains états sur lesquels l'observation peut encore fournir quelques lumières. Soit que les impressions lui viennent de ses extrémités sentantes externes et internes, soit que, leurs causes agissant dans lui-même, les opérations qu'elles excitent lui soient plus spécialement propres, la condition de son intégrité doit paraître la plus indispensable. Mais on n'a pas encore bien établi en quoi consiste l'intégrité du cerveau, de la moelle épinière, du système nerveux en général. Il est certain qu'on peut retrancher des portions considérables de ce système, sans léser les fonctions sensitives de ce qui reste intact, sans porter de désordre apparent dans les opérations intellectuelles. Les organes dont le concours n'est pas indispensable au maintien de la vie sont fréquemment amputés avec leurs nerfs; des portions considérables du cerveau lui-même sont consumées par différentes maladies, sont enlevées par divers accidents, ou par des opérations nécessaires, sans que la sensibilité générale, les fonctions les plus délicates de la vie, et les facultés de l'esprit, en reçoivent aucune atteinte. Il est vrai que ce qui se passe de cette manière, sans inconvénient chez tel individu, peut devenir grave, et quelquefois entièrement funeste, chez tel autre, et que les parties à l'exacte conservation desquelles la nature attache celle de la vie, ou de ses plus importantes fonctions, ne sont pas à beaucoup près les mêmes dans tous les sujets. Mais l'expérience n'en démontre pas moins, elle démontre même mieux, qu'à l'exception de ces organes, qui ne peuvent cesser d'agir sans que la vie elle-même cesse, il est extrêmement difficile de déterminer le degré où les lésions doivent inévitablement produire tel effet connu. Le cerveau, le cervelet lui-même, et les dépendances de l'un et de l'autre, ne font plus aujourd'hui d'exception (on peut l'affirmer d'après des observations et des expériences très-sûres); et, quoique leurs maladies vives et subites, surtout lorsqu'elles portent sur le point central, qui forme plus particulièrement l'origine commune des nerfs, deviennent assez constamment fatales, beaucoup d'exemples ont appris que dans les cas moins caractérisés, dans les maladies plus lentes, on ne peut former de pronostic certain touchant la vie ou la mort, la perte ou la conservation des facultés sensitives et intellectuelles.

Nous disons cependant que la pensée exige l'intégrité du cerveau, parce que sans cerveau l'on ne pense point, et que ses maladies apportent des altérations analogues et proportionnelles dans les opérations de l'esprit. Mais j'avoue ingénument que je suis hors d'état d'établir avec exactitude en quoi consiste cette intégrité.

L'intime organisation de la pulpe cérébrale nous est encore assez mal connue; il ne paraît même pas que nos instruments actuels puissent nous y procurer beaucoup de nouvelles découvertes. Nous avons, je crois, épuisé ce que peut l'emploi du microscope, et l'art des injections. Si l'on veut pousser plus loin l'anatomie humaine en général, et celle du système nerveux en particulier, il faut imaginer d'autres méthodes, d'autres instruments. Aussi, les conditions organiques sans lesquelles ce système remplit mal, ou ne remplit point ses fonctions, sont au moins très-difficiles à déterminer : mais l'observation des maladies et l'ouverture des cadavres ont fourni quelques considérations utiles, qui se lient d'ailleurs très-bien avec les phénomènes ordinaires de la sensibilité. Je vais rapprocher ces différents résultats.

Dans l'état naturel du cerveau l'on s'aperçoit facilement que sa couleur, sa consistance et le volume des vaisseaux qui l'embrassent, ou qui se plongent dans ses divisions, ont été déterminés et réglés par la nature. L'on ne peut douter qu'il n'y ait un rapport direct entre ces circonstances et la manière dont s'opèrent les fonctions de la sensibilité; car, si les unes changent, les autres sont modifiées dans la même proportion. Quand la pulpe est plus ou moins ferme qu'elle ne doit l'être; quand elle est plus ou moins colorée; quand ses vaisseaux se trouvent dans un état d'affaissement, ou d'excessive dilatation; quand les fluides qu'ils contiennent ont trop de consistance ou de ténuité, sont inertes ou acrimonieux, les fonctions sensitives ne s'exercent plus suivant l'ordre établi.

Tantôt on trouve le cerveau dans un état de mollesse particulière : il est abreuvé de sérosités, ou de matières lymphatiques et gélatineuses; sa couleur est ternie; il est un peu jaunâtre; ses vaisseaux, presque affaissés, offrent à peine dans leurs troncs principaux quelques vestiges d'un sang pâle et appauvri. Tantôt la masse cérébrale est, au contraire, d'une consistance plus ferme que dans l'état naturel : sa pulpe a quelque chose de sec, elle est presque friable au toucher ; souvent alors ses vaisseaux sont injectés d'un sang vif et vermeil, quelquefois d'un sang épais, noirâtre, et comme poisseux. Quelquefois aussi l'œil y reconnaît les traces d'une véritable inflammation : c'est-à-dire que, non-seulement les artères et les veines sont dessinées vivement, les unes en pourpre, les autres en bleu plus rougeâtre qu'à l'ordinaire, mais que les membranes blanches et la pulpe elle-même sont tachées en différents points d'un nuage sanglant. Enfin, nous avons déja remarqué dans le premier Mémoire, que la pulpe pouvait être d'une consistance fort inégale, ferme et sèche dans un point, molle et humide dans un autre ; et qu'il s'y formait assez fréquemment des corps étrangers de divers genres, des ossifications, des noyaux pierreux, des cartilages, des squirrhes, etc.

Telles sont en général les dispositions organiques du cerveau, dont l'anatomie médicale a fourni les exemples et les preuves. Or, la comparaison de beaucoup de cadavres a mis en état de rapporter ces divers phénomènes aux dispositions sensitives qui leur correspondent pendant la vie.

Mais l'observation de l'homme sain et malade nous fournit d'autres faits généraux, qui, sans pouvoir se lier avec la même évidence à des états organiques bien constants du système cérébral, n'en doivent pas moins être considérés comme exprimant les lois principales suivant lesquelles s'exécutent ses fonctions.

Pour que les impressions soient reçues, ou agissent convenablement, il faut qu'elles aient une certaine vivacité déterminée; qu'elles se portent de la circonférence au centre, pour produire le sentiment, et reviennent ensuite du centre à la circonférence, pour produire le mouvement; le tout avec une vélocité moyenne : il faut que le sentiment ne soit point émoussé, point languissant, mais qu'il ne soit point trop vif et tumultueux; que le mouvement le suive avec la vitesse de l'éclair, mais qu'il ne soit point inquiet et précipité. Si les impressions sont faibles, vagues, traînantes, les déterminations se forment avec lenteur, et d'une manière incomplète. Si les impressions sont excessivement profondes, dominantes ou rapides, les déterminations prennent divers caractères nouveaux, plus ou moins analogues, qui peuvent les dénaturer également.

On voit, par exemple, des hommes dont les pensées et les volontés ne semblent naître qu'après coup, et manquent essentiellement du degré d'énergie et d'activité convenable. On en voit d'autres, au contraire, qui s'efforcent vainement de secouer certaines impressions dominantes, et qui manifestent dans leurs idées, comme dans leurs penchants, une tournure exclusive et opiniâtre. On en voit qui, démêlant avec peine une foule de choses qu'ils sentent à la fois, ne se donnent pas le temps d'en comparer les éléments divers, et dont en conséquence toutes les habitudes prennent un caractère de précipitation qu'ils ne paraissent pas les maîtres de modérer.

Sans doute il existe des rapports directs entre la manière dont le sentiment se forme, et celle dont le mouvement se détermine : la proposition, présentée ainsi d'une manière générale, ne souffre point d'objection. Mais, comme on rencontre ici des faits qui semblent au premier coup d'œil entièrement contradictoires, il faut commencer par bien éclaircir les circonstances qui les caractérisent, si l'on veut arriver à des résultats complets et satisfaisants.

Un sentiment obscur et faible produit des mouvements incertains et sans énergie : mais il ne s'ensuit pas que les organes moteurs soient toujours alors dans un état de faiblesse radicale. D'autre part, quoiqu'un sentiment vif produise des mouvements prompts et forts, du moins *relativement*, il ne s'ensuit pas non plus que ces mêmes organes aient alors un grande force réelle. Il n'y a pas de doute que les forces motrices sont entretenues par l'influence des forces sensitives; et quand celles-ci s'éteignent ou cessent d'agir, celles-là s'éteignent également, ou languissent et s'affaissent. Mais pour que la sensibilité soit une source de vie et d'action, il faut qu'elle s'exerce d'une manière régulière, et suivant l'ordre de la nature. Des impressions trop vives et trop multipliées altèrent, usent, ou appauvrissent singulièrement l'énergie musculaire. Les hommes très-sensibles sont faibles en général; non que leur sensibilité tienne toujours à la faiblesse de leurs organes, mais parce que le principe même des mouvements, la cause nerveuse qui les détermine, employée avec excès dans cette réaction que nous avons dit être nécessaire pour sentir, ne saurait s'appliquer à celle qui l'est plus évidemment encore pour exécuter les mouvements.

Chez ces hommes donc, les mouvements sont vifs et précipités; mais ils n'ont pas une énergie stable. La précipitation devient telle quelquefois, qu'ils vivent dans un état continuel de mobilité. Sensibles à toutes les impressions, ils obéissent à toutes en même temps; et, comme elles se multiplient sans terme et sans relâche, ils paraissent ne savoir à laquelle entendre. J'ai vu des femmes vaporeuses, et même quelques hommes hypocondriaques, surtout de ceux dont l'état tient à l'abus des plaisirs de l'amour, qui tressaillaient au moindre bruit, que le moindre mouvement exécuté devant eux mettait dans une véritable agitation. Chez Mesmer, quelques-unes des femmes éminemment nerveuses, dont son baquet était le rendez-vous, semblaient dans l'impossibilité de voir faire un geste sans en être émues. Les médecins hollandais et anglais nous ont conservé l'histoire d'un homme si mobile, qu'il se sentait forcé de répéter tous les mouvements et toutes les attitudes dont il était témoin : si alors on l'empêchait d'obéir à cette impulsion, soit en saisissant ses membres, soit en lui faisant prendre des attitudes contraires, il éprouvait une angoisse insupportable. Ici, comme on voit, la faculté d'imitation se trouve portée jusqu'au degré de la maladie : et, quoique cette faculté soit la principale source de notre perfectionnement, il est aisé de sentir que lorsqu'elle passe certaines limites, elle rend incapable de réfléchir, et même de former une volonté.

Ces rapports alternatifs des forces sensitives et des forces motrices, nous font voir pourquoi dans l'épilepsie et dans la manie furieuse, où les sens externes reçoivent une moindre somme d'impressions, les organes moteurs acquièrent un surcroît souvent inconcevable d'énergie : c'est précisément le cas inverse de ces états de débilité musculaire dont nous venons de parler, et qui dépendent d'une excessive sensibilité. Ces rapports font voir très-nettement aussi l'immédiate liaison de la cause qui sent avec la cause qui meut : et l'on est directement conduit à reconnaître que tous les mouvements ont leurs points d'appui dans le sein du système cérébral, comme toutes les impressions quelconques y vont chercher leurs points de réunion.

Ainsi donc, les forces motrices s'engourdissent et s'éteignent quand la sensibilité, par son influence vivifiante, par son action continuelle et régulière, ne les renouvelle pas : mais elles se dégradent également, elles perdent de leur stabilité, de leur énergie, quand les impressions sont trop vives, trop rapides, trop multipliées. Nous savons, à n'en pouvoir douter, que l'épuisement qui suit les plaisirs de l'amour dépend bien moins des pertes matérielles qui les accompagnent, que des impressions voluptueuses qui leur sont propres. D'autres émotions de plusieurs genres laissent également après elles, lorsqu'elles sont vives ou profondes, un sentiment durable de fatigue dans tout l'organe nerveux : et les efforts de l'imagination, ou de la méditation, qui consistent les uns à recevoir et reproduire, les autres à reproduire et comparer les impressions en l'absence des objets, ne causent pas une moindre lassitude que les plaisirs les plus énervants, ou les travaux manuels les plus pénibles. C'est là principalement ce qui rend le sommeil nécessaire ; car il faut surtout interrompre les sensations : c'est là ce qui le rend plus nécessaire encore peut-être aux penseurs, aux hommes dont le moral est très-développé, qu'aux hommes de peine, dont les muscles fatigués ont, il est vrai, besoin de repos, mais qui sentant moins et pensant peu, ne s'épuisent point, comme les premiers, par le seul effet de la veille. Les femmes qui reçoivent en général des impressions plus multipliées ou plus diverses, et quelques hommes qui se rapprochent d'elles par leur constitution primitive, ou par leurs maladies, ne peuvent également se passer d'un long sommeil. Sa longueur nécessaire peut se mesurer en quelque sorte sur la quantité des sensations, autant et plus que sur celle des mouvements. J'ai connu quelques personnes qui, ne fermant presque pas l'œil depuis plusieurs années, étaient par conséquent dans l'impossibilité de se soustraire entièrement à l'action des objets extérieurs, ou au travail de la mémoire et de l'imagination; mais qui chaque jour éprouvaient, une ou deux fois, une espèce d'engourdissement périodique de quelques heures, pendant lequel elles devenaient à peu près incapables de sentir et de penser.

Une autre considération résulte encore ici de l'examen réfléchi des faits : c'est que l'énergie et la persistance des mouvements se proportionnent à la force et à la durée des sensations. Je dis à leur force et à leur durée, car nous venons de voir que des sensations trop vives, trop rapides, trop multipliées, produisent un effet contraire. Cette considération se lie parfaitement à tout ce qui précède : elle conduit à des vues nouvelles sur le caractère des déterminations, relativement à celui des impressions dont elles naissent, et des organes où ces impressions sont reçues; elle établit plus nettement encore le rapport véritable des forces sensitives et des forces motrices; elle peut même servir à rendre raison de leurs balancements alternatifs, c'est-à-dire, de ces circonstances où les unes paraissent agir d'autant moins que l'excitation des autres est plus considérable.

Les premiers physiologistes avaient observé déja que les habitudes du système musculaire, ou moteur, sont dans une espèce d'équilibre singulier avec celles du système nerveux ou sensitif. Une énergie extraordinaire, une ténacité quelquefois merveilleuse dans les mouvements, se trouve unie, chez certains sujets, à une manière de sentir forte, profonde, en quelque sorte ineffaçable. Cette disposition, quand elle est constante et suffisamment prononcée, forme un tempérament à part, ou plutôt diverses nuances de tempérament, qui se rapprochent et se tiennent par ce point commun, *la persistance de toutes les habitudes*. Mais on peut penser que les impressions ne sont profondes et durables, que parce que les fibres élémentaires des organes sont fortes et tenaces; qu'ainsi, les forces sensitives peuvent se trouver modifiées par l'état des forces motrices, plutôt qu'elles ne les modifient, ou ne les déterminent elles-mêmes. Rien ne paraît, en effet, plus vraisemblable au premier coup d'œil : et comme cette observation seule pourrait établir entre elles une distinction plus évidente, il est assez remarquable que Haller et ses disciples n'aient pas pris la question par ce côté, qui leur offrait des arguments bien plus solides que la plupart de ceux dont ils s'étayent. Il est vrai que de nouveaux faits ne tardent pas à réformer cette première conclusion. Les muscles les plus robustes, comme il suit de ce que nous avons dit plus haut, s'énervent par le seul effet de sensations trop vives ou trop multipliées, reçues par l'individu, toutes choses restant égales d'ailleurs : et lorsque certains accidents changent le caractère des sensations chez les personnes même faibles et languissantes; lorsque, par exemple, certaines maladies appliquent directement au système nerveux des causes d'impressions fortes, profondes et durables, ou que seulement elles le rendent susceptible de recevoir de semblables impressions du dehors, les muscles les plus débiles acquièrent sur-le-champ la faculté d'exécuter des mouvements d'une énergie et d'une violence qu'on a peine à concevoir (1).

C'est ainsi qu'on voit souvent des femmes vaporeuses qui, dans leur état habituel, peuvent à

---

(1) Ce n'est pas que l'état de l'organe cellulaire et celui de la fibre charnue n'influent directement à leur tour sur la sensibilité : nous aurons plusieurs fois occasion d'en faire la remarque dans les tableaux des âges, des sexes et des tempéraments; mais nous verrons aussi que les dispositions des parties insensibles (*) sont toujours déterminées d'avance par les dispositions primordiales ou accidentelles du système nerveux.

(*) C'est-à-dire, dont la sensibilité ne se manifeste point dans l'état naturel.

peine se tenir debout, vaincre dans leurs accès convulsifs des résistances qui seraient au-dessus des forces de plusieurs hommes réunis. C'est ainsi que dans les affections mélancoliques, dans la rage, et surtout dans les maladies maniaques, des hommes faibles et chétifs brisent les plus forts liens, quelquefois de grosses chaînes, qui seraient dans l'état naturel capables de déchirer tous leurs muscles : ce qui, pour le redire en passant, établit une bien grande différence entre les forces mécaniques de la fibre musculaire, et les divers degrés des forces vivantes qui l'animent. C'est encore ainsi que dans toutes les passions énergiques, chaque homme trouve en lui-même une vigueur qu'il ne soupçonnait pas, et devient capable d'exécuter des mouvements dont l'idée seule l'eût effrayé dans des temps plus calmes. Et l'on ne peut pas dire qu'on ne fait alors que reconnaître en soi, que mettre en action des forces existantes, mais assoupies : les observations générales que je viens d'indiquer prouvent qu'il se produit alors véritablement de nouvelles forces par la manière nouvelle dont le système nerveux est affecté. Je fais au reste ici, comme il est aisé de le voir, abstraction des dérangements que les émotions profondes peuvent occasioner dans les fonctions des organes réparateurs : dérangements qui, par parenthèse, ne détruisent pas toujours, à beaucoup près, les forces musculaires, ou la cause immédiate des mouvements.

Mais nous devons également tenir compte d'une dernière considération, sans laquelle les opérations du système nerveux demeurent enveloppées de beaucoup d'incertitudes : il est surtout nécessaire de ne pas la négliger, si l'on veut se faire des notions exactes du caractère des idées et des déterminations, ou des traces que les unes laissent après elles, et des habitudes dans lesquelles les autres se tranforment.

A mesure que les sensations diminuent ou deviennent plus obscures, on voit souvent les forces musculaires augmenter, et leur exercice acquérir un nouveau degré d'énergie. Les maniaques deviennent quelquefois presque entièrement insensibles aux impressions extérieures ; et c'est alors surtout qu'ils sont capables des plus violents efforts. Les sujets stupides ou bornés, les épileptiques qui, pour l'ordinaire, ont des sensations très-engourdies, en un mot, tous les hommes qui sentent moins que les autres, paraissent avoir généralement des forces musculaires plus considérables. Plusieurs bons observateurs en ont déduit la règle, que ces forces sont en raison inverse de la sensibilité, et réciproquement. Mais, avec un peu de réflexion, il est aisé de reconnaître qu'il y a quelque confusion dans ce résultat : j'en trouve la preuve dans les faits mêmes qu'on allègue. L'augmentation des forces, chez les épileptiques et chez les maniaques, coïncide, j'en conviens, avec l'affaiblissement, ou même avec l'entière cessation des impressions extérieures : mais ce n'est pas de cette circonstance qu'elle tire sa source. La pratique de la médecine et l'anatomie médicale nous apprennent qu'elle est due à de puissantes impressions, dont les causes s'appliquent directement au système cérébral, et qui produisent en même temps la stupeur des sens externes. Chez les hommes d'un esprit borné, mais d'ailleurs sains et vigoureux, les impressions d'après lesquelles les déterminations musculaires acquièrent ce degré d'énergie, ont toujours également leur principe immédiat dans le système cérébral, ou dans les autres organes internes. Or, la mesure de l'intelligence se tire de l'étendue et du caractère des notions que nous avons acquises sur les objets environnants; et l'imbécillité sera d'autant plus complète, que les impressions reçues par les organes des sens seront moins vives, moins profondes et moins variées.

On peut entrevoir maintenant le but vers lequel nous marchons; et l'on sent, je crois, la sûreté du fil qui nous dirige.

§ IV.

Sortons des mouvements musculaires proprement dits, et revenons aux images que se retrace, et aux déterminations que forme directement le système nerveux. Mais nous avons déjà vu qu'elles sont bien évidemment produites les unes et les autres par des mouvements exécutés dans le sein de ce système : nous pouvons donc rapporter ses opérations immédiates aux mêmes lois qui règlent l'action d'un membre quelconque. Or, que se passe-t-il quand un membre se meut? La cause du mouvement lui est transmise par les nerfs; et cette cause se proportionne à des impressions reçues et combinées dans un centre nerveux. En d'autres termes, tout mouvement est précédé d'impressions analogues : ce sont elles qui le déterminent; et toujours il en garde le caractère. Nous devons retrouver le même ordre de phénomènes dans les opérations propres de l'organe cérébral. Ainsi donc, puisque les faits nous apprennent que les mouvements produits par des causes qui agissent d'une manière immédiate sur le système nerveux lui-même, sont les plus persistants et les plus forts, qu'ils dominent constamment et quelquefois étouffent ou masquent tous les autres, ou plutôt que leurs causes ne paraissent alors pouvoir être distraites, dans l'action qu'elles exercent, par aucun autre genre d'impressions, il est évident aussi que les idées, les déterminations, les souvenirs, les habitudes, lesquelles ne sont elles-mêmes que des souvenirs de déterminations ou d'idées; il est évident, dis-je, que toutes ces opérations doivent devenir essentiellement dominantes, lorsqu'elles dépendent du même genre de causes. Et c'est en effet ce que nous voyons clairement chez les maniaques, chez les visionnaires, et chez certains mélancoliques qui se rapprochent des uns ou des autres. Les objets extérieurs, les nécessités même les plus pressantes de la vie, ne peuvent souvent les tirer de leurs rêveries accoutumées, et faire diversion à leurs habitudes opiniâtres.

En second lieu, puisque les organes internes sont dans une activité constante, et qu'il se fait entre eux et le centre cérébral un échange continuel d'impressions et de mouvements, les idées, les affections et les habitudes qui dépendent de leurs fonctions, doivent obtenir le second rang en énergie, en persistance et en ténacité. Tel est aussi le caractère essentiel des *déterminations instinctives*, qui, d'après l'analyse faite dans le précédent Mémoire, tiennent plus particulièrement au développement successif et aux fonctions propres de ces organes internes; mais dont il ne faut pas, à la vérité, séparer les fonctions directes et le développement de l'organe nerveux lui-même, qui, sans doute, y entrent pour une part considérable.

Troisièmement, puisque les organes des sens ne sont point dans une activité continuelle, et que chaque jour, pendant le sommeil, ils cessent presque entièrement de recevoir des impressions; puisque d'ailleurs ils ne peuvent en recevoir tous à la fois, et que celles qui se rapportent à l'un, surtout lorsqu'elles sont un peu vives, émoussent ou même absorbent entièrement celles qui se rapportent à l'autre; puisqu'enfin ils sont exposés à éprouver de continuelles diversions de la part de différents organes internes : leurs impressions doivent évidemment avoir un degré plus faible de force ou de profondeur; elles doivent laisser des traces moins durables, ou des souvenirs moins familiers. Et maintenant, si l'on peut déterminer quels sont parmi les organes des sens ceux auxquels les causes extérieures s'appliquent avec le plus d'énergie ou de persistance, il ne sera peut-être pas difficile de classer les idées ou les habitudes qu'elles produisent, relativement au degré de mémoire particulier à chacun de ces organes. En outre, s'il est vrai, comme semble l'indiquer l'observation la plus attentive des phénomènes, que, par la nature de leurs fonctions, les organes des sens se rapprochent plus ou moins de l'organe immédiat de la pensée; leurs extrémités nerveuses étant inégalement modifiées dans leur manière de sentir, suivant la structure de leurs gaînes et les dispositions des parties non sensibles qui les recouvrent ou les environnent, nous aurons encore un moyen de classer les diverses idées, déterminations, habitudes, etc.; nous pourrons assigner plus nettement la cause de leurs différences.

Quelques anthropologistes disent que les opérations de certains sens sont plus près de l'état *spirituel* que celles des autres; que les premiers semblent plus appartenir à *l'esprit*, tandis que les seconds tiennent plus à la *matière organisée*. Il est facile de voir que si ces écrivains avaient eu quelque idée claire dans la tête en s'exprimant ainsi, c'eût été celle que je viens d'énoncer en d'autres termes ; et je n'ai pas besoin de dire pourquoi j'écarte ceux dont ils se sont servis.

§ V.

Les nerfs ne paraissent différer entre eux ni par leur substance, ni par leur structure. La pulpe cérébrale se distribue avec uniformité dans les troncs principaux : elle y est entièrement homogène, et la manière dont les filets intérieurs sont rangés et distribués par paquets établit une ressemblance particulière entre un nerf et un nerf. En les examinant à leurs extrémités, il est impossible d'y saisir de différences ; et si les recherches se portent sur cette substance *caséiforme*, qu'ils laissent échapper lorsqu'on les coupe transversalement, on voit qu'elle est la même dans tous ; qu'elle est identique avec celle que le cerveau, la moelle allongée et la moelle épinière fournissent aux troncs principaux dont ils sont l'origine commune. Ce n'est pas seulement au scalpel, à l'œil, au microscope que cette substance se montre toujours la même : examinée par la chimie, on n'y remarque aucune différence, ni par rapport à ses produits, ni par rapport aux phénomènes de sa décomposition.

Et quant à l'enveloppe extérieure des nerfs, on n'ignore pas que c'est un simple tissu cellulaire épaissi, dont les fonctions semblent se borner à loger en sûreté leur pulpe; et à lui donner la consistance et la ténacité nécessaires pour résister au froissement des parties environnantes. Tout nous porte donc à croire que la différence des impressions tient à la structure différente, non des nerfs, mais des organes dans lesquels ils sentent; à la manière dont leurs extrémités y sont épanouies, à celle dont les causes des impressions agissent sur leurs épanouissements. Voyons si l'anatomie et la physiologie peuvent nous fournir quelques lumières à cet égard. Je n'entrerai point dans de grands détails; ils sont presque toujours inutiles pour l'intelligence des lois de la nature; ils pourraient ici jeter de l'embarras sur des idées qui n'auront de prix que par leur évidence et leur simplicité.

Toutes les impressions peuvent, et doivent même, se rapporter au tact. C'est, en quelque sorte, le *sens général* : les autres n'en sont que des modifications ou des variétés. Mais le tact de l'œil, qui distingue les impressions de la lumière, et celui de l'oreille, qui remarque et note les vibrations sonores, ne se ressemblent point entre eux : ils ne ressemblent pas davantage l'un et l'autre au tact de la langue ou de la membrane pituitaire, dont la fonction est de reconnaître les saveurs ou les odeurs, ni même à celui de l'organe externe, dont les opérations sont relatives à des qualités, en quelque sorte, plus matérielles des corps, telles que leur forme extérieure, leur volume, leur température, leur consistance, etc.

Ce dernier, ou le toucher proprement dit, s'exerce par toute la peau, qu'on peut en considérer comme l'organe spécial. La peau est formée de feuillets cellullaires plus ou moins épaissis, de vaisseaux infiniment déliés, et de filets nerveux. Ce sont les filets nerveux qui l'animent et lui prêtent le sentiment. En se terminant à sa surface externe, ils se dépouillent de leur première enveloppe, laquelle se divise en lambeaux frangés, et va se perdre dans le corps qu'on nomme réticulaire. Dépouillée de son enveloppe la plus grossière, l'extrémité du nerf s'épanouit, et s'élève entre les mailles de ce réseau muqueux; elle prend la forme d'un petit fungus ou d'un mamelon. Dans cet état, il s'en faut grandement que la pulpe nerveuse soit à nu; des couches d'un tissu cellulaire condensé l'environnent encore, sous forme de membrane; et ce n'est qu'à travers ces intermédiaires, devenus plus ou moins épais, suivant l'action plus ou moins forte et continue des corps extérieurs, ce n'est qu'à travers ces espèces de langes que le nerf reçoit les impressions. Les mamelons sont même logés dans des sillons ou rainures tracées sur la peau, ce qui les dérobe encore à l'action trop vive ou trop immédiate des corps; et ces sillons, plus profonds à l'extrémité des doigts, où les mamelons sont aussi plus nombreux, s'y trouvent d'ailleurs rangées en spirales, de sorte que les fonctions tactiles peuvent et doivent s'y exercer de tous les côtés et sur tous les points.

Dans l'organe spécial du goût, la nature ne paraît pas s'être beaucoup écartée de cette forme, qu'on peut regarder comme la plus générale. Les nerfs de la langue se terminent également par des mamelons, mais qui sont plus saillants, plus spongieux, plus épanouis. Le tissu cellulaire qui les entoure est plus lâche, leurs gaînes plus inégales; ils sont inondés de sucs muqueux et lymphatiques. Au reste, la langue n'est pas l'organe exclusif du goût : on a cité plusieurs exemples de personnes qui l'avaient perdue tout entière par l'effet de différentes maladies, et qui goûtaient fort bien les aliments. L'anatomie en peut même assigner la raison; car elle a découvert des mamelons semblables à ceux de la langue dans l'intérieur des joues, au palais, et dans le fond de la bouche.

La membrane pituitaire qui revêt les cavités des narines, ainsi que les sinus maxillaires et frontaux, n'est pas uniquement composée de tissu muqueux, de vaisseaux et de nerfs; elle est en outre parsemée d'une quantité considérable de glandes. Mais les nerfs, ou plutôt les filets nerveux, y sont innombrables. Ils viennent des olfactifs qui forment la première paire, et qui sortent du crâne par les porosités de l'os ethmoïde. L'ophthalmique leur fournit aussi une branche, et c'est vraisemblablement par là que s'établissent les rapports sympathiques entre les yeux et le nez, entre la vue et l'odorat. On peut remarquer, à l'œil nu, que la membrane pituitaire forme une espèce de velouté très-court et très-uni. Les pinceaux en paraissent entièrement muqueux, et les filets nerveux, qui sont ici plus mous que dans l'organe externe et dans l'intérieur de la bouche, se terminent par de petits mamelons, qui sont aussi beaucoup plus fins et plus dépourvus de consistance. Leur enveloppe n'est qu'une gaze légère et transparente, à travers laquelle la pulpe cérébrale, rougie par une foule innombrable de petits vaisseaux artériels et veineux, dont elle est entourée, bourgeonne en grains délicats.

Quoique les fonctions de l'odorat paraissent plus éloignées du tact simple que celles de l'ouïe, qui semble se borner à reconnaître les vibrations sonores, cependant, comme l'organe interne de l'ouïe est sans cesse baigné par un fluide lymphatique, et que l'air pénètre, au contraire, sans cesse dans les cavités du nez, les extrémités sentantes du nerf auditif, c'est-à-dire, celles de sa partie molle qui vont tapisser l'intérieur de la rampe du limaçon et des canaux demi-circulaires, sont plus délicates et plus muqueuses. Ici la pulpe cérébrale semble s'être dépouillée de presque tout ce qui pouvait offusquer pour elle les impressions. Mais, au reste, il ne serait pas difficile de faire voir que le nombre et le rapport des vibrations du corps sonore ne forment que le matériel inanimé du son; sans doute, il s'en faut beaucoup que ce soit là le son lui-même. Les chefs-d'œuvre de Pergoleze, de Paesiello, de Sacchini, ne sont pas une simple suite de frémissements réguliers; et quand on considère les fonctions admirables de l'ouïe, même en faisant abstraction de l'influence que ce sens exerce par la parole sur les opérations intellectuelles, on voit qu'il est autant au-dessus de l'odorat par l'importance et l'étendue de ces mêmes fonctions, que les épanouissements du nerf auditif sont, par leur mollesse, au-dessus de ceux du nerf olfactif. La gradation de la nature n'est donc troublée ici par aucune anomalie organique.

Enfin, dans la rétine ou dans l'expansion du nerf optique, qui est le véritable organe de la vue, la nature est allée encore plus loin : car les extrémités du nerf auditif forment un tout solide avec la membrane sur la surface de laquelle elles sont épanouies. Mais l'expansion du nerf optique n'est, en quelque sorte, qu'une mucosité flottante; le réseau membraneux qui la recouvre par ses deux faces, celle qui regarde le corps vitré, et celle qui s'applique à la choroïde, est d'une telle ténuité, que l'eau pure n'est pas plus transparente; et, quoique la rétine elle-même admette un assez grand nombre de vaisseaux dans sa structure, la pulpe nerveuse y peut être regardée comme à peu près entièrement à nu.

§ VI.

Tels sont, en peu de mots, les instruments immédiats des sensations, c'est-à-dire, telle est la disposition des extrémités nerveuses dans les divers organes des sens. Depuis celui du tact, qui reçoit les sensations les plus générales et les plus simples, jusqu'à celui de la vue, qui reçoit les plus circonstanciées, les plus délicates et les plus complexes, les nerfs s'y débarrassent de plus en plus de tous les intermédiaires placés entre eux et les objets extérieurs ; ils se dépouillent de plus en plus de leurs enveloppes, et leurs impressions se rapprochent par degrés de celles dont la cause est appliquée immédiatement à la pulpe sentante dans le sein même de l'organe cérébral.

Il nous reste maintenant à voir comment ont lieu les différentes sensations, ou quelles sont les circonstances les plus évidentes et les plus générales qu'on peut regarder comme propres aux fonctions de chacun des organes des sens.

C'est une loi constante de la nature animée, que le retour fréquent des impressions les rende plus distinctes, que la répétition des mouvements les rende plus faciles et plus précis. Les sens se cultivent par l'exercice, et l'empire de l'habitude s'y fait sentir d'abord, avant de se manifester dans les organes moteurs. Mais c'est une loi non moins constante et non moins générale, que des impressions trop vives, trop souvent répétées, ou trop nombreuses, s'affaiblissent par l'effet direct de ces dernières circonstances. La faculté de sentir a des bornes qui ne peuvent être franchies. Les sucs du tissu cellulaire affluent dans tous les endroits où elle est vicieusement excitée ; il s'y forme des gonflements momentanés, ou de nouvelles enveloppes, en quelque sorte artificielles, qui masquent de plus en plus les extrémités des nerfs; et souvent la sensibilité même s'altère et s'use alors immédiatement. Ainsi la conservation de la finesse des sens et leur perfectionnement progressif exigent que les impressions n'aillent pas au-delà des limites naturelles de la faculté de sentir, comme il faut, en même temps, qu'elles l'exercent tout entière pour qu'ils ne s'engourdissent pas.

Par la nature même de leurs fonctions, les extrémités sentantes des nerfs du tact sont exposées à l'action, trop souvent mal graduée, des corps extérieurs. C'est le sens qui reçoit d'ordinaire le plus d'impressions capables de le rendre obtus et calleux. Souvent l'intérieur des mains et le bout des doigts, ses organes plus particuliers, se recouvrent, dans les différents travaux, d'un cuir épais et dur, qui forme des espèces de gants naturels. Il en est de même des pieds, où la distribution des nerfs et leurs épanouissements en extrémités mamelonnées sont exactement semblables à ceux des mains : ce qui, pour le dire en passant, contrarie un peu la philosophie des causes finales; car on ne voit pas trop à quoi bon cet appareil si sensible dans une partie destinée aux plus fortes pressions, et qui doit porter tout le poids du corps.

D'après cela, on ne sera point étonné que le tact, qui d'ailleurs est le sens le plus sûr, parce qu'il juge des conditions les plus simples ou les plus saillantes des objets, et qu'il s'applique sur eux immédiatement et par toutes leurs faces, ne soit pas cependant celui qui a le plus de mémoire, ou dont les impressions laissent les traces les plus nettes, et se rappellent le plus facilement. Je parle ici de l'état ordinaire : car l'on sait, d'après beaucoup d'exemples, qu'une culture particulière peut donner au tact autant de mémoire et d'imagination qu'à la vue elle-même. Quelques amateurs de sculpture jugent mieux de la beauté des formes par la main que par l'œil. Le sculpteur Ganibasius, ayant perdu la vue, ne renonça point à son art : en touchant des statues ou des corps vivants, il savait en saisir les formes, il les reproduisait fidèlement; et l'on voit tous les jours des aveugles qui se rappellent et se peignent vivement tous les objets par des circonstances uniquement relatives aux impressions du tact.

Le tact est le premier sens qui se développe; c'est le dernier qui s'éteint. Cela doit être, puisqu'il est la base des autres, puisqu'il est, en quelque sorte, la sensibilité même, et que son entière et générale abolition suppose celle de la vie.

Mais il peut paraître étonnant que le goût, dont les opérations sont liées à l'un de nos premiers besoins, et qui s'exerce par des actes si répétés, n'acquière pas plus promptement le degré de culture ou de finesse dont il est susceptible; qu'il ne conserve pas mieux la trace de ce qu'il a senti. L'on doit s'en étonner d'autant plus, que ses impressions se confondent, à quelques égards, avec celles qui accompagnent la digestion stomachique. Les unes et les autres concourent à renforcer le sentiment impérieux de la faim, dont elles dirigent les déterminations. Ce qu'il y a de sûr, c'est que, dans la première enfance, le goût est avide sans être éclairé, ou délicat; que, dans la jeunesse, ses plaisirs bornés font place à d'autres sensations qui sont d'un tout autre prix, et dont l'influence sur le système est d'ailleurs bien plus étendue. J. J. Rousseau, qui, si souvent, a peint la nature avec une inimitable vérité, dit que la gourmandise appartient à l'époque qui précède l'adolescence. Mais ce n'est que dans l'âge mûr, lorsque d'autres appétits commencent à n'avoir plus le même empire, que l'on devient exigeant et recherché dans ses repas; et le véritable âge des Apicius est peut-être encore plus voisin de la vieillesse. Il est également certain que rien n'est plus difficile que de se rappeler ou d'imaginer un goût particulier dont on n'éprouve pas actuellement la sensation.

Quelques courtes réflexions suffisent pour faire disparaître ce que ces observations présentent de singulier.

1.° Les impressions qui dépendent du manger et du boire sont souvent accompagnées d'un désir vif, qui les rend emportées et tumultueuses : on est plus enclin à les précipiter et à les renouveler, qu'à les goûter et à les étudier. 2° Le sentiment de bien-être de l'estomac, qui s'y mêle immédiatement, empêche l'attention de peser beaucoup sur elles. 3° Elles sont courtes de leur nature; du moins, chacune a peu de persistance. 4° Il est rare qu'elles soient simples; elles s'associent, se confondent, et changent à tout instant. 5° La chute des aliments dans l'estomac excite ordinairement l'activité du cerveau. Quand on mange en compagnie, la conversation, sans troubler le plaisir direct du goût, empêche de s'arrêter sur chaque sensation particulière, et de s'en former des images distinctes ; et, lorsqu'on mange seul, on est généralement entraîné dans une suite souvent confuse de pensées. 6° Enfin, il faut aussi, je crois, compter pour quelque chose la disposition spongieuse des nerfs du goût, qui leur permet, à la vérité, de recevoir des sensations vives, mais qui les soustrait à des impressions durables, par les flots de mucosités dont ils sont abreuvés aussitôt, et qui délayent ou dénaturent les principes sapides.

Cependant on a vu des hommes qui mangeaient avec une attention particulière, dont même quelques-uns mangeaient seuls pour n'être pas distraits du recueillement qu'ils portaient dans leurs repas; ils semblaient s'être fait une mémoire vive, nette et sûre de tous les goûts des aliments ou des boissons. J'en ai rencontré qui disaient se rappeler très-bien celui d'un vin dont ils avaient bu trente ans auparavant.

Des rapports intimes et multipliés unissent le goût et l'odorat. On flaire les aliments et les boissons avant de manger et de boire, et leur odeur ajoute beaucoup aux sensations qu'on éprouve en buvant et mangeant. Il y a même entre le nez et le canal intestinal certaines sympathies singulières qui ne sont peut-être que le produit de l'habitude; mais comme on les retrouve dans tous les pays et chez tous les hommes, quoiqu'à différents degrés, et se rapportant à divers objets, on peut les ranger parmi les habitudes nécessaires qui ne peuvent guère être distinguées des phénomènes naturels. Tout le monde sait que certaines mauvaises odeurs soulèvent l'estomac, et sont quelquefois capables d'occasioner des vomissements terribles.

Mais il est un autre système d'organes avec lequel l'odorat paraît avoir des rapports encore plus étendus ; je veux parler des organes de la génération. Les médecins avaient remarqué, dès l'origine même de l'art, que les affections qui leur sont propres peuvent être facilement excitées, ou calmées par différentes odeurs (1). La saison des fleurs est en même temps celle des plaisirs de l'amour ; les idées voluptueuses se lient à celles des jardins ou des ombrages odorants ; et les poètes attribuent, avec raison, aux parfums la propriété de porter dans l'ame une douce ivresse. Quel est l'homme, même le plus sage, a moins qu'il ne soit mal organisé, dont les émanations d'un bosquet fleuri n'émeuvent pas l'imagination, à qui elles ne rappellent pas quelques souvenirs ? Mais je ne veux point considérer les odeurs dans leurs effets éloignés et moraux, c'est-à-dire, comme réveillant, par le seul effet de la liaison des idées, une foule d'impressions qui ne dépendent pas directement de leur propre influence. Les odeurs agissent fortement par elles-mêmes sur tout le système nerveux : elles le disposent à toutes les sensations de plaisir ; elles lui communiquent ce léger degré de trouble qui semble en être inséparable ; et tout cela, parce qu'elles exercent une action spéciale sur les organes où prennent leur source les plaisirs les plus

---

(1) Par exemple, la plupart des remèdes employés avec succès dans les affections hystériques, sont des substances douées d'une odeur forte.

vifs accordés à la nature sensible. Dans l'enfance, l'influence de l'odorat est presque nulle; dans la vieillesse, elle est faible : son époque véritable est celle de la jeunesse, celle de l'amour.

On a remarqué que l'odorat avait peu de mémoire : la raison en est simple. En général, ses impressions ne sont pas fortes, et elles ont peu de constance. Lorsqu'elles sont fortes, elles émoussent promptement la sensibilité de l'organe ; lorsqu'elles ont quelque constance, elles cessent bientôt d'être aperçues. Leur cause, qui nage dans l'air, s'applique aux extrémités nerveuses d'une manière fugitive et diffuse. Elles laissent donc peu de traces, si ce n'est lorsque certaines particules odorantes, plus énergiques, restent embarrassées dans les mucosités de la membrane pituitaire. Mais alors, comme je viens de le dire, on ne les remarque pas long-temps. Enfin, sans parler des périodes de temps, ou des intervalles pendant lesquels l'odorat est dans une espèce d'engourdissement, il est aisé de voir que, par la nature même de ses impressions, il ébranle plutôt le système nerveux qu'il ne le rend attentif : qu'on doit par conséquent plutôt savourer ces mêmes impressions, que les distinguer; en être affecté, que s'en faire des images bien distinctes.

C'est par la vue et par l'ouïe que nous viennent les connaissances les plus étendues; et la mémoire de ces deux sens est la plus durable, comme la plus précise. Une circonstance particulière donne à l'ouïe beaucoup d'exactitude; c'est la propriété de recevoir et d'analyser les impressions du langage parlé. Les sons que produit le larynx de l'homme tiennent à son organisation : les cris qu'il pousse pour exprimer sa joie, ses peines et ses différents appétits, sont spontanés, comme les premiers mouvements de ses muscles; c'est un instinct vague qui les détermine. Il n'en est pas ainsi de la parole : parler est un art qu'on apprend lentement, en attachant à chaque articulation un sens convenu. Or, l'on apprend à parler par le moyen de l'oreille : sans son secours, nous ne pourrions tenter cet apprentissage; nous n'aurions même aucune idée des sons articulés qu'il a pour but de nous accoutumer à reproduire, en y attachant les idées ou les sentiments dont ils sont les signes convenus. L'oreille est donc obligée ici de peser sur chaque impression particulière, d'y revenir cent et cent fois, de la résoudre dans ses éléments, de la recomposer, de la comparer avec les autres impressions du même genre; en un mot, d'analyser avec la plus grande circonspection.

C'est là ce qui donne à l'ouïe cette justesse, et à ses souvenirs cette persistance et cette netteté qui leur sont particulières. Mais l'on voit que, du moins sous ce rapport, l'artifice de ses sensations et de sa mémoire est fondé sur une lente culture : leurs plus simples résultats supposent le long exercice d'une attention commandée.

Une autre circonstance, qui tient de plus près aux lois directes de la nature, paraît influer, non pas au même degré, mais cependant beaucoup, sur les qualités de l'ouïe : c'est le caractère rhythmique et mesuré que peuvent avoir, et qu'ont fréquemment en effet ses impressions. Par cette puissance de l'habitude dont il a déja été question ci-dessus, la nature se plaît aux retours périodiques ; elle aime à trouver et à saisir des rapports réguliers, non-seulement entre les impressions, mais surtout entre les divers espaces de temps qui les séparent : et les accords harmoniques de tous les genres fixent son attention, facilitent son analyse, et lui laissent des traces plus durables.

Il est inutile de dire que je veux ici parler du chant. Les rapports réguliers, quant au nombre, entre diverses vibrations sonores ne forment pas seulement une agréable symétrie; les sons déterminés par ces vibrations ont chacun, pour ainsi dire, une ame ; et leurs combinaisons produisent une langue bien plus passionnée, quoique moins précise et moins circonstanciée que la précédente. Cette langue, qui, dans l'état de perfection des sociétés, devient l'objet d'un art savant, semble pourtant fournie assez immédiatement par la nature. Les enfants aiment le chant ; ils l'écoutent avec l'attention du plaisir, long-temps avant de pouvoir articuler et comprendre un seul mot, long-temps même avant d'avoir des notions distinctes relatives aux autres sens : et, dans l'état de la plus grossière culture, la voix humaine sait déja produire des sons pleins d'expression et de charme.

Le rhythme de la poésie n'est qu'une imitation de celui de la musique. Comme rhythme proprement dit, les impressions qu'il occasione sont moins vives et moins fortes; mais, par des images plus détaillées, mieux circonscrites, ou par des sentiments développés avec plus d'ordre, et d'une manière qui suit de plus près leurs mouvements ou leurs nuances, la poésie obtient souvent aussi de grands effets immédiats. Ces effets sont même en général plus durables, parce que les objets qu'elle retrace, étant plus complets et mieux déterminés, fournissent plus d'aliment à la réflexion. Au reste, le rhythme du chant, et celui des vers, soit lorsque ce dernier dépend de la mesure des syllabes, soit lorsqu'il n'est fondé que sur leur nombre, soit enfin lorsqu'il tient au retour périodique des mêmes sons articulés, rendent l'un et l'autre les perceptions de l'ouïe plus distinctes, et leur rappel plus facile.

L'audition se fait par l'intermède d'un fluide lymphatique contenu dans l'oreille interne, lequel transmet les vibrations de l'air aux extrémités nerveuses. Il en est de même de la vue. La rétine embrasse le corps vitré qui la soutient; elle ne reçoit l'impression des rayons lumineux, qu'à travers cette gelée transparente : et l'utilité des différentes humeurs de l'œil n'est pas seulement de les réfracter et de les diriger; il paraît aussi qu'elles en approprient les impressions à la sensibilité de la pulpe du nerf optique.

On observe dans les opérations de l'œil deux circonstances principales qui doivent beaucoup influer sur leur caractère. 1° La lumière agit presque constamment sur cet organe pendant tout le temps de la veille : elle excite fortement son attention par des impressions vives et variées; et les jugements qui s'y rapportent se mêlent à l'emploi de toutes nos facultés, à la satisfaction de tous nos besoins. 2° L'œil peut prolonger, renouveler, ou varier à son gré les impressions; il peut s'appliquer cent et cent fois aux mêmes objets, les considérer à loisir sous toutes leurs faces et dans tous leurs rapports, en un mot, quitter et reprendre à volonté les impressions. Ce ne sont pas elles qui viennent l'affecter fortuitement; c'est lui qui va les chercher et les choisir. Il résulte de là, qu'elles réunissent toutes les qualités qui peuvent en rendre les résultats bien distincts, et donner à leurs souvenirs un grand caractère de persistance. L'on ne s'étonnera donc pas que la vue soit le sens doué de la plus grande force de mémoire et d'imagination.

Ne passons point sous silence, au sujet de l'oreille et de l'œil, une remarque qui peut mener à des vues nouvelles, peut-être même à des notions plus exactes sur les sensations en elles-mêmes, et sur les traces qu'elles laissent dans l'organe sensitif. Nous avons dit que la perception des objets extérieurs ne paraît pas proprement se faire dans les organes des sens : les circonstances dans lesquelles on rapporte des douleurs à certaines parties qui n'existent plus semblent le prouver. Il est d'ailleurs vraisemblable que la perception se fait au même lieu que la comparaison : or, le siége de la comparaison est bien évidemment le centre commun des nerfs, auquel se rapportent les sensations comparées (1). Cependant je ne serais pas éloigné de penser que les sens, pris chacun à part, ont leur mémoire propre; quelques faits de physiologie paraissent l'indiquer relativement au tact, au goût et à l'odorat. Mais une observation que tout le monde a faite, ou peut faire facilement sur soi-même, en fournit la preuve, ou l'induction plus directe pour l'ouïe et pour la vue. Quand on a long-temps entendu les mêmes sons, ce n'est pas dans la mémoire proprement dite, c'est dans l'oreille qu'ils restent, ou se renouvellent, et souvent d'une manière fort importune. Quand on a fixé les regards pendant quelques minutes sur des corps lumineux, si l'on ferme l'œil, leur image ne s'en efface pas tout de suite; elle y reste même quelquefois un temps plus long que la durée de l'impression réelle. Mais ses couleurs vont s'affaiblissant de moment en moment,

---

(1) Ces sensations appartiennent souvent à différents organes à la fois.

jusqu'à ce que l'image se perde entièrement dans l'obscurité. J'ai souvent fait cette expérience sur une fenêtre vivement éclairée par le soleil : je fixais les compartiments de ses carreaux pendant quelques minutes, et je fermais ensuite les yeux. La trace des impressions durait ordinairement à peu près le double du temps qu'avaient duré les impressions elles-mêmes. Ce n'est point ici le lieu de tirer de ce fait toutes ses conséquences ; mais il est aisé de sentir qu'elles peuvent avoir beaucoup d'importance et d'étendue (1).

D'après la distinction entre les impressions reçues par les sens externes, celles qui sont propres aux organes intérieurs, et celles dont la cause agit directement dans le sein de l'organe sensitif, on pourrait se demander avec quelque raison si la division actuelle des sens est complète, et s'il n'y en a véritablement pas plus de cinq. Assurément les impressions qui se rapportent aux organes de la génération, par exemple, diffèrent autant de celles du goût, et celles qui tiennent aux opérations de l'estomac diffèrent autant de celles de l'ouïe, que celles qui sont propres à

---

(1) Ces souvenirs de l'oreille peuvent se renouveler plusieurs fois, même après les interruptions du sommeil ; ce qui semble prouver que ce n'est pas une simple continuation d'ébranlements nerveux locaux. Ceux de l'œil se réveillent aussi très-facilement dans certains états d'excitation générale de l'organe sensitif, surtout pendant le silence et l'obscurité de la nuit.

l'ouïe et au goût diffèrent de celles de la vue et de l'odorat : rien n'est plus certain. Les déterminations produites par l'action directe de différentes causes sur les centres nerveux eux-mêmes ont aussi des caractères bien particuliers; et les idées ou les penchants qui résultent de ces différents ordres d'impressions se ressentent nécessairement de leur origine. Cependant, comme il paraît impossible encore de les circonscrire avec assez de précision, c'est-à-dire, de ramener chaque produit à son instrument, chaque résultat à ses données, une analyse sévère rejette comme prématurées les nouvelles divisions qui viennent s'offrir d'elles-mêmes; et le sens du toucher étant un sens général qui répond à tout, peut-être seront-elles toujours regardées comme inutiles. L'on voit, au reste, bien clairement ici, quelle est la seule signification raisonnable qui puisse être attachée au mot *sens interne*, dont quelques philosophes se sont servis avec assez peu de précaution. Pour la déterminer avec plus d'exactitude, il faudrait y rapporter toutes les opérations qui n'appartiennent point aux organes des sens proprement dits : et dès lors, ce mot ne serait plus, je pense, un sujet de débats et de nouvelles incertitudes.

CONCLUSION.

Je terminerai ce long Mémoire en observant que les sensations nécessaires pour acquérir des idées, pour éprouver des sentiments, pour avoir des volontés, en un mot, pour *être*, le sont à différents degrés, suivant les dispositions primitives, ou les habitudes propres à chaque individu : je veux dire que l'un a besoin d'en recevoir beaucoup, ou de les recevoir très-fortes, très-vives ; que l'autre n'en peut, en quelque manière, digérer qu'un petit nombre, ou ne les supporte que plus lentes et moins prononcées. Cela dépend de l'état des organes, de la force ou de la faiblesse du système nerveux, mais surtout de la manière dont il sent.

Les sensations de plaisir sont celles que la nature nous invite à chercher : elle nous invite également à fuir celles de la douleur. Il ne faut cependant pas croire que les premières soient toujours utiles, et les secondes toujours nuisibles. L'habitude du plaisir, même lorsqu'il ne va point jusqu'à dégrader directement les forces, nous rend incapables de supporter les changements brusques que les hasards de la vie peuvent amener. De son côté, la douleur ne donne pas seulement d'utiles leçons : elle contribue aussi plus d'une fois à fortifier tout le corps ; elle imprime plus de stabilité, d'équilibre et d'aplomb aux systèmes nerveux et musculaire. Mais il faut toujours pour cela qu'elle soit suivie d'une réaction proportionnelle ; il faut que la nature se relève avec énergie sous le coup. C'est ainsi que le malheur moral augmente la force de l'ame, quand il ne va pas jusqu'à l'abattre. Il ne se borne point à faire voir sous des points de vue plus vrais les hommes et les choses; il élève encore et trempe le courage, dans lequel nous pouvons trouver presque toujours, quand nous savons y recourir, un asile sûr contre les maux de la destinée humaine.

QUATRIÈME MÉMOIRE.

De l'influence des âges sur les idées et sur les affections morales.

INTRODUCTION.

Tout est sans cesse en mouvement dans la nature; tous les corps sont dans une continuelle fluctuation. Leurs éléments se combinent et se décomposent; ils revêtent successivement mille formes fugitives : et ces métamorphoses, suite nécessaire d'une action qui n'est jamais suspendue, en renouvellent à leur tour les causes, et conservent l'éternelle jeunesse de l'univers.

Pour peu qu'on y réfléchisse, il est aisé de sentir que tout mouvement entraîne, ou suppose destruction et reproduction; que les conditions des corps qui se détruisent et renaissent doivent changer à chaque instant; qu'elles ne sauraient changer sans imprimer de nouveaux caractères aux phénomènes qui s'y rapportent; qu'enfin, si l'on pouvait marquer nettement toutes les circonstances de ces phases successives que parcourent les êtres divers, la grande énigme de leur nature et de leur existence se trouverait peut-être enfin assez complètement résolue, quand même l'existence et la nature de leurs éléments devraient rester à jamais couvertes d'un voile impénétrable.

§ I.

La durée de l'existence des différents corps, sous la forme qui leur est propre, et les faces sans cesse nouvelles qu'ils doivent prendre, dépendent sans doute de leurs matériaux constitutifs ; mais elles dépendent encore plus des circonstances qui président à la formation de ces corps. Il paraît que ces circonstances, et la suite d'opérations qu'elles occasionent, dénaturent considérablement les matériaux eux-mêmes ; et c'est vraisemblablement dans la manière dont ils sont modifiés par elles, que consiste le principal artifice de la nature.

Quand on jette un coup-d'œil véritablement observateur sur cette immense variété de combinaisons que le mouvement reproducteur affecte, on reconnaît bientôt que certains procédés, plus ou moins généraux, les ramènent toutes à des chefs communs ; que certaines différences essentielles et constantes les distinguent et les classent. Les compositions et décompositions des corps, qu'on peut appeler *chimiques*, se font suivant des lois infiniment moins simples que celles de l'attraction des grandes masses ; les êtres organisés existent et se conservent suivant des lois plus savantes que celles des attractions électives : et du végétal à l'animal, quoique l'un et l'autre obéissent à des forces qui ne sont proprement ni mécaniques, ni chimiques, il est encore des différences si générales et si marquées, que c'est la main de la nature elle-même qui semble les avoir distinguées dans les tableaux de la science. Enfin, entre le végétal et le végétal, entre l'animal et l'animal, on aperçoit des nuances et des degrés qui ne permettent point de confondre les êtres que leurs caractères principaux ont placés dans le voisinage le plus immédiat.

Dans les plantes même dont l'organisation est la plus grossière, ou la plus simple, on observe déja des forces exclusivement propres aux corps organisés : on remarque dans les produits des différentes parties de ces plantes plusieurs traits distinctifs absolument étrangers à la nature animale. Quelques animaux, dont l'organisation semble à peine ébauchée, offrent néanmoins, dans cet état informe, certains phénomènes, ou certains résultats particuliers, qui n'appartiennent qu'à la nature sensible.

C'est dans les végétaux que la gomme ou le mucilage commence à se montrer. En passant dans les animaux qui vivent d'herbes, de grains ou de fruits, et dont il forme la véritable, ou du moins la principale nourriture, le mucilage (1)

---

(1) Je ne parle point ici des gaz, dont le mucilage n'est vraisemblablement lui-même qu'un produit particulier : leur

éprouve un nouveau degré d'élaboration ; il se transforme en gélatine, en suc muqueux, en lymphe coagulable et fibreuse. Par l'action des vaisseaux de la plante, par le mélange de l'air et des autres gaz, en un mot, par l'effet de cette suite de phénomènes compris sous le nom de *végétation*, le mucilage devient susceptible de s'organiser, d'abord en tissu spongieux, ensuite en fibres ligneuses, en écorce, en feuilles, etc. Dans les opérations qui constituent la vie animale, la gélatine, élaborée à différents degrés, s'organise d'abord en tissu cellulaire, ensuite en fibres vivantes, en vaisseaux, en parties osseuses : de sorte qu'à côté d'un phénomène végétatif, on pourrait presque toujours placer le phénomène analogue que l'animalisation présente.

En examinant le mucilage, on voit qu'il a, par sa nature, une forte tendance à la coagulation. Sitôt que l'eau, qui le tient si facilement dissous et suspendu entre ses molécules, vient à lui manquer, il se rapproche et s'épaissit. Si la dissipation de l'eau s'est faite d'une manière rapide, le résidu muqueux ne forme qu'un *magma* confus et sans régularité. Mais quand le mucilage perd l'humidité surabondante par une évaporation gra-

---

formation, leurs combinaisons, leur manière de se conduire dans les corps organisés, ne nous sont pas encore assez connues pour que nous puissions rattacher ces divers phénomènes à des principes généraux et constants.

duelle, on découvre çà et là dans son sein des stries allongées qui se croisent; et l'on ne tarde pas à s'apercevoir que ces stries, en se multipliant et se rapprochant, transforment le mélange en un corps assez régulier, divisé par locules ou par rayons, dont les cloisons transparentes peuvent aisément être aperçues au microscope.

Tels sont les premiers matériaux du végétal.

Maintenant, si l'on observe la gélatine dans des circonstances analogues, on verra que sa tendance à se coaguler est encore plus forte que celle du mucilage. Combinée, ou simplement mêlée avec la fibrine (qui n'est elle-même qu'une de ses formes nouvelles), elle s'organise directement en fibres plus ou moins tenaces, suivant la température plus ou moins élevée qui produit l'évaporation de son humidité surabondante; et leur entrelacement, assez semblable en apparence à celui des filaments mucilagineux, est d'autant plus régulier, que l'expérience est conduite avec plus de lenteur et de repos.

Tels sont les premiers matériaux de l'animal.

Nous avons dit que les produits végétaux ont des caractères qui ne se trouvent point dans le règne minéral; que les produits des matières animales diffèrent essentiellement de ceux des parties fournies par les plantes. Les diverses combinaisons des gaz répandus dans le sein de la nature, et la production de certains gaz particuliers qui paraissent résulter du développement des corps organiques, paraissent aussi déterminer ces différences. Nous devons cependant observer que dans quelques plantes, dont la saveur piquante et vive plaît en général aux animaux, et qui peuvent devenir des remèdes utiles pour eux dans le cas d'affaiblissement des forces assimilatrices, on découvre déja quelques traces du gaz qu'ils sont regardés comme exclusivement propres à former; gaz que la décomposition dégage en si grande abondance de l'intime structure de leurs parties. Dans d'autres végétaux, ou plutôt dans leurs graines, dont les peuples civilisés tirent une grande partie de leur nourriture, la chimie a démontré l'existence d'un *gluten* qui se rapproche singulièrement de la fibrine animale. Dépouillé d'un amalgame purement gommeux ou amylacé qui le masque, le pénètre et le divise, ce *gluten* présente l'aspect d'une membrane animale ridée et flottante; ses fibres tenaces se prêtent à tous les efforts; elles obéissent à la main et s'allongent sans peine : rendues à elles-mêmes, elles se retirent vivement et reprennent leur première forme : enfin, pour compléter la ressemblance, elles contractent en peu de temps l'odeur propre aux débris des animaux; et la chimie en retire les mêmes gaz.

Mais ces observations, dont il est absolument nécessaire de tenir compte, n'empêchent pas qu'on ne puisse toujours distinguer les matériaux (1) et les produits affectés à ces deux grandes divisions des corps organisés : rapprochées par des nuances, elles n'en sont pas moins séparées l'une de l'autre par des caractères essentiels; quoique d'ailleurs ces points de contact, s'ils peuvent être multipliés par l'observateur entre le végétal et le minéral, doivent servir peut-être un jour à développer le mystère de l'organisation.

Le mucilage a donc la propriété de s'épaissir, et de former des fibres plus ou moins fermes et souples, suivant les circonstances où il se rencontre : la gélatine et la fibrine animales ont la propriété de former des fibres et des membranes d'une ténacité, d'une élasticité, d'une souplesse beaucoup plus remarquables et plus constantes encore. Cependant il n'y a point une plante dans la goutte de mucilage qui s'épaissit; il n'y a point un animal dans la goutte de gélatine qui devient cellulaire, ou dans la fibrine fluide qui devient fibre musculaire. D'où vient donc cette vie particulière dont l'une et l'autre peuvent être animées jusque dans leurs derniers éléments ?

Quelque idée qu'on adopte sur la nature de la cause qui détermine l'organisation des végétaux

---

(1) Du moins, les matériaux qui se retirent de ces mêmes corps décomposés, et que nous avons pu soumettre à des observations régulières, à des expériences méthodiques et concluantes.

et des animaux, ou sur les conditions nécessaires à leur production et à leur développement, on ne peut s'empêcher d'admettre un principe ou une faculté (1) vivifiante que la nature fixe dans les germes, ou répand dans les liqueurs séminales. Comme c'est ici l'opération la plus étonnante de toutes celles qu'offre l'étude de l'univers, les circonstances en sont extrêmement délicates et compliquées : elles restent couvertes d'un voile mystérieux; et l'on n'a pu jusqu'à présent en saisir que les apparences les plus grossières. Mais nous savons que dans beaucoup de plantes, et dans la plupart des animaux, la matière de leurs premiers rudiments, ou leurs premiers rudiments eux-mêmes, déja tout formés, existent à part de la cause qui doit leur donner la vie, c'est-à-dire,

---

(1) *Principe* et *faculté* sont des mots dont le sens n'a rien de précis, je le sais trop bien. Au reste, je n'entends par là que la condition sans laquelle les phénomènes propres aux différents corps organisés ne sauraient avoir lieu. Je suis surtout bien loin de vouloir conclure affirmativement de ces phénomènes l'existence d'un être particulier, remplissant les fonctions de *principe*, et communiquant aux corps les propriétés dont leurs fonctions résultent. La langue des sciences métaphysiques aurait besoin d'être refaite presque en entier; mais nous n'avons pas encore assez éclairci leur système général pour tenter avec succès cette réforme. Tâchons du moins de nous payer mutuellement de mots le moins et le plus rarement possible.

de la matière prolifique qui en contient le principe. Cette dernière matière, en s'unissant à la précédente, forme avec elle une combinaison d'une durée quelconque, déterminée par les circonstances elles mêmes. Dans le végétal, elle s'attache à des organes peu connus, mais qui font certainement ensuite partie de l'écorce : dans l'animal, elle s'identifie au système nerveux; et de là elle exerce son influence sur tout le corps pendant le temps que dure la combinaison, ou que rien n'empêche l'action des organes vitaux.

L'observation des phénomènes qui suivent l'amputation des parties susceptibles de se régénérer chez différents animaux; l'histoire mieux connue de la suppuration, de la formation des cicatrices, de la reproduction des os; les recherches sur le *corium* du sang et sur l'organe cellulaire; enfin, l'examen plus attentif des coagulations lymphatiques-membraneuses qui recouvrent souvent les viscères dans les inflammations mortelles, ont fait voir que la gélatine et la fibrine sont la véritable matière des membranes, d'où se forment ensuite les vaisseaux, les glandes, les enveloppes des nerfs, etc., qu'elles contiennent les principes des fibres musculaires et ceux même de l'ossification : et s'il est vrai, comme je crois l'avoir porté ailleurs à un assez haut degré de vraisemblance, que la fibre musculaire organisée soit produite par la combinaison de la pulpe nerveuse et du tissu cellulaire (1), réunis et transformés l'un et l'autre dans leur mélange, les éléments des corps animés se réduisent à la gélatine simple ou fibreuse, et à la partie médullaire des nerfs. Quoi qu'il en soit, au reste, de ce point de doctrine, comme l'état du muscle se rapporte toujours à celui des autres parties, qui sont évidemment formées de tissu cellulaire, les conséquences resteront toujours les mêmes relativement à l'objet qui nous occupe, c'est-à-dire relativement aux dispositions physiques des organes dans les différentes époques de la vie, et à l'influence directe que ces dispositions exercent sur toutes les fonctions intellectuelles et morales.

Je vous demande pardon, citoyens, de vous arrêter si long-temps sur des idées préliminaires qui paraissent ne pas entrer immédiatement dans notre sujet : je les crois pourtant nécessaires à l'intelligence plus complète de celles que nous allons parcourir rapidement.

§ II.

Ainsi donc, dans le tableau successif de l'état des organes, tout semble pouvoir se réduire à la détermination de l'état du système nerveux et du tissu cellulaire : et dans le tableau comparatif des

---

(1) Lequel, à son tour, est une production de ces mêmes sucs qui flottent dans son sein.

variations que subissent les diverses facultés, tout doit pouvoir se ramener à des éléments d'une égale simplicité.

Par les effets de la végétation, le mucilage va s'élaborant chaque jour de plus en plus. Dans l'enfance des plantes, il est presque entièrement aqueux; il n'acquiert par le repos qu'une consistance faible et sans ténacité : sa saveur est à peine sensible, elle se confond avec le goût herbacé commun à toute la nature végétale; et les sels, les huiles odorantes, et les autres principes actifs, ne s'y combinent qu'à mesure que la plante acquiert tout son développement.

Chez les jeunes animaux, la gélatine fibreuse (1) semble tenir encore beaucoup du mucilage : leurs humeurs ont un caractère inerte, insipide; et les décoctions, ou les extraits de leurs parties, singulièrement abondants en matières muqueuses, subissent une longue fermentation acide avant de passer à la putréfaction. Ils ont toujours très-peu, quelquefois même ils n'ont point du tout l'odeur propre à l'espèce de l'animal; ils fournissent une faible quantité des principes, ou des gaz ammoniacaux : en un mot, ils semblent tenir encore à l'état végétal, dont ils viennent de sortir; et ils

---

(1) La fibrine, je le répète, n'est, aussi-bien que l'albumine, qu'une transformation du mucilage, et, si l'on peut s'exprimer ainsi, un nouveau degré de son animalisation, dont la mucosité pure paraît être le premier terme.

gardent, en quelque sorte, le même caractère incertain que les êtres dont ils ont été tirés.

Mais bientôt la vie agit avec une force toujours croissante sur des humeurs qui paraissent presque homogènes dans les différentes espèces vivantes, et dans les différentes parties du même animal, elle donne à chacune de ces humeurs son caractère particulier; elle les distingue dans les races, dans les individus, dans les organes. Leurs qualités se prononcent chaque jour davantage; jusqu'à ce qu'enfin, à raison même de leur exaltation, elles commencent à produire dans les solides des contractions trop vives et trop durables; ou que, par suite de leur épaississement, elles les solidifient de plus en plus, et concourent ainsi, avec d'autres causes qui font décliner l'énergie vitale, à précipiter encore sa chute, en rendant l'action de ses divers instruments plus tumultueuse, ou plus lente et plus pénible.

Dans cette suite d'opérations qui font vivre et développent le végétal et l'animal, l'existence et le bien-être de l'un sont liés à l'existence et au bien-être de l'autre. Le végétal paraît pomper de l'atmosphère certains principes étrangers, ou surabondants, très-nuisibles à la vie des animaux; il lui rend, au contraire, en grande quantité l'espèce de gaz qui peut être regardé comme l'aliment propre de la flamme vitale (1) : et les gaz

---

(1) La production ou la régénération du gaz oxygène n'est

produits par la respiration des animaux, les émanations qui s'exhalent sans cesse de leurs corps, les produits de leur décomposition, sont précisément ce qu'il y a de plus capable de donner à la végétation toute son énergie et toute son activité (1).

Mais s'il est vrai que les plantes rendent la terre plus habitable pour les animaux, et que les animaux la rendent plus fertile pour les plantes; s'il est vrai qu'ils se prêtent une nourriture mutuelle, afin de maintenir entre les deux règnes un constant équilibre; s'il est certain que l'état où les corps animés, en supposant qu'ils fussent seuls et suffisamment nombreux sur le globe, devraient nécessairement mettre à la longue l'atmosphère, soit excessivement défavorable à leur conservation : d'autre part, les inconvénients attachés au

---

pas exclusivement attribuée aux végétaux. D'après les expériences d'Ingenhouse, les insectes qui forment les tremelles et les conferva le fournissent en abondance. Peut-être même aucun corps ne reproduit-il, à proprement parler, les gaz qu'il exhale : il est très-possible que la quantité des différents gaz soit toujours la même dans la nature, et que les corps d'où ils se dégagent n'aient fait que se les approprier en les enlevant à certaines substances qui les enveloppent et les masquent à nos yeux.

(1) Les dernières expériences de Sennebier sur la végétation ont prouvé que la proportion des autres gaz, relativement à l'oxygène, doit rester assez faible, sans quoi les plantes languissent.

rapprochement et à l'entassement des espèces vivantes sont compensés par une foule de précieux avantages (1); et ces différentes espèces, en devenant l'aliment les unes des autres, font subir aux sucs animaux des élaborations répétées qui leur donnent une perfection progressive, dont la supériorité des espèces carnassières dépend sans doute à plusieurs égards.

Passant d'un animal à l'autre, la gélatine s'animalise donc encore davantage : comme en passant et repassant par les divers systèmes d'organes dans le même individu, son assimilation aux différentes humeurs, ou ses diverses transformations, deviennent plus entières et plus parfaites. Ainsi, l'homme qui peut vivre de presque toutes les espèces, semble dire aux animaux frugivores : *Préparez pour moi les sucs des plantes que mon faible estomac aurait trop de peine à digérer ;* aux espèces qui se nourrissent d'êtres vivants comme elles-mêmes : *Élaborez encore des sucs déja modifiés puissamment par l'influence de la sensibilité ; c'est à vous d'approprier à ma nature un aliment qui, sous un petit volume, et presque sans travail de la part de mes organes, y porte des principes éminemment réparateurs.*

---

(1) Il n'est pas même démontré que l'air le plus purgé d'émanations animales soit toujours le plus propre à la respiration, et le plus sain.

§ III.

Les végétaux qui, par leurs produits chimiques, ont de l'analogie avec les matières animales, sont une nourriture fort convenable (1) pour un grand nombre d'êtres vivants : c'est ce dont on ne peut douter, d'après cette saveur agréable et vive qui les fait rechercher avec avidité de toutes les espèces herbivores; c'est ce que confirme plus directement encore la pratique de la médecine et de l'art vétérinaire. Les graines céréales, qui contiennent la matière glutineuse, fournissent abondamment le principe propre à réparer les pertes occasionées par le mouvement vital lui-même : en d'autres mots, elles sont très-nourrissantes; c'est ce qu'atteste encore l'expérience des plus anciennes et des plus grandes nations civilisées. Enfin, les fortes décoctions, ou les gelées de chair, surtout celles tirées de certains animaux à qui d'autres espèces servent de proie, sont l'aliment le plus concentré, le plus sapide et le plus restaurant; celui dont l'assimilation est, dans beaucoup de cas, la plus prompte et la plus facile : c'est ce que fait voir clairement l'observation journalière; c'est ce que démontrent encore avec plus d'évidence un grand nombre de faits de patho-

---

(1) Surtout quand ils ne sont pas employés en trop grande quantité.

logie et de thérapeutique, recueillis par des médecins exacts et judicieux.

Je me contente de citer, pour preuve de cette dernière assertion, l'histoire rapportée par Lower.

Un jeune homme attaqué d'une violente hémorragie, qu'on avait arrêtée plusieurs fois vainement, et qui se renouvelait sans cesse, fut soutenu, dans ses défaillances, avec du bouillon très-fort, ou, pour mieux dire, avec du jus de viande. L'hémorragie continuant toujours, et le fluide qu'elle fournissait étant à peine coloré, l'on s'aperçut, par son odeur et par son goût, que c'était ce jus lui-même qui circulait dans les vaisseaux au lieu de sang. Cependant le jeune homme se rétablit, recouvra ses forces, et quelques années après sa constitution devint athlétique, suivant l'expression de l'observateur.

Le même fait s'est renouvelé deux fois sous mes yeux, dans des circonstances presque entièrement semblables.

Il est seulement nécessaire d'observer ici, que l'abondance de la matière glutineuse dans les graines céréales les rend quelquefois trop nourrissantes; que les plantes *crucifères*, ou *tétradynames*, sont plutôt des assaisonnements et des remèdes que des aliments, et que leur abus, ou leur usage déplacé, peut quelquefois porter un principe de dissolution dans les humeurs, ou même de désorganisation dans les solides; qu'enfin, les sucs animaux, à force d'être successivement élaborés dans différentes espèces, acquièrent un degré d'exaltation qui rend leur odeur rebutante, leur saveur insupportable, et leur usage pernicieux.

§ IV.

Pendant que les changements dont nous avons parlé se passent dans la gélatine, et particulièrement dans l'organe cellulaire, qui peut en être considéré comme le grand réservoir, il se fait dans le système nerveux d'autres changements plus importants encore. Son volume, relativement à celui des autres systèmes de parties qui doivent lui rester constamment subordonnés, est d'autant plus considérable, ses rapports avec eux paraissent d'autant plus marqués, ou leur communication d'autant plus facile et prompte, que les animaux sont plus près de leur origine. A peine a-t-il reçu l'impulsion vivifiante qui, par lui, se communique à tous les autres organes; à peine la combinaison qui lui donne la faculté de sentir et de les faire vivre est-elle formée, qu'il agit sur eux avec une activité à laquelle les impressions extérieures n'apportent encore, dans ces premiers moments, presque aucune distraction. Son influence vive, rapide, et continuellement renouvelée, est nécessaire pour les imprégner graduellement des facultés vitales qui leur sont propres. La nature semble avoir pris des soins particuliers pour que cette influence s'exerce alors avec la plus grande facilité. De là dépend, à beaucoup d'égards, la disposition convenable des organes dans les époques suivantes : et, pour cet effet, non-seulement l'énergie nerveuse n'éprouve aucune résistance de la part des solides, qui sont encore dans un état presque uniquement gélatineux ; mais la pulpe cérébrale se trouve elle-même dans un état de mollesse et de perméabilité qui permet aux causes dont elle est animée d'agir dans son sein avec la liberté la plus entière, et de faire communiquer toutes ses parties avec une célérité inexprimable.

Mais bientôt les couches de tissu cellulaire qui s'insinuent dans les divisions du cerveau, qui se glissent entre les stries médullaires, et forment, en les accompagnant hors du crâne, les enveloppes des troncs et des filets nerveux; ces couches, dis-je, d'abord à peine organisées, commencent à prendre par degrés plus de consistance: les sucs muqueux qui les abreuvent se changent progressivement en solides; elles se condensent, elles embrassent de plus près la pulpe sentante. La pulpe elle-même acquiert plus de fermeté : et si l'odeur singulière qui lui est propre annonce, en se caractérisant mieux avec l'âge, que la vie s'y confirme en quelque sorte de plus en plus, que son influence s'exerce avec une force toujours plus considérable, ou que ses effets s'exaltent en proportion de sa durée ; l'observation prouve en même temps que le système nerveux agit progressivement avec plus de lenteur, comme avec plus de régularité, et que le moment où sa perfection graduelle commence à devenir le plus remarquable, est également celui qui présage de loin son déclin futur.

En effet, à mesure que la quantité du fluide aqueux qui entre dans la formation des stries médullaires diminue, que le mucus animal, avec lequel elles sont confondues à leur première origine, s'élabore et prend plus de corps ; à mesure que les causes vitales parviennent, pour ainsi dire, à leur maturité, l'action des stimulus sur les parties sensibles est moins vive; la réaction des centres de sensibilité sur les organes moteurs est moins précipitée. Cependant ces impressions, bien loin d'abord d'être plus faibles, seront, au contraire, plus fortes : à raison même de leur lenteur, elles seront plus profondes et plus durables. Mais en avançant, reçues avec plus de difficulté, elles commencent à s'affaiblir; elles deviennent confuses, embarrassées : et quand elles en sont venues au point de ne pouvoir plus être transmises de la circonférence au centre, et du centre à la circonférence, la cause de la vie elle-même, la sensibilité, ne peut se reproduire ou s'entretenir; l'individu n'existe déja plus.

Cependant, à mesure que le mucus animal, ou la gélatine, a pris dans les organes ce degré toujours croissant de consistance; à mesure que les stimulus, à chaque instant plus énergiques, froucent et contractent de plus en plus les solides fibreux dans lesquels la vie l'a transformé, l'action du système sensitif sur les diverses parties, qui toutes partagent plus ou moins les effets de ce changement, éprouve, de son côté, des résistances graduelles analogues. Ces résistances, qui la règlent d'abord, la gênent dans la suite et la troublent; elles l'affaiblissent même radicalement, en altérant les fonctions qui reproduisent sa cause : et quelquefois leur intensité peut s'accroître jusqu'à réduire, sans autre maladie caractérisée, l'énergie nerveuse à la plus entière impuissance. Il est vraisemblable que les choses se passent ainsi dans certains cas de mort sénile, mais non dans tous, comme le pensait Boerhaave. Cette mort, dont j'ai eu l'occasion d'observer deux ou trois exemples sur des sujets d'un âge peu avancé, et sans que les cadavres aient ensuite présenté aucun vestige d'ossification extraordinaire, ou d'endurcissement des solides, arrive en effet le plus souvent par l'extinction directe des forces du système nerveux.

Tels sont les changements généraux qui surviennent dans l'économie animale aux différentes époques, et par l'action même de la vie. Mais, pour bien connaître leurs effets, il ne suffit pas de les considérer ainsi par grands résultats, si l'on veut surtout pouvoir faire de cette connaissance une utile application à l'étude morale de l'homme. Il devient indispensable d'entrer dans quelques détails à ce sujet.

§ V.

On a fait depuis long-temps sur l'état organique des jeunes animaux deux observations qui sont également vraies, mais dont on ne paraît pas avoir senti toute l'importance, l'une que le nombre des vaisseaux est d'autant plus grand, l'autre que l'irritabilité des muscles est d'autant plus considérable, que le corps est moins éloigné du moment de sa formation.

Ce nombre presque infini de vaisseaux qui rend les cadavres des enfants si faciles à injecter, et qui fait pénétrer la couleur des injections dans toutes les parties des membranes, dans tous les points de la peau, produit des effets très-appropriés aux besoins de ces êtres pour qui la vie commence, et dont le premier intérêt est d'apprendre à connaître les objets qui les environnent. Il n'en résulte pas seulement une grande facilité dans le cours des différentes liqueurs, et par conséquent une grande promptitude dans l'exercice des fonctions qui dépendent presque toutes de cette circonstance; mais par là toutes les extrémités nerveuses sentantes se trouvent encore dans un état d'épanouissement singulier; ce qui multiplie pour elles les objets des sensations, et donne à chaque sensation particulière une vivacité qu'elle ne peut avoir que dans ce premier âge (1).

Si l'on adopte l'idée que la fibre charnue est le produit immédiat de la pulpe nerveuse, combinée avec le mucus fibreux du tissu cellulaire, qui, dans cette combinaison particulière, éprouve un nouveau degré d'animalisation, la plus grande irritabilité des muscles, à cette première époque, où le système cérébral domine si puissamment sur toutes les autres parties, rentre dans les lois connues de l'économie vivante. Suivant cette ma-

---

(1) Des médecins ont cru que les vaisseaux de certains organes, qui se développent et entrent en action à des époques postérieures de la vie, ou même que certains ordres de vaisseaux, communs à tout le corps, étaient oblitérés, ou n'existaient pas encore dans l'enfance; que, par conséquent, si l'âge en diminue le nombre à certains égards, il l'augmentait à quelques autres. De Haen regardait le travail de cette évolution de certains vaisseaux ou non existants, ou du moins affaissés jusqu'alors sur leurs parois, comme la cause occasionelle de différentes maladies éruptives, telles, par exemple, que la petite-vérole et la rougeole : il n'était même pas éloigné d'attribuer à cette circonstance les efflorescences miliaires blanches ou rouges, et les taches pétéchiales. Les adversaires de De Haen ont eu peu de peine à prouver que son hypothèse était complètement absurde; et l'on peut ajouter que les parties qui sont encore inertes dans l'enfance ont elles-mêmes dès lors plus de vaisseaux qu'elles n'en présentent dans la suite au temps de leur plus entier développement, et lorsque leurs fonctions ont acquis la plus grande activité.

nière de concevoir les muscles, ils ne sont, pour ainsi dire, que d'autres extrémités des nerfs, mais des extrémités déguisées par leur intime mélange avec une substance étrangère : ils ne sont plus seulement les instruments dociles de l'organe nerveux; ils en font partie. Les rapports directs du sentiment et du mouvement, ou plutôt l'unité de leur source bien reconnue, font du moins disparaître quelques obscurités répandues sur ce double phénomène; et l'on voit surtout assez clairement pourquoi, tandis que le système cérébral est le plus faiblement contre-balancé par les autres parties, tandis que son action a le plus de vivacité, s'exerce et se renouvelle avec le plus d'aisance et de promptitude; l'on voit, dis-je, pourquoi ses extrémités musculaires doivent alors être dans l'état de la plus grande mobilité, et conserver dans leurs mouvements les mêmes caractères qui distinguent, à cette même époque, toutes les sensations.

Sans cela, peut-être serait-il assez difficile d'expliquer comment il se fait que les muscles soient plus sensibles à l'action des causes motrices, précisément lorsqu'ils sont encore le plus incapables d'exécuter des mouvements, et que cette sensibilité s'affaiblisse à mesure qu'ils deviennent plus propres à remplir leurs fonctions. Dans certains états de faiblesse, qui ramènent, en quelque sorte, l'homme à celui de l'enfance, et chez les femmes, qui, sous plusieurs rapports, sont presque toute leur vie des enfants, on remarque cette plus grande mobilité jointe à la faiblesse musculaire; et c'est bien évidemment ici de la même cause que ce phénomène dépend, je veux dire, de la prédominance de l'organe sensitif, et de son influence redevenue plus vive et plus tumultueuse.

Il est une autre circonstance organique, particulière au premier âge, qui tient peut-être de plus près encore à l'ensemble de celles qui font l'objet de nos recherches, ou qui contribue plus puissamment à la production de cet état particulier physique et moral, dont nous essayons de tracer le tableau; mais, pour être bien saisie, elle demanderait d'assez longues explications, et je ne puis que l'indiquer en peu de mots.

Depuis le moment où la première dentition est achevée jusqu'à celui où commence le travail de la seconde, il se fait dans les glandes, et dans tout l'appareil lymphatique, des changements qui ont la plus grande influence sur l'état général des solides et des humeurs. Chez l'enfant qui vient de naître, comme chez les petits des animaux des autres espèces, les glandes sont plus volumineuses. Il en existe même quelques-unes qui sont exclusivement propres à cette époque, et qui, dans la suite, doivent se flétrir et s'effacer. On les trouve toutes alors gonflées d'un suc laiteux très-abondant; leur tissu semble en être comme imbibé; les vaisseaux lymphatiques qui les traversent sont dans un état de distension et de mollesse, et leurs fonctions absorbantes n'ont que peu d'énergie et d'activité. Une grande partie de l'assimilation paraît, dans le fœtus, se faire par le moyen de ces vaisseaux et surtout par le travail des glandes : de là l'engorgement habituel des uns et des autres, et, par suite de cet engorgement, celui du tissu cellulaire et l'état muqueux de tout le corps.

Quand le système lymphatique commence à prendre plus de ton, les glandes deviennent sujettes à des états particuliers de spasme. C'est le moment du carreau mésentérique, des oreillons, de premier développement des affections scrofuleuses : or, quand les glandes viennent à s'engorger ainsi d'une manière plus profonde et plus générale, le cerveau s'en ressent immédiatement par une de ces sympathies dont les liens intimes nous sont inconnus, mais que l'observation des faits constate chaque jour.

Les dispositions maladives du cerveau qui dépendent de cette circonstance n'apportent pas toujours un obstacle direct aux opérations intellectuelles, au développement moral : elles les hâtent souvent au contraire; elles semblent les rendre plus parfaites, aussi-bien que plus précoces : quelquefois même l'ensemble de l'organe cérébral redevient, à cette époque, plus volumineux relativement aux autres parties; d'où s'ensuivent différents phénomènes physiologiques, ou pathologiques, qu'on a souvent attribués à des causes imaginaires.

Je n'entrerai pas ici dans de plus grands détails touchant la révolution qui s'opère alors dans les vaisseaux lymphatiques et dans les glandes, révolution dont l'effet est si puissant sur toute l'économie animale. Il nous suffit de dire que, dès ce moment, l'absorption se fait tous les jours d'une manière plus active et plus complète dans le tissu cellulaire, et que souvent l'organe nerveux, en vertu des changements arrivés dans les glandes, acquiert tout à coup une activité vicieuse.

Ainsi, la prédominance relative du système nerveux; la quantité plus considérable de vaisseaux; l'élaboration encore imparfaite du mucus animal, jointe à la surabondance d'humidité qu'il contient; l'irritabilité plus vive des muscles; enfin, les changements qui surviennent, soit graduellement, soit par l'effet de certaines révolutions soudaines dans le système absorbant et lymphatique : telles sont les considérations générales que présente l'état des organes chez les enfants.

§ VI.

Nous allons voir maintenant ces instruments nouveaux entrer en action par l'influence de l'énergie vitale, ce système nerveux, où la vie est à peine ébauchée, en imprégner de plus en plus toutes les parties du corps; ces parties souples et dociles en essayer, en confirmer l'exercice par des mouvements vifs, rapides, peu durables, mais fréquemment renouvelés.

Au milieu d'impressions qui sont toutes également neuves pour lui, l'enfant semble courir rapidement de l'une à l'autre. Quand il ne dort pas, ses muscles, excités par les plus faibles stimulants, par l'acte le plus fugitif de sa volonté naissante, sont dans un mouvement continuel; et, soit qu'il dorme, ou qu'il veille, les fibres musculaires des organes vitaux se contractent avec la même vîtesse, ces organes exécutent des mouvements toujours également rapides et précipités.

Avide de sentir et de vivre, son instinct lui fait prendre toutes les attitudes, dirige son attention vers tous les objets; ses sens, encore embarrassés, incertains, se développent de moment en moment, se familiarisent avec leurs propres opérations. C'est en réitérant ses observations et ses tentatives; c'est en revenant sans cesse sur les objets auxquels elles s'appliquent, qu'il apprend à se servir des instruments qu'elles mettent en usage, qu'il perfectionne ces instruments eux-mêmes. Or, de la seule multiplicité des impressions doivent résulter alors nécessairement des déterminations tumultueuses, changeantes, embarrassées, pour ainsi dire, les unes dans les autres. Mais en même temps, l'organe cérébral, dans lequel les principes mêmes de la vie se préparent et s'élaborent, moins raffermi par les membranes cellulaires qui l'embrassent ou qui se glissent dans ses divisions, entre facilement en jeu. Les moindres impressions qui lui viennent de ses extrémités sentantes, les moindres stimulants dont il éprouve l'action directe dans son sein, excitent de sa part des opérations d'autant plus faciles et plus promptes, qu'elles tiennent encore de près à celles de l'instinct, et d'autant plus favorables au développement de tout le corps qu'elles sont plus générales et diffuses, qu'elles se fixent plus rarement dans un point particulier; de sorte que la vie, s'exerçant partout et sans cesse d'une manière égale, y prend chaque jour une nouvelle consistance.

D'autre part (et cela même arrive encore en vertu de la plus grande irritabilité des organes, et par l'effet des mouvements plus vifs, ou des sécrétions plus abondantes qu'elle détermine), d'autre part, les digestions se font avec une singulière promptitude : l'estomac ne peut rester un instant oisif; son activité demande des repas fréquents. Mais ces digestions si rapides sont en général imparfaites; leurs produits n'acquièrent qu'un degré peu complet d'animalisation. Le foie, beaucoup plus volumineux à cet âge, filtre une quantité considérable de bile; mais il ne peut encore lui donner l'énergie qu'elle aura dans la suite. La bile participe du caractère des autres humeurs; elle est gélatineuse, presque inodore, presque insipide : et le chyle qu'elle concourt à former, traîne avec lui dans le torrent de la circulation un amas muqueux, que la faiblesse des vaisseaux et des poumons ne peut corriger entièrement. De là, par un cercle inévitable d'actions et de réactions mutuelles et successives, il résulte de nouvelles humeurs inertes et muqueuses, comme les précédentes; de cet état des humeurs s'ensuit également celui des vaisseaux et du système cérébral : comme enfin de l'état du système cérébral dépend son genre d'action ou d'influence; et de cette influence, jointe à l'extrême souplesse des fibres, la grande irritabilité des organes moteurs.

En conséquence, on voit qu'à ces impressions vives, nombreuses, sans stabilité, doivent correspondre des idées rapides, incertaines, peu durables. Il y a quelque chose de convulsif dans les passions, aussi-bien que dans les maladies de l'enfant. Les objets de ses besoins et de ses plaisirs sont simples, immédiats : il n'est point distrait de leur étude par des pensées qui ne peuvent exister que plus tard dans son cerveau, par des passions qui lui sont encore absolument étrangères. Tout ce qui l'environne éveille sucessivement son attention. Sa mémoire neuve reçoit facilement toutes les empreintes : et comme il n'y a point de souvenirs antérieurs qui puissent les affaiblir, elles sont aussi durables que faciles. C'est le moment où se forment les plus importantes habitudes. Les idées et les sentiments les plus généraux de la nature humaine se développent, pour ainsi dire, à l'insu de l'enfant, pendant cette première époque : ils se développent par le même artifice que plusieurs déterminations instinctives l'ont déjà fait pendant son séjour dans le ventre de la mère ; et ils acquièrent, dans l'ensemble de l'organe nerveux, leur consistance et leur maturité, de la même manière que la vie s'ébauche et se consolide dans les organes particuliers par la répétition fréquente des impressions et des mouvements.

Nous avons souvent lieu d'être étonnés des moyens que la nature met en usage dans l'exécution de ses plans, ou, pour parler avec plus d'exactitude, dans les opérations résultantes de son mécanisme général. S'il est des circonstances défavorables à la vie des animaux, ce sont sans doute et la douleur, et la maladie : l'une présage, l'autre atteste le danger, plus ou moins pressant, de destruction dont ils sont menacés. Cependant la maladie et la douleur concourent plus d'une fois elles-mêmes aux mouvements par lesquels les forces ordonnatrices imprègnent les organes de nouvelles facultés.

Deux époques principales se font remarquer chez les enfants ; je veux dire celles des deux dentitions. Les observateurs savent quelles souffrances périlleuses accompagnent l'éruption des premières dents, et quels changements avantageux se font dans tout le système après qu'elle est terminée. Ce changement m'a toujours paru plus remarquable chez les sujets pour lesquels il avait été précédé de plus d'orages, quand ces sujets étaient d'ailleurs bien constitués et sains.

Mais la dernière dentition a beaucoup plus d'influence encore sur l'état général des forces vivantes. Les anciens médecins, qui divisaient la durée de la vie par grandes périodes climatériques, fixaient le terme de la première de ces périodes à l'apparition des dents de sept ans. Ils n'avaient pas eu de peine à remarquer que les solides et les humeurs prennent alors tout à coup des caractères plus prononcés : le passage est trop brusque pour qu'il pût échapper à leur observation. Ces exacts contemplateurs de la nature n'ont pas ignoré la révolution qui se fait en même temps dans le moral : et si tous les peuples civilisés placent à cette même époque l'âge de raison, il ne faut pas croire que ce soit au hasard et sans motif.

Parmi les maladies propres au premier âge, on compte ordinairement les hémorragies du nez. Nous avons une belle dissertation de Stahl sur les affections pathologiques des âges, dans laquelle il observe que, pendant ce temps, la direction des humeurs les pousse principalement vers la tête. Il explique même par là les délires, les convulsions, et les autres accidents nerveux qui surviennent si communément alors.

Mais il faut remonter plus haut. Le cerveau ne perd que par degrés de son volume relatif ou proportionnel. Il attire d'abord à lui plus de sang que les autres parties; et jusqu'à ce que ses membranes extérieures et leurs prolongements interlobulaires aient acquis une certaine densité, jusqu'à ce qu'il ait pris lui-même plus de consistance, il est hors d'état de résister à l'impulsion du sang artériel. Nous devons rappeler en outre, que par les lois de l'économie animale, la plus grande activité d'un organe entraîne nécessairement celle de ses vaisseaux. Ainsi, cette direction particulière des humeurs vers la tête, que les anciens avaient remarquée également au début de presque toutes les fièvres aiguës, surtout de celles du printemps, ou, comme ils aimaient à le dire, de l'enfance de l'année, est l'effet plutôt que la cause des dispositions du cerveau. Cependant elle n'en a pas moins à son tour une grande influence sur les opérations de cet organe, notamment sur la formation des idées et des déterminations qui s'y rapportent. C'est pour cela surtout que j'ai cru devoir en faire mention.

Mais ce n'est pas avant l'âge de sept ans, que les saignements de nez sont le plus communs : ils le sont, au contraire (je parle des saignements spontanés), assez peu dans les premières années de la vie. Quand ils s'établissent, leur abondance et leurs retours fréquents annoncent un surcroît d'énergie et de densité, encore plus qu'une augmentation réelle de volume dans les humeurs : et les derniers vaisseaux artériels ont commencé de s'oblitérer et de refuser le passage au sang, lorsqu'en se jetant ailleurs, il force ainsi les extrémités de ceux qui ne sont point encore affermis par un épiderme suffisamment solide pour lui résister.

L'époque des hémorragies nasales est une des plus intéressantes pour l'observateur ; elle va se confondre avec celle de la puberté. On peut la considérer comme renfermée entre l'âge de sept ans et celui de quatorze, seconde période climatérique des anciens (1). Dans cet intervalle, si précieux pour l'acquisition des premières connaissances, et surtout pour le développement de la raison, déjà le tissu cellulaire est plus élaboré, les solides ont plus de ton, les stimulus répandus dans chacun des fluides ont pris, comme nous venons de le dire, une activité plus considérable ; et, quoique la perméabilité des parties paraisse un peu moindre, leur action est à peu près aussi vive, et en même temps beaucoup plus ferme que dans le premier âge.

J. J. Rousseau, qui fut tout à la fois un grand observateur de la nature, quoique sa manière d'écrire si belle et si riche ne soit pas toujours parfaitement naturelle, et un esprit très-philosophique, quoique, par ses paradoxes et ses déclamations, il ait, pour ainsi dire, à tout prix, voulu se ranger parmi les ennemis de la philosophie ; J. J. Rousseau s'est attaché particulièrement, dans son plan d'éducation, à tracer l'histoire et à mon-

---

(1) Elle se prolonge souvent jusqu'à vingt-un par des raisons qu'on verra ci-après.

trer la véritable direction de cette époque importante de la vie : il en a suivi le développement avec une attention scrupuleuse ; il l'a peinte avec la plus grande vérité ; et les leçons pratiques dont il y donne les exemples sont des modèles d'analyse. On ne retrouve cette méthode, portée au même point de perfection, dans aucun autre de ses écrits : à peine même pourrait-elle avoir quelque degré de précision de plus entre les mains des philosophes les plus exacts ; et l'admirable talent de l'auteur prête aux vérités qu'elle lui dévoile une vie, un charme, et même une lumière, qui les font passer tout ensemble dans les esprits et dans les cœurs.

Cette époque est en effet, je le répète, la plus décisive pour la culture du jugement : c'est alors que les impressions commencent à se rasseoir, à se régler ; que la mémoire, sans avoir perdu de sa facilité à les retenir, commence à mettre mieux en ordre la multitude de celles qu'elle a recueillies, et devient tout ensemble plus systématique et plus tenace ; que l'attention, sans avoir encore tous les motifs qui, plus tard, la rendent souvent passionnée, acquiert un caractère remarquable de force et de suite : c'est alors aussi qu'il s'établit, entre l'enfant et les êtres sensibles qui l'environnent, des rapports véritablement moraux ; que son jeune cœur s'ouvre aux affections touchantes de l'humanité. Heureux, lorsqu'une excitation précoce ne lui donne pas des idées qui ne sont point de son âge, et n'éveille pas en lui des passions qu'il ne peut encore diriger convenablement, ni même sentir et goûter !

§ VII.

Durant l'enfance, la tendance générale des humeurs les porte donc vers la tête. A mesure que l'enfant approche de l'adolescence, cette première direction s'affaiblit; et la poitrine devient, de plus en plus, le terme principal des congestions. Les relations des organes de la génération et de ceux de la poitrine ne s'expliquent point par l'anatomie; mais tous les faits de pratique les attestent. Les maladies des glandes des aines et de celles du poumon, l'état des testicules et celui de la trachée ou du larynx, les affections de l'utérus et des mamelles, par la manière dont on les voit se produire mutuellement, ou se balancer, ne permettent pas de méconnaître ces relations singulières. Ainsi, l'on sera moins étonné de voir que les efforts particuliers de la nature aient lieu à la fois dans ces deux espèces d'organes, dont la situation respective exige pourtant la division mécanique des forces ou des moyens qu'elle met alors en usage.

D'un autre côté, même sans adopter entièrement l'application que la chimie moderne a faite de la théorie de la combustion à celle de la chaleur animale (1), je ne pense pas qu'on puisse

---

(1) On a fait de fortes objections contre cette application

mettre en doute l'influence de la respiration sur la production de cette chaleur : et l'on sait d'ailleurs assez quelle action spéciale la chaleur en général, et celle de la vie en particulier, exercent sur les organes de la génération, dont elles paraissent être le stimulant le plus efficace et le plus constant.

Enfin, l'expérience nous apprend qu'une plus grande chaleur pousse le sang avec plus d'abondance et de force vers le poumon; que la résorption de la semence porte dans le sang les causes indirectes d'une chaleur nouvelle; que les congestions sanguines du poumon, ou les irritations locales qu'une circulation tumultueuse et gênée y produit quelquefois, excitent directement les organes de la génération, donnent un penchant plus vif pour les plaisirs vénériens. C'est ici l'un de ces nombreux exemples que l'économie animale présente, et dans lesquels on voit les phénomènes s'entrelacer, en quelque sorte, et devenir tour à tour effet et cause, sans qu'il soit possible de démêler celui dont un, ou plusieurs

---

trop dogmatique et trop absolue : Dumas, célèbre professeur de Montpellier, a résumé celles qui avaient été faites avant lui, et il en a proposé de nouvelles qui paraissent en effet assez difficiles à réfuter. (Voyez ses Éléments de Physiologie, ouvrage du mérite le plus distingué). Il serait possible d'en faire encore quelques autres qui me paraissent avoir aussi quelque poids.

autres ne sont que la conséquence. Voilà ce qui fait dire à Hippocrate que *la vie est un cercle, où l'on ne peut trouver ni commencement ni fin : car*, ajoute-t-il, *dans un cercle, tous les points de la circonférence peuvent être fin ou commencement* : et rien n'est plus propre à faire voir comment, dans l'organisation, toutes les parties sont liées entre elles ; comment, dans les fonctions, il n'en est point qui ne se supposent les unes les autres, et qui ne soient plus ou moins nécessaires à l'ordre du tout.

Les circonstances physiques, particulières à l'adolescence, sont donc naturellement enchaînées entre elles ; elles forment un système auquel viennent se rapporter encore quelques phénomènes accessoires, dont l'exposition nous entraînerait dans des détails trop minutieux : et comme la plus remarquable de toutes ces circonstances, je veux dire le développement, ou l'action nouvelle des organes de la génération, exerce une grande influence sur l'état moral ; comme elle crée tout à coup d'autres idées et d'autres penchants, nous ne pouvons douter que le nouvel état moral ne tienne, du moins d'une manière médiate, à l'ensemble de ces mêmes circonstances, et ne se coordonne avec celles qu'on eût, au premier aspect, dû le moins soupçonner d'y contribuer par de véritables rapports.

Mais je me propose de revenir sur ce sujet dans le Mémoire suivant, où nous considérerons l'influence des sexes. Contentons-nous maintenant de quelques observations générales.

Il est évident que l'adolescence introduit dans le système une série nouvelle de mouvements. Elle trouve déjà le tissu cellulaire et toute la contexture des solides dans un état de condensation, d'élaboration, d'énergie que manifeste la force, journellement croissante, des opérations. Déjà le sang et les autres humeurs ont acquis un degré considérable de vitalité. L'adolescence, en faisant refluer dans le sang un nouveau principe extrêmement actif, augmente beaucoup encore les qualités stimulantes de ce fluide. La proportion de la partie colorante et de la partie fibreuse, relativement aux autres, augmente dans les mêmes rapports; et les solides, plus vivement excités, plus complètement réparés, deviennent aussi, de jour en jour, plus denses et plus vigoureux.

La fin de cette époque n'est, en quelque sorte, que le passage de l'adolescence à la jeunesse; ou la jeunesse n'est que le complément de l'adolescence. On pourrait se dispenser de les séparer par des distinctions absolues; elles ne sont séparées dans la nature que par des nuances. Cependant les anciens médecins avaient observé que vers l'âge de vingt-un ans, il se fait une troisième révolution qui termine quelques maladies des âges précédents; révolution marquée ordinairement, et en général, par une espèce de mortalité climatérique, et dans chaque cas particulier, par un surcroît d'activité dans le système artériel, d'où résultent des dispositions plus habituelles aux fièvres aiguës inflammatoires, et aux affections chroniques du même genre. En effet, dans la secousse qui se fait sentir alors à toute la machine, d'une manière si évidente pour des yeux attentifs, la vie et la densité des humeurs, la force et le ton des organes paraissent redoubler, pour ainsi dire, brusquement. Mais, encore une fois, ce n'est pas un nouvel ordre de phénomènes; c'est une gradation plus forte, une nuance plus marquée de l'énergie des fonctions.

Au début de l'adolescence, le cerveau, comme étonné des impressions singulières qui lui parviennent, en démêle mal d'abord le véritable sens: leur nombre et leur nouveauté ne lui laissent pas le pouvoir d'en saisir les rapports. C'est le moment, dans l'ordre même le plus naturel, où l'organe cérébral tout entier reçoit le plus de ces impressions que nous avons dit lui être plus spécialement propres, de celles dont les causes agissent dans son sein même : c'est aussi le moment où l'imagination exerce le plus d'empire : c'est l'âge de toutes les idées romanesques, de toutes les illusions; illusions qu'il faut bien se garder, sans doute, d'exciter et de nourrir par art, mais qu'une fausse philosophie peut seule vouloir dissiper entièrement, sans choix et tout à coup. Alors toutes les affections aimantes se transforment si facilement en religion, en culte : on ! adore les puissances invisibles, comme sa maîtresse, peut-être uniquement parce qu'on adore, ou qu'on a besoin d'adorer une maîtresse ; parce que tout remue des fibres devenues extrêmement sensibles, et que cet insatiable besoin de sentir dont on est tourmenté ne peut toujours se satisfaire suffisamment sur des objets réels. De là, non-seulement résultent beaucoup de jouissances et de bonheur pour le moment, mais naissent et se développent la plupart de ces dispositions sympathiques et bienveillantes, qui seules assurent le bonheur futur et des individus qui les éprouvent, et de ceux qui, dans la vie, doivent faire route commune avec eux.

Je n'ai pas besoin d'ajouter que l'âge où l'on sent le plus, où l'imagination jouit de la plus grande activité, est, sans contredit, aussi celui où se recueillent le plus de ces idées et de ces sentiments, qui ne sont encore, pour ainsi dire, que de vagues impressions, mais qui forment la collection la plus précieuse pour l'avenir : et quand la réflexion vient enfin prédominer sur toutes les opérations de l'organe cérébral, elle s'exerce principalement sur les matériaux qui lui ont été fournis par cette époque intéressante.

Quant à la jeunesse proprement dite, elle commence, nous venons de le voir, au temps où la force et la souplesse des solides, la densité, les propriétés stimulantes et la vivacité dans le mouvement des humeurs, commencent elles-mêmes à se trouver réunies et portées au plus haut degré.

Le système nerveux et les organes musculaires sont montés alors à leur plus haut ton. Rien ne résiste à l'énergie du cœur et des vaisseaux artériels. Les différentes circulations, et toutes les fonctions vitales qui en dépendent, s'exécutent avec une véhémence qui ne reconnaît point d'obstacles. Aussi cet âge est-il tout à la fois celui des maladies éminemment aiguës, des passions impétueuses, et des idées hardies, animées par tous les sentiments de l'espérance.

Nous avons dit que depuis la naissance de l'enfant, et même depuis la formation du fœtus, jusqu'à l'âge de quatorze ans, le volume et la prédominance du cerveau appellent particulièrement le sang vers la tête; que depuis quatorze ans jusqu'à la fin de la jeunesse, les humeurs se portent, particulièrement aussi, vers la poitrine. Les crachements de sang, ou plutôt les hémorragies pulmonaires, peuvent distinguer pathologiquement toute cette dernière époque. Mais sa durée n'est peut-être pas facile à déterminer avec précision; et les observateurs ne nous fournissent aucun résultat satisfaisant touchant le terme qu'il convient de lui fixer. Il paraît que, chez quelques sujets précoces, ce terme arrive à vingt-huit ans, moment de la quatrième révolution septénaire, ou de la seconde quatuordécimale; mais le plus ordinairement ce n'est que vers trente-cinq, à la fin de la cinquième révolution : et cela vient de ce que la première époque, ou celle de la direction du sang vers la tête, se prolonge encore jusqu'à vingt-un ans, cette direction ne s'affaiblissant que par degrés insensibles; de sorte que, jusqu'à cette troisième révolution, les humeurs se portent presque également vers les différentes parties situées au-dessus du diaphragme, et que c'est alors seulement que les organes pulmonaires deviennent le terme spécial de la congestion. Or, voilà pourquoi les hémorragies nasales se reproduisent bien long-temps encore après quatorze ans; et que depuis lors, jusqu'à vingt-un, les esquinancies, qui semblent former l'intermédiaire entre les maladies de la tête et celles de la poitrine, sont si communes et si dangereuses.

Ainsi donc, c'est vers trente-cinq ans qu'il faut placer le passage de la jeunesse à l'âge mûr. Cette époque est celle des plus notables changements dans le physique et dans le moral de l'homme.

§ VIII.

Jusqu'à ce moment, l'activité du système nerveux, l'énergie du cœur et des artères, la vie et l'impétuosité des humeurs, ont surmonté facilement toutes les résistances que la force et le ton, toujours croissants, des solides opposent au mouvement circulatoire et à l'exercice des diverses fonctions, dont ce mouvement lui-même fait une partie essentielle. Beaucoup de vaisseaux se sont successivement oblitérés : les parois et les extrémités des autres, en s'étendant et devenant, de jour en jour, plus denses et plus fermes, ont perdu par degrés de leur souplesse; elles sont devenues, de plus en plus, incapables de céder. Mais l'énergie vitale s'est accrue dans une plus grande proportion, elle peut surmonter sans peine ces premiers obstacles; et les actes de la vie ne sont encore accompagnés d'aucun sentiment de gêne et de travail. Aussi, la conscience de sa force pousse-t-elle sans cesse le jeune homme hors de lui-même : elle n'inspire à son cœur et à son cerveau que des affections et des idées de confiance et de bonheur.

Tout le temps que dure ce premier état respectif des vaisseaux et des forces vitales, la pléthore sanguine est dans le système artériel; c'est-à-dire, que les artères contiennent une plus grande abondance relative de sang : et les hémorragies sont fournies directement par leurs extrémités. Mais au moment où la résistance des solides commence à contre-balancer l'action du système nerveux et l'impulsion des humeurs, il se fait une révolution presque subite dans la distribution du sang : la pléthore passe des artères aux veines. Alors paraissent les hémorragies variqueuses.

Ce n'est pas ici le lieu d'exposer le mécanisme de ces deux états différents de la circulation, et le passage de l'un à l'autre : il nous suffit de les énoncer comme des faits constants, et faciles d'ailleurs à vérifier par l'observation journalière. La pléthore veineuse commence à se former, ou du moins elle se fait remarquer d'abord dans la veine porte et dans ses principales dépendances. Cette pléthore tient, en général, à la lenteur plus grande de la circulation dans les veines : il est donc naturel que sa première apparition ait particulièrement lieu dans ceux de ces vaisseaux où le cours du sang est toujours le plus paresseux.

Quand l'action de la vie commence à rencontrer de fortes résistances, et le mouvement des fluides à se faire avec moins de facilité, ce sentiment de force et de bien-être (1) qui caractérise la jeunesse ne disparaît pas tout à coup; mais il diminue de jour en jour, d'une manière remarquable. L'homme commence à ne plus se croire invincible; il s'aperçoit que ses moyens sont bornés. Ses idées et ses affections ne s'élancent plus au loin avec la même hardiesse : il n'a plus cette confiance sans bornes dans lui-même; et, par

---

(1) Le bien-être n'est cependant pas toujours dans un rapport direct avec l'énergie vitale. Celle-ci peut être quelquefois si forte, qu'elle occasione par cela même un sentiment habituel d'inquiétude et de malaise. Le bien-être ne vient alors qu'avec l'âge, ou ne paraît que dans les temps de faiblesse. Cardan raconte que lorsqu'il se portait bien, non-seulement il était tourmenté de l'activité la plus malheureuse, mais qu'il se trouvait alors presque incapable de l'attention qu'exigent les travaux de l'esprit : pour jouir de toutes ses facultés morales, il avait besoin d'être malade, ou de fixer cette inquiétude dévorante par des douleurs artificielles.

une conséquence nécessaire, bientôt il perd une grande partie de celle qu'il avait dans les autres.

La sagesse et la circonspection tiennent, en effet, à l'insuffisance présumée des moyens dont on dispose. Tant qu'on ne suppose même pas la possibilité de cette insuffisance, on marche directement et sans hésiter vers chaque but que le désir indique. Mais sitôt qu'on se défie de ses moyens, on sent la nécessité de n'en négliger aucun, d'augmenter leur puissance par un meilleur usage; on cherche à les fortifier de tous les secours extérieurs que l'observation et l'expérience peuvent fournir. La situation présente de l'homme commence à l'occuper sérieusement; et ses regards ne se portent pas sans inquiétude vers l'âge qui s'avance. C'est le moment d'économiser, d'étendre tous les moyens actuels, de se créer des ressources pour l'avenir. Aussi, l'âge mûr est-il caractérisé, chez tous les grands peintres de la nature humaine, par des déterminations plus mesurées et plus réfléchies; par le soin de ménager les hommes avec lesquels on a des rapports, et de cultiver l'opinion publique; par une plus grande attention donnée à tous les moyens de fortune.

Si nous remontons à la source même du bonheur, nous verrons qu'il consiste particulièrement dans le libre exercice des facultés, dans le sentiment de la force et de l'aisance avec lesquelles on les met en action. Les opérations des organes ne sont pas toutes également nécessaires; et parmi les besoins, il en est qui souffrent plus d'interruptions, ou de retards, que les autres : mais c'est un besoin général pour la machine vivante, de sentir et d'agir; et la vie est d'autant plus entière, que tous les organes sentent et agissent plus fortement, sans sortir toutefois de l'ordre de la nature. Voilà ce qui constitue le bien-être physique : et c'est encore en cela que réside le bonheur moral, qui en est un résultat particulier, ou plutôt qui n'est que ce même bien-être, considéré sous un autre point-de vue, et dans d'autres rapports.

Je crois pouvoir me dispenser d'ajouter ici, qu'il n'est pas toujours nécessaire pour le bonheur d'éprouver actuellement même les impressions dont il dépend : il suffit souvent de leur souvenir et de la conscience qu'elles restent en notre pouvoir.

Mais lorsque cette conscience devient incertaine; lorsque le sentiment des forces commence à s'émousser, l'existence prend déja quelque chose d'inquiet et de fâcheux : l'imagination a, dès lors, besoin de se rassurer par les impressions d'une force factice, exercée sur les objets extérieurs; impressions qui, constatant elles-mêmes ce commencement de décadence, n'en font que mieux sentir le vide qu'on cherche à remplir par elles, et sont de bien faibles dédommagements à des pertes trop véritables. L'âge mûr est donc encore celui de l'ambition, de cette passion égoïste et sombre, dont les jouissances ne font qu'irriter d'insatiables désirs.

Nous avons vu qu'au moment où l'activité de la circulation s'affaiblit, le système veineux s'engorge, et les hémorragies deviennent variqueuses. Les mouvements vitaux, qui se mettent presque tous en rapport avec celui du sang, se font alors avec plus de lenteur: les maladies sont moins inflammatoires; leur marche, leurs crises, leurs solutions prennent un caractère général, en quelque sorte, chronique. Nous avons vu d'ailleurs que le système de la veine-porte, où le cours d'un sang épais et gras n'est pas aidé par l'action directe des muscles, comme dans les vaisseaux externes, est le premier à ressentir le changement dont dépend la pléthore veineuse. Les humeurs qui reviennent de toutes les parties flottantes du bas-ventre cheminent avec plus d'embarras : les viscères que cette cavité contient, et particulièrement le foie et la rate, sont sujets à s'obstruer. De là, ces maladies hypocondriaques si tenaces, dont l'effet n'est pas seulement d'exagérer le sentiment de la diminution des forces, mais encore de donner à toutes les idées et à tous les penchants une tournure singulière d'opiniâtreté: de là, ces conceptions plus fortes, plus réfléchies; ces passions plus lentes à se former, mais plus profondes et plus incurables. Et l'on ne dira pas que les dispositions de l'esprit et de l'ame doivent alors être rapportées à la seule expérience, aux combinaisons nouvelles et plus nombreuses qu'amène la durée de la vie ; car les sujets dans lesquels la résistance des solides et la gêne de la circulation du sang veineux abdominal se manifestent avant le temps, sont également précoces relativement aux idées et aux affections de cette troisième époque.

Ainsi donc, soit par l'impression directe de la plus grande résistance des vaisseaux, et d'une faiblesse relative que cette résistance entraîne après elle, soit par les effets les plus prochains de la pléthore veineuse qui commence à s'établir alors, on explique facilement les habitudes morales propres à l'âge mûr : et les traits qui le caractérisent sont l'ouvrage immédiat et nécessaire de quelques changements physiques, qu'on pourrait juger de peu d'importance au premier coup-d'œil.

La durée de l'âge mûr n'est pas la même chez tous les hommes. Elle comprend une période ou de quatorze, ou de vingt-un ans, suivant la constitution primitive du sujet, le genre de vie qu'il mène, les maladies qu'il a éprouvées. Pour les personnes dont la jeunesse a été précoce, ou valétudinaire, l'âge mûr se termine quelquefois vers la quarante-neuvième année ; mais souvent il se prolonge jusqu'à la cinquante-sixième. Sa terminaison est marquée par une cinquième, ou sixième révolution, très-sensible dans l'économie vivante. Cette révolution occasione différentes maladies, et ces maladies amènent des crises qui méritent toute l'attention des observateurs. L'époque n'en est guère moins dangereuse pour les hommes que celle de la cessation des règles (qui, par certaines raisons particulières, la devance dans les climats chauds et tempérés) ne l'est ordinairement pour les femmes : c'est pour les deux sexes un véritable âge climatérique. La pratique de la médecine nous présente chaque jour le tableau de cette révolution; et la comparaison attentive des tables de mortalité confirme ses effets. Car on voit clairement dans ces tables que les probabilités de la vie ne vont point en augmentant, ou diminuant d'un pas égal, et suivant la marche progressive établie par le plus grand nombre des calculateurs; mais que cette marche est souvent suspendue, ou devient stationnaire à différentes époques, et qu'elle semble même quelquefois devenir rétrograde pendant certains moments, à la vérité fort courts.

Quand l'homme échappe aux dangers de cet âge climatérique, il entre alors dans la vieillesse.

§ IX.

Pendant tout le temps que durent les congestions hypocondriaques abdominales, les glandes sont plus sujettes aux dégénérations squirrheuses : il se forme même assez souvent alors des corps comme glanduleux dans différents points du tissu cellulaire. Ces états sont toujours accompagnés d'affections de l'ame tristes et mélancoliques. Mais vers la première septénaire de la troisième époque, c'est-à-dire, vers la quarante-deuxième année, il se fait, pour l'ordinaire, un changement qui dissipe en grande partie les maladies dominantes jusqu'alors, et qui les remplace par des maladies nouvelles.

En s'élaborant de plus en plus, les humeurs ne peuvent éviter de prendre un certain degré d'acrimonie : cette acrimonie y produit un commencement de décomposition; elles deviennent plus ténues et plus fluides. Les embarras de la circulation dans le bas-ventre diminuent dès ce moment; et les affections directement dépendantes de l'engorgement de la veine-porte font place à la goutte, à la gravelle, à la pierre, au rhumatisme, aux dispositions apoplectiques, au catarrhe suffocant, qui n'est lui-même qu'une véritable apoplexie du poumon.

Ces différentes maladies, dont les rapports mutuels ont excité plus d'une fois l'attention des observateurs, paraissent dépendre du mouvement de fonte dont nous venons de parler; de la diminution des diverses perspirations insensibles, soit internes, soit externes; de la quantité plus grande des parties terreuses que cette diminution laisse alors dans les fluides. Cette quantité n'est plus employée tout entière à l'accroissement, ou à la réparation des os : et par l'effet direct de la décomposition des fluides, le phosphate calcaire et différents autres éléments terreux, ou salins, s'en séparent précipitamment; ils n'ont plus le temps d'être complètement évacués par les émonctoires naturels; ils se déposent sur certains organes, et forment des concrétions osseuses, ou pierreuses, de différents caractères, suivant la manière dont leurs molécules s'arrangent, et les dispositions du gluten qui les unit.

Telles sont les circonstances auxquelles paraissent devoir être rapportés les dépôts goutteux, la gravelle, la pierre, les ossifications artérielles, et les concrétions pierreuses de toute espèce.

En même temps, l'acrimonie des humeurs agit sur les nerfs, ou sur leurs enveloppes, sur les muscles, ou sur leurs gaînes aponévrotiques : les parties les plus âcres se réunissent par une espèce d'attraction élective; elles vont se fixer sur un organe spécial. De là, le rhumatisme, l'apoplexie, le catarrhe suffocant.

Enfin, la diminution, tous les jours plus marquée, de la transpiration insensible extérieure, résultat nécessaire de l'affaiblissement graduel de la circulation, de l'endurcissement de la peau, et de toutes les causes combinées dont nous venons de faire mention, produit et rend nécessaires les évacuations catarrhales de la gorge, du poumon, de la vessie, etc., qu'on observe particulièrement chez les vieillards.

Ces diverses circonstances physiques forment un ensemble, une sorte de système : et il est aisé de voir qu'elles se lient et correspondent intimement avec celui des affections morales propres à cette même époque de la vie.

Au moment où les humeurs perdent une partie de leur ténacité, les penchants et les idées qui dépendent de l'engorgement des viscères abdominaux commencent à perdre également, et dans la même proportion, une partie de leur caractère opiniâtre. Presque toujours les dispositions mélancoliques s'affaiblissent alors ; souvent même elles disparaissent entièrement. Mais, d'un côté, l'acrimonie des humeurs, surtout celle de la bile, qui prend une activité singulière, et stimule plus vivement les extrémités nerveuses ; de l'autre, la rigidité des solides, qui, de jour en jour augmentant, multiplie aussi de jour en jour les résistances ; ces deux circonstances, dis-je, déterminent une forte réaction de l'organe nerveux sur lui-même. Il semble que la vie revienne sur ses pas, que l'homme commence une nouvelle jeunesse (1). Les idées reprennent de la hardiesse, en conservant le degré de force et de consistance qu'elles ont acquis ; les passions deviennent vio-

---

(1) Cette espèce de seconde jeunesse est plus marquée chez certains sujets que chez la plupart des autres. On la voit quelquefois ramener presque les illusions et les rêveries heureuses de l'adolescence. J. J. Rousseau nous en offre un exemple singulier. Qui ne se rappelle la partie des Mémoires de cet homme extraordinaire, relative à cette époque de sa vie ?

lentes et colériques. Telle est, en particulier, la tournure des sujets disposés à l'apoplexie, chez qui les extrémités, suivant l'expression de Bordeu, forment une espèce de conjuration contre la tête, en y poussant avec violence les humeurs, ou peut-être en dirigeant vers elle l'action d'autres causes d'un mouvement excessif.

L'apparition de la goutte, du rhumatisme, ou de la pierre, ne change pas moins l'état moral que l'état physique. Toutes ces différentes maladies sont le plus souvent, de véritables transformations de celles qui tiennent aux embarras de la circulation dans le système de la veine-porte. Elles peuvent devenir la cause de vives souffrances : mais, dans le principe, elles sont de véritables crises; elles prouvent l'énergie de l'action vitale : et quand le rhumatisme et la goutte ont un cours régulier, je veux dire, quand leur cause se porte sur les extrémités, et ne reflue point vers les organes internes; quand les matériaux de la pierre s'évacuent en sable léger, à mesure qu'ils se rassemblent dans la vessie, ou dans les reins, la nature, satisfaite d'avoir éloigné son ennemi, mêle souvent alors aux douleurs même les plus vives un sentiment de bien-être qui se manifeste par l'activité de l'esprit, par les affections bienveillantes et la gaîté. Mais si l'humeur lithique, goutteuse, ou rhumatismale, est au contraire incertaine dans sa direction; si elle affecte, ou menace d'affecter les parties précordiales, alors l'inquiétude, l'anxiété, s'emparent de tout l'être sensitif, l'esprit est sans force et sans lumière, l'ame se refuse à tous les sentiments de bonheur.

En entrant dans la vieillesse, l'homme s'aperçoit trop évidemment de son déclin. Mais cet effet ne date pas uniquement de l'époque qui le met en évidence. Il y a déja long-temps qu'après être parvenue à son plus haut sommet, la vie roule et se précipite, avec une vitesse toujours accélérée, vers cet abîme où toutes les existences passagères vont s'engloutir. Mais c'est au moment dont je parle, que chaque pas de la chute devient sensible. Les solides acquièrent encore plus de densité, plus de roideur; la gêne de l'influence vitale s'accroît sans cesse; les humeurs, mal dépurées par des excrétions incomplètes ou languissantes, se décomposent de plus en plus : et soit par les irritations contre nature qu'elles portent dans le système nerveux, soit par la faiblesse, ou par l'embarras des fonctions réparatrices, ce système perd progressivement de ses forces; le principe même du mouvement s'affaiblit, à mesure que les instruments deviennent moins capables d'obéir à son impulsion.

Sans entrer dans de nouveaux détails, on doit sentir qu'à raison des progrès de l'âge, les opérations de l'esprit doivent, de jour en jour, prendre plus de lenteur et d'hésitation ; le caractère, devenir de plus en plus timide, défiant, ennemi de toute entreprise hasardeuse. La difficulté d'être augmente alors dans une progression continuelle ; le sentiment de la vie ne se répand plus au-dehors ; une nécessité fatale replie sans cesse le vieillard sur lui-même : et ne voit-on pas que cet égoïsme, qu'on lui reproche, est l'ouvrage immédiat de la nature ?

Mais si le vieillard n'existe qu'avec peine (1), il agit avec bien plus de peine encore : il ne rencontre partout que des résistances. Les corps extérieurs semblent prendre, à son égard, une force d'inertie à chaque instant plus invincible. Ses propres organes se refusent aux ordres de sa volonté. Tout le ramène de plus en plus au repos ; jusqu'à ce qu'enfin l'absolue impossibilité de soutenir même les faibles impressions d'une vie défaillante, lui rende nécessaire et désirable ce repos éternel (2) que la nature ménage à tous les êtres, comme une nuit calme après un jour d'agitation (3).

---

(1) Sentir, et surtout sentir distinctement, est un véritable travail pour lui. L'organe nerveux n'a plus assez de souplesse et d'agilité pour saisir, combiner et distinguer beaucoup de sensations à la fois. Les vieillards, ceux même qui ont conservé le mieux leurs organes et leurs facultés, n'entendent que du bruit dans la conversation de plusieurs personnes.

(2) Quelques personnes, qui se disent pieuses, ont amèrement censuré cette expression, qui cependant est littéralement traduite d'une prière de l'église pour les morts.

(3) La vieillesse pourrait se diviser en différentes époques septénaires, aussi-bien que les autres grandes périodes de la vie. Mais ce ne sont plus de véritables crises qui marquent

§ X.

On a remarqué depuis long-temps que dans la vieillesse les impressions les plus récentes s'effacent aisément, que celles de l'âge mûr s'affaiblissent, mais que celles du premier âge redeviennent, au contraire, plus vives et plus nettes. Ce phénomène, très-constant et très-général, est en effet bien digne d'attention : il a dû fixer particulièrement celle des métaphysiciens et des moralistes. D'après notre manière de voir, il peut, je crois, s'expliquer facilement.

Dans l'enfance, la mollesse du cerveau le rend susceptible de toutes les impressions : sa mobilité les multiplie et les répète indéfiniment et sans cesse ; j'entends celles qui sont relatives aux objets que l'enfant a sous les yeux, et qui intéressent sa curiosité. Or, ces objets sont bornés quant à leur nombre, et les rapports sous lesquels il les considère sont très-simples ; de sorte que la puissance de l'habitude se joint pour lui bientôt à l'influence des premiers et des plus pressants besoins, à l'attrait de la plus vive nouveauté. Tout concourt donc à donner alors aux combinaisons que fait l'intelligence naissante un caractère du-

---

ces époques : la nature ne fait maintenant que d'impuissants efforts ; et chaque secousse accélère, ou confirme son déclin, au lieu de le suspendre, ou d'en réparer les effets.

rable; à les identifier, en quelque sorte, avec l'organisation; à les rapprocher des opérations automatiques de l'instinct.

Mais, à mesure que le cerveau devient plus ferme, et que les extrémités sentantes, garanties par des enveloppes plus denses, se trouvent moins immédiatement exposées à l'action des corps extérieurs, les impressions deviennent moins vives, leur répétition moins facile; la communication des divers centres de la sensibilité, moins rapide; en un mot, tous les mouvements prennent plus de lenteur. En même temps, le nombre des objets à considérer augmentant de moment en moment, leurs rapports se compliquent, et l'univers s'agrandit.

Or, si la rigidité des organes rend les impressions difficiles, embarrassées, il est impossible qu'elle ne les rende pas incomplètes : car leur perfection tient surtout à la liberté des mouvements qui les produisent, ou qui les accompagnent; et leur trace n'est forte et durable qu'autant qu'elles sont elles-mêmes vives, nettes et profondes.

Et si, d'autre part, la grande variété des objets multiplie et diversifie les impressions, elle les rend aussi, par là même, faibles et confuses : leur souvenir, auquel d'ailleurs l'influence d'une entière nouveauté ne donne plus cette vivacité native, exclusivement réservée au premier âge, n'a pas le temps de se graver profondément dans le cerveau ; elles n'y laissent que des empreintes, en quelque sorte, équivoques, et dont la durée dépend de celle du système d'idées et d'affections auxquelles on est alors livré.

Ainsi donc, au moment où le besoin de recevoir et de combiner des impressions nouvelles cesse de se faire sentir; au moment où, pour ainsi dire, aucun objet n'excite plus la curiosité des organes, ni celle d'un esprit rassasié, l'on doit voir, et l'on voit en effet, les souvenirs s'effacer dans l'ordre inverse où les impressions ont été reçues, en commençant par les plus récentes, qui sont les plus faibles, et remontant jusqu'aux plus anciennes, qui sont les plus durables. Et à mesure que celles dont la mémoire était comme surchargée s'évanouissent, les précédentes, qu'elles offusquaient, reparaissent. Bientôt tous les intérêts, toutes les pensées qui nous ont le plus occupés dans le cours des âges postérieurs, n'existant plus pour nous, les moments où nous avons commencé de sentir peuvent seuls rappeler encore vers eux nos regards; ils peuvent seuls ranimer notre attention défaillante, jusqu'à ce qu'enfin nous cessions d'être, en perdant presque à la fois et les impressions du moment présent, et les traces de ces images brillantes et magiques que laissent dans notre cerveau les premières lueurs de la vie.

Il n'est pas rare de voir les vieillards tomber dans une véritable enfance. Non-seulement leurs idées et leurs passions se rapportent alors uniquement aux mêmes appétits directs que celles de l'animal qui vient de naître ; mais ils reprennent encore cette même mobilité qui caractérise les enfants (1). Le cerveau, perdant le point d'appui que lui prêtaient la force des muscles et l'ensemble des habitudes acquises pendant la vie, se retrouve, pour ainsi dire, au même point que lorsque la mollesse des organes ne lui opposait aucune résistance. Comme son énergie particulière s'est affaiblie en même temps et dans la même proportion, cette dernière circonstance de la vie qui s'éteint compense amplement la souplesse qui n'existe plus dans l'organe du cerveau : et la ressemblance des deux extrémités de l'existence humaine se trouve complète, relativement à la mobilité du système cérébral ; ce qui, pour le dire en passant, prouve que le défaut de consistance dans les déterminations tient moins au défaut de fermeté des fibres musculaires, qu'à la faiblesse de l'organe nerveux, à l'impuissance des opérations qui lui donnent le sentiment de la vie.

---

(1) Le célèbre duc de Marlborough, que l'on ne peut pas soupçonner d'avoir manqué de fermeté dans la jeunesse et dans l'âge mûr, devint dans la vieillesse sujet à toutes les petites passions d'un enfant. Il s'attendrissait à la plus légère émotion ; il se mettait en colère, ou pleurait, au moindre refus.

CONCLUSION.

Non, sans doute, la mort en elle-même n'a rien de redoutable aux yeux de la raison : tout ce qui peut la rendre douloureuse est de quitter des êtres chéris; et c'est bien là en effet la véritable mort. Quant à la cessation de l'existence, elle ne peut épouvanter que les imaginations faibles, incapables d'apprécier au juste ce qu'elles quittent, et ce qu'elles vont retrouver; ou les ames coupables, qui, souvent au regret du passé, si mal mis à profit pour leur bonheur, joignent les terreurs vengeresses d'un avenir douteux. Pour un esprit sage, pour une conscience pure, la mort n'est que le terme de la vie : *c'est le soir d'un beau jour.*

Mais, considérée indépendamment des affections qui la rendent quelquefois amère à l'homme le plus raisonnable, la mort peut être accompagnée de divers genres de sensations, suivant l'âge auquel elle arrive, et le caractère de la maladie qui l'amène. Dans la jeunesse et dans les maladies aiguës, elle est souvent convulsive, quelquefois douloureuse. Ses approches peuvent occasioner de vives angoisses. Cependant, en général à cette époque, elle n'affecte point l'ame de regrets pusillanimes ou de vaines terreurs : et même, dans certains cas où l'activité du cerveau se trouve augmentée par l'effet même de la maladie, et où la vie, avant de s'éteindre, paraît concentrer toute son influence sur cet organe, l'esprit acquiert une énergie et une élévation, les sentiments de courage et d'enthousiasme prennent un ascendant dont l'effet est de donner à cette dernière scène quelque chose de surnaturel aux yeux des assistants émus.

Les fièvres lentes phthisiques semblent spécialement propres à la jeunesse. Or, on sait qu'elles sont assez ordinairement accompagnées d'un sentiment habituel de bien-être et d'espérance : les malades marchent à la mort sans la craindre, souvent sans la prévoir; ils expirent en faisant de longs projets de vie, et se berçant des plus douces illusions.

Les maladies lentes, hypocondriaques et mélancoliques, les passions ambitieuses, tristes et personnelles, appartiennent à l'âge mûr : il paraît aussi que c'est l'époque où, généralement parlant, on meurt avec le moins de résignation. L'effet le plus fâcheux sans doute des affections hypocondriaques, est de causer une terreur invincible de la mort, de multiplier, pour ainsi dire, cet événement inévitable, en présentant sans cesse son image à des regards qui n'osent plus la fixer. Les maladies aiguës de l'âge mûr participent ordinairement du caractère de ces affections; et leur terminaison, souvent funeste, le devient encore plus par les idées sombres et le morne découragement qui s'y mêlent. Telle est, en effet, l'agonie des fièvres malignes nerveuses (1), des fièvres atrabilaires syncopales, etc. qui s'observent principalement chez les sujets d'un âge moyen.

Dans la vieillesse, et dans les maladies dépendantes de la destruction des forces vitales, comme, par exemple, dans les diverses hydropisies, dans la gangrène, etc., l'esprit est calme; l'ame n'éprouve aucun sentiment pénible de terreur, ou de regret. Cependant, le malade voit alors, sans aucun doute, approcher le coup fatal : il parle de sa propre mort, comme de celle d'un étranger ; et quelquefois il en calcule le moment, avec une précision remarquable. Dans les fièvres continues atoniques, qu'on peut regarder comme les analogues aigus des maladies dont il vient d'être question, l'observateur retrouve encore le même état moral : je parle ici de l'ordre le plus naturel des choses; et je suppose toujours que l'imagination n'ait pas l'habitude d'être vicieusement excitée.

Enfin, dans la mort sénile, le malade n'éprouve que cette *difficulté d'être*, dont le sentiment fut, en quelque sorte, la seule agonie de Fontenelle. On a besoin de se reposer de la vie, comme d'un travail que les forces ne sont plus en état de prolonger. Les erreurs d'une raison défaillante, ou d'une sensibilité qu'on égare en la dirigeant ers des objets imaginaires, peuvent seules, à ce

---

(1) Du moins lorsque le malade conserve quelque connaissance.

moment, empêcher de goûter la mort comme un doux sommeil.

Si l'on avait observé les maladies dans cet esprit, il n'aurait pas été difficile d'apercevoir que les circonstances physiques qui les caractérisent, et le genre de mort par lequel elles se terminent, ont, avec l'état moral des moribonds, plusieurs rapports directs et constants ; et l'on aurait pu tirer de là quelques vues utiles sur la manière de rendre leurs derniers moments heureux encore, ou du moins paisibles.

C'est un sujet que Bacon avait recommandé, de son temps, aux recherches des médecins. Il regardait l'art de rendre la mort douce (1), comme le complément de celui d'en retarder l'époque. Persuadé que la durée commune de la vie de l'homme peut être rendue beaucoup plus longue, par différentes pratiques dont il n'appartient qu'à la médecine de tracer les règles, il voulait, dans ses vœux de perfectionnement général, que l'art réunît toutes ses ressources pour améliorer notre dernier terme, comme un poète dramatique rassemble tout son génie pour embellir le dernier acte de sa pièce. En un mot, si la vie ne lui paraissait devoir produire tous ses fruits que lorsque le cours de ses diverses saisons serait devenu moins rapide, il pensait également qu'elle ne peut être entièrement heureuse que lorsqu'on saura les

---

(1) C'est ce qu'il appelle l'*euthanasie*.

moyens de donner à ses derniers moments le caractère paisible et doux que, sans nos erreurs de régime et nos préjugés, ils auraient peut-être presque toujours naturellement.

Quand je parlerai de l'influence que la médecine doit avoir un jour sur le perfectionnement et sur le plus grand bien-être de la race humaine, je me propose de traiter avec étendue les deux sujets indiqués par Bacon (1).

Il me suffit maintenant d'avoir fait sentir, par quelques faits généraux, que chaque âge a des maladies qui lui sont plus particulièrement propres ; que les différentes espèces de maladies, et le genre de mort qu'elles déterminent, ont, relativement à l'état de l'esprit et de l'ame, des effets très-distincts ; et que, par conséquent, les âges exercent encore, même dans ce moment fatal, qui semble pourtant les égaliser tous et les confondre, une influence dont on reconnaît aisément la trace dans les idées et dans les affections morales des agonisants.

---

(1) Ce sujet entrera naturellement dans un ouvrage dont je m'occupe à rassembler les matériaux, et qui aura pour but le perfectionnement physique de l'espèce humaine.

CINQUIÈME MÉMOIRE.

De l'influence des sexes sur le caractère des idées et des affections morales.

INTRODUCTION.

Dans le système de l'univers, ce qui se passe tous les jours est précisément ce qui mérite le plus d'attention. Rien n'appelle si fortement les regards des hommes véritablement réfléchis, que ce retour régulier des mêmes circonstances et des mêmes phénomènes ; rien surtout n'est si digne de leurs méditations que ce renouvellement successif des mêmes formes vivantes, que cette reproduction continuelle des mêmes êtres, ou des mêmes races, qui portent en elles le principe d'une durée indéfinie.

A mesure qu'on fait de nouveaux pas dans la connaissance de la nature, on voit combien sont variées les méthodes qu'elle met en usage pour la perpétuation des races. C'est un des objets qu'elle semble avoir eus le plus à cœur ; c'est celui pour lequel elle a déployé toute la richesse de ses moyens. Vainement, par de savantes classifications, s'est-on efforcé de ramener des phénomènes si divers à certaines lois communes et constantes : de nouveaux faits ont sans cesse renversé, ou modifié, les résultats trop ambitieux des faits précédemment connus; et l'imagination peut à peine concevoir des formes possibles de propagation dont la nature ne fournisse bientôt les exemples aux observateurs.

Il n'entre point dans notre plan de parcourir ce tableau, qui s'étend et se diversifie tous les jours davantage; ni surtout d'assigner les circonstances propres à chaque forme particulière. Mais les historiens du système animal, ceux spécialement qui s'attachent à peindre les mœurs des différentes espèces, doivent regarder maintenant comme indispensable de fixer plus particulièrement leur attention sur l'ordre des phénomènes dont je parle ici. Peut-être n'auront-ils pas de peine à voir que les penchants et les habitudes propres à chacune tiennent, en grande partie, à la manière dont elle se propage; et que le caractère de ses besoins, de ses plaisirs et de ses travaux, sa sociabilité, sa perfectibilité, l'étendue ou l'importance de ses relations, soit avec les autres espèces, soit avec les divers agents, ou corps extérieurs, tirent particulièrement leur source des circonstances ou des conditions auxquelles sa reproduction est attachée, et de la disposition des organes employés à cette fin.

Quant à nous, c'est l'homme seulement que nous avons en vue; l'homme, dont la sensibilité plus étendue et plus délicate, embrassant plus d'objets et s'appliquant à plus de nuances, peut être singulièrement modifiée par les moindres changements survenus ou dans la manière dont elle s'exerce, ou dans les dispositions des agents extérieurs. Nous ne sortirons donc point de ce sujet, déjà si vaste par lui-même, si difficile à saisir sous toutes ses faces : et même dans l'histoire des sexes, qui forme proprement l'objet de ce Mémoire, pour ne pas faire un gros livre, nous serons encore obligés de nous borner aux points sommaires et généraux ; ou si nous nous arrêtons quelquefois sur des faits particuliers, ce ne sera du moins qu'autant que leur connaissance paraîtra nécessaire à la sûreté de notre marche et à l'évidence de nos résultats.

Notre intention n'est point de retracer des tableaux faits pour plaire à l'imagination ; rien assurément ne serait ici plus facile. Dans les sujets de cette nature, le physiologiste est sans cesse entouré d'images qui peuvent le captiver et le troubler lui-même ; et la peinture des sentiments les plus passionnés vient, presque malgré lui, se mêler sans cesse aux observations du moraliste philosophe. Nous voulons éloigner, au contraire, tout ce qui pourrait s'écarter de la plus froide observation : nous sommes, en effet, des observateurs, non des poètes ; et dans la crainte de détourner l'attention que cet examen demande par des impressions entièrement étrangères à notre but, nous aimons mieux n'offrir que le plus simple énoncé des opérations de la nature, et nous renfermer dans les bornes de la plus aride et de la plus froide exposition.

§ 1.

L'homme, ainsi que les autres animaux les plus parfaits, à la tête desquels le placent sa structure et son éminente sensibilité, se propage par le concours de deux êtres, dont l'organisation a beaucoup de choses communes, mais qui diffèrent cependant par plusieurs traits particuliers. Il sort du sein de la mère avec des organes capables de résister aux impressions de l'air atmosphérique, et d'assimiler la nourriture : il peut déja vivre de sa vie propre. Il ne doit pas rester encore, durant des espaces de temps indéterminés, comme l'ovipare, recouvert d'une enveloppe étrangère, et plongé dans un sommeil qui ne paraît guère pouvoir être distingué de celui du néant : il n'attend pas qu'une chaleur créatrice vienne lui communiquer le mouvement et la vie au milieu de fluides nourriciers préparés d'avance par la nature, comme une douce provision pour le premier âge, tels que ceux dans lesquels nage long-temps, comme un point invisible, l'embryon du serpent, de la tortue et de l'oiseau. Dans l'utérus, le fœtus humain a vécu d'humeurs animalisées par l'action des vaisseaux de la mère : immédiatement après sa naissance, il vit du lait que lui préparent chez elle des organes consacrés spécialement à cet objet.

Mais la durée de la gestation, celle de l'enfance, où les secours du père et de la mère sont indispensables, et l'époque de la puberté, c'est-à-dire, ce moment où la faculté d'engendrer se manifeste par des signes sensibles, ne sont pas, à beaucoup près les mêmes dans les différentes espèces d'animaux ; ces circonstances ne sont point liées entre elles, et par des rapports uniformes et constants. L'enfance de l'homme est la plus longue, et sa puberté la plus tardive, quoique le temps de la gestation soit plus court pour lui que pour quelques autres races. Ces circonstances, encore une fois, ont l'influence la plus marquée sur les besoins, sur les facultés, sur les habitudes de l'homme. Mais, pour en apprécier avec justesse les effets, on sent bien qu'il faut prendre la mesure comparative, soit de l'enfance, soit des autres époques, d'après la durée totale de la vie.

Semblable encore, à cet égard, aux animaux les plus parfaits, l'homme ne naît donc pas avec la faculté de reproduire immédiatement son semblable : les organes qui doivent servir un jour à cette importante fonction paraissent plongés dans un profond engourdissement, et les appétits qui la sollicitent n'existent pas encore.

Mais la nature n'a pas simplement distingué les sexes par les seuls organes, instruments directs de la génération : entre l'homme et la femme, il existe d'autres différences de structure, qui se rapportent plutôt au rôle qui leur est assigné qu'à je ne sais quelle nécessité mécanique qu'on a voulu chercher dans les relations de tout le corps avec quelques-unes de ses parties.

Chez la femme, l'écartement des os du bassin est plus considérable que chez l'homme, les cuisses sont moins arquées, les genoux se portent plus en dedans, et, lorsqu'elle marche, le changement du point de gravité qui marque chaque pas est beaucoup plus sensible.

D'un autre côté, les fibres de la femme sont plus molles, ses muscles moins vigoureux.

De cette double circonstance, il résulte, non-seulement que les diverses parties de la charpente osseuse n'ont pas entre elles les mêmes rapports dans les deux sexes, mais que les muscles plus forts de l'un produisent, par leur action répétée, certaines courbures, certaines éminences des os, beaucoup plus remarquables chez lui; de sorte que les rainures profondes qu'ils y tracent, par une compression continuelle, pourraient, seules, servir à faire distinguer le squelette de l'homme. De là il résulte également que la partie centrale, ou le ventre des muscles devient moins saillant et moins prononcé dans la femme; qu'entourés de toutes parts d'un tissu cellulaire lâche, ces organes conservent aux membranes les molles rondeurs et la souplesse de formes, que les grands artistes ont si bien reproduites dans les images de la beauté. Enfin, de là il résulte encore que, chez les femmes, certaines parties, naturellement plus lâches et plus abreuvées de sucs cellulaires, prennent un accroissement particulier au moment où leur sympathie avec l'utérus les faisant entrer en action, de concert avec lui, appelle dans tous leurs vaisseaux une quantité plus considérable d'humeurs.

§ II.

Mais ces différences ne se font remarquer bien distinctement que vers le moment où les deux sexes se trouvent parvenus au terme de leur perfection spéciale et respective. Dans la première enfance, elles restent confondues sous des apparences extérieures, qui sont à peu près les mêmes pour l'un et pour l'autre : les muscles n'ont encore produit aucun changement notable dans la direction des os; les parties charnues et glandulaires ne paraissent différer encore ni quant à leur forme, ni quant à leur volume relatif; et la distinction des squelettes se tire même difficilement alors de l'écartement des hanches et de la largeur comparée du bassin.

La même confusion semble régner dans les dispositions morales des enfants de l'un et de l'autre sexe. Les petites filles participent à la pétulance des petits garçons; les petits garçons, à la mobilité des petites filles. Les appétits, les idées, les passions de ces êtres naissants à la vie de l'ame, de ces êtres encore incertains, que la plupart des langues confondent sous le nom commun d'*enfants*, ont, dans les deux sexes, la plus grande analogie. Ce n'est pas cependant qu'un observateur attentif ne remarque entre eux déja de notables différences; que déja les traits distinctifs de la nature ne commencent à se montrer et dans les formes générales de l'organisation, et dans les habitudes morales, ou dans les accents naïfs des affections de cet âge. Sans doute les garçons ont quelque chose de plus emporté dans leurs mouvements; ils donnent moins d'attention aux petites choses : peut-être même, en y regardant de plus près, trouverait-on que leurs attitudes ne sont pas seulement plus libres et plus prononcées, mais qu'elles diffèrent aussi par la disposition habituelle à tel mouvement plutôt qu'à tel autre.

Les petites filles sont déja sensiblement occupées de l'impression qu'elles font sur les personnes qui les entourent; sentiment presque inconnu dans ces premiers temps aux petits garçons, du moins lorsque des excitations artificielles n'ont pas fait naître en eux une vanité précoce : et dans leurs jeux, comme J. J. Rousseau l'observe très-bien, les filles préfèrent toujours ceux qui sont le plus relatifs au rôle que la nature leur destine; elles semblent vouloir s'y préparer en le répétant de toutes les manières. Enfin, déja l'art de la conversation, par lequel elles doivent un jour assurer leur empire, commence à leur devenir familier : elles s'y exercent incessamment ; et ce tact délicat des convenances, qui distingue particulièrement leur sexe, paraît se développer chez elles, comme une faculté d'instinct, bien long-temps avant que les jeunes garçons en aient la plus légère idée, long-temps même avant qu'ils aient reçu les impressions qui lui donnent naissance, et senti de quel usage il peut être dans la vie.

Mais, encore une fois, la différence physique et morale des sexes ne se prononce bien distinctement qu'à l'époque de la puberté.

Nous ne sommes point encore, et peut-être ne serons-nous jamais en état de déterminer par quelle action particulière les organes de la génération influent sur les autres organes ; comment ils dirigent, en quelque sorte, leurs opérations, et modifient le caractère et l'ordre des phénomènes qui s'y rapportent. Mais cette influence est évidente ; elle est incontestable. Les formes et les habitudes des hommes mutilés se rapprochent de celles de la femme. Les femmes chez qui l'utérus et les ovaires restent dans une inertie complète pendant toute la vie, soit que cela tienne à quelque vice de conformation, soit que la sensibilité du système nerveux, ou de quelques-unes de ses divisions, ne s'exerce pas chez elles suivant l'ordre naturel ; ces femmes se rapprochent des formes et des habitudes de l'homme. Dans ces deux espèces d'êtres indécis, on ne retrouve ni la disposition des membres et des articulations, ni la démarche, ni les gestes, ni le son de la voix, ni la physionomie, ni la tournure d'esprit et les goûts propres à leur sexe respectif.

Il n'y a rien de plus absurde que de chercher une cause mécanique de ces phénomènes accidentels, et même des phénomènes plus réguliers dont ils viennent contrarier la marche, mais dont cependant ils servent à faire mieux reconnaître les lois : les uns et les autres ne peuvent assurément se déduire ni de la structure des organes auxquels ils appartiennent, ni de la nature connue des liqueurs qui s'y préparent. Mais la considération de quelques circonstances physiologiques, assez simples en elles-mêmes, semble pouvoir nous faire sortir un peu de ce vague des causes occultes, auxquelles les anciens bornaient leur théorie, et dont les modernes n'ont guère fait jusqu'à présent que changer la dénomination. Et même, on peut le dire, ces derniers, en substituant aux suppositions des anciens d'autres explications plus dogmatiques, ont donné naissance à des erreurs bien plus graves et bien plus dangereuses : ils ont fait contracter aux esprits la mauvaise habitude de chercher à déterminer la nature des causes dans les cas où nous ne pouvons qu'observer les effets ; et en déterminant ces causes, ils ont souvent personnifié de pures abstractions.

C'est d'abord un fait certain, n'importe la manière dont il a lieu, que les fibres charnues sont plus faibles, et le tissu cellulaire plus abondant, chez les femmes que chez les hommes. Secondement, on ne peut douter que ce ne soit la présence et l'influence de l'utérus et des ovaires qui produisent cette différence : elles la produisent infailliblement toutes les fois que ces organes sont originairement bien conformés, et que leur développement se fait suivant l'ordre naturel. Or, cette faiblesse des muscles inspire un dégoût d'instinct pour les violents exercices; elle ramène à des amusements, et, quand l'âge en rend l'individu susceptible, à des occupations sédentaires. Il est même constant que les personnes à fibres molles et chargées de tissu cellulaire, ont besoin de peu de mouvement pour conserver leur santé : lorsqu'elles en font davantage, leurs forces s'épuisent bien vite, et elles vieillissent avant le temps. On peut ajouter que l'écartement des hanches rend la marche plus pénible chez les femmes, à raison du mouvement plus considérable qui se fait à chaque pas, comme on l'a vu ci-dessus, pour changer le centre de gravité. Voilà donc leur genre de vie, pour ainsi dire, indiqué d'avance par une circonstance d'organisation qu'on pourrait considérer comme très-minutieuse, que même, dans le premier âge, on saisit encore à peine. D'autre part, ce sentiment habituel de faiblesse inspire moins de confiance. Ne se sentant pas les moyens d'agir sur les objets par une force directe, la femme en cherche d'autres plus détournés; et moins elle se trouve en état d'exister par elle-même, plus elle a besoin d'attirer l'attention des autres, de fortifier sa propre existence de celle des êtres environnants qu'elle juge les plus capables de la protéger.

Ces observations suffiraient presque pour expliquer les dispositions, les goûts et les habitudes générales des femmes. Les femmes doivent préférer les travaux qui demandent, non de la force musculaire, mais une adresse délicate; elles doivent s'exercer sur de petits objets : leur esprit acquerra par conséquent plus de finesse et de pénétration, que d'étendue et de profondeur. Menant une vie sédentaire (car la nature des travaux qui leur conviennent ne les y retient pas moins fortement que les penchants immédiats dépendants de leur organisation), vous voyez, en quelque sorte, se développer en elles un nouveau système physique et moral. Elles sentent leur faiblesse; de là, le besoin de plaire : elles ont besoin de plaire; de là, cette continuelle observation de tout ce qui se passe autour d'elles; de là, leur dissimulation, leurs petits manéges, leurs manières, leurs graces, en un mot, leur *coquetterie*, qui, dans l'état social actuel, doit être regardée comme la réunion, ou le résultat, de leurs bonnes et de leurs mauvaises qualités.

Par les raisons contraires, les petits garçons

trouvent dans leur instinct une pente originelle et caractéristique : ils doivent, en conséquence, contracter des manières et des habitudes absolument opposées. Pleins du sentiment de leur force naissante, et du besoin de l'exercer, le repos leur est désagréable et pénible : il leur faut des mouvements vifs; et ils s'y livrent avec impétuosité. Ainsi donc, sans entrer dans de grands détails, l'on voit que de leurs dispositions originelles, et du genre d'amusements ou d'occupations qu'elles les déterminent à préférer, se forment directement la tournure de leurs idées et le caractère de leurs passions. Or, les passions et les idées de l'homme fait ne sont que celles de l'enfant, développées et complétées par la maturité des organes et par l'expérience de la vie.

§ III.

Mais jusqu'ici, rien ne nous apprend comment ces modifications si générales peuvent dépendre des conditions propres à certains organes particuliers. Il est donc nécessaire de remonter plus haut, pour voir si, dans l'explication de cette grande influence qu'exercent ceux de la génération, on peut tirer quelque lumière de leur structure, de leurs fonctions, de leurs rapports physiologiques avec les autres branches du système.

Nous voyons d'abord que les parties qu'animent des nerfs venus de différents troncs, ou formés de différents nerfs réunis, sont ou plus sensibles, ou plus irritables, et presque toujours l'un et l'autre à la fois. La nature semble avoir à dessein placé les ganglions et les plexus dans le voisinage des viscères, où l'influence nerveuse doit être le plus considérable. L'épigastre et la région hypocondriaque en sont comme tapissés : aussi leur sensibilité est-elle extrêmement vive, leurs sympathies extrêmement étendues; et les portions du canal intestinal qui s'y rapportent jouissent d'une irritabilité que celle du cœur paraît égaler à peine, ou même n'égale pas. Voilà un premier fait qui ne peut échapper aux observateurs.

Mais les nerfs des parties de la génération, dans l'un et dans l'autre sexe, sans être en apparence fort importants par leur volume, ou par leur nombre, sont pourtant formés de beaucoup de nerfs différents : ils ont des relations avec ceux de tous les viscères du bas-ventre, et par eux, ou plutôt par le grand sympathique qui leur sert de lien commun, avec les divisions les plus essentielles et l'ensemble du système nerveux. Enfin, autour, ou dans le voisinage de ces parties, il en est plusieurs autres presque aussi sensibles qu'elles-mêmes, et qui concourent, par leur influence puissante et non interrompue, à les imprégner sans cesse d'une plus grande vitalité.

Les hommes instruits dans l'économie animale savent combien ces diverses circonstances réunies peuvent donner d'étendue et de force aux sympathies d'un organe, quelles que soient d'ailleurs ses fonctions.

En second lieu, des observations certaines prouvent que le système nerveux (dont l'organisation primitive et la manière d'agir déterminent la sensibilité générale de tous les organes pris dans leur ensemble, et la sensibilité particulière de chacun d'eux considéré séparément), ces observations prouvent que le système nerveux peut à son tour être lui-même puissamment modifié par le caractère des fonctions de ceux dont le rôle est le plus important; c'est-à-dire, en d'autres termes, par les impressions habituelles qui lui viennent de quelques-unes de ses extrémités les plus sensibles. La perte d'un sens ne produit pas seulement une augmentation d'énergie ou d'attention dans ceux qui restent, et qui semblent, dans ce cas, redoubler d'efforts pour le remplacer; mais il en résulte encore que la manière de sentir et de réagir du système nerveux n'est plus la même, et qu'il contracte de nouvelles habitudes, dont la liaison est évidente avec les impressions insolites que ces sens commencent alors à recevoir. La pratique de la médecine nous prouve, par des exemples journaliers, que les affections des différentes parties influent de la manière la plus directe sur les goûts, sur les idées, sur les passions. Dans les maladies de poitrine, les dispositions morales ne sont point du tout les mêmes que dans celles de la rate ou du foie. On a plus ou moins de pente vers un certain ordre d'idées ou de sentiments, (comme, par exemple, vers celui qui se rapporte aux croyances religieuses), dans certains états particuliers de langueur, que dans d'autres : et la plus grande aptitude aux travaux qui demandent ou beaucoup de force et d'activité dans l'imagination, ou des méditations opiniâtres et profondes, dépend souvent d'un état maladif général, introduit dans le système par le dérangement des fonctions de quelques viscères abdominaux.

Ainsi donc, que des organes doués d'une sensibilité singulière exercent un empire très-étendu sur l'organe général de la vie, rien de plus conforme aux lois de l'économie animale ; et l'on n'a pas de peine à reconnaître que c'est ici seulement l'un des phénomènes les plus remarquables qui se rapportent à ces lois.

En troisième lieu, les parties des organes de la génération qui paraissent être le principal foyer de leur sensibilité propre (1) sont de nature glandulaire ; et, pour le dire en passant, ces glandes particulières diffèrent singulièrement par là de la plupart des autres, qui se montrent presque insensibles dans l'état naturel. Or, tous les faits pathologiques prouvent que le système glandulaire forme, en quelque sorte, un tout distinct,

---

(1) Les testicules et les ovaires sont, en effet, de véritables glandes.

dont les différentes parties communiquent entre elles, et ressentent vivement et profondément les affections les unes des autres. Ainsi l'engorgement des glandes de l'aine produit bientôt celui des glandes de l'aisselle ou du cou; et celles des bronches partagent bientôt les maladies de celles du mésentère. Mais nous avons vu, dans le Mémoire précédent (1), que l'état des glandes influe beaucoup sur celui du cerveau, dont l'énergie peut être considérablement augmentée ou diminuée par cette cause; et cela doit être vrai, surtout pour des glandes qui se distinguent particulièrement par leur éminente sensibilité.

Quatrièmement, nous savons que les organes de la génération, chez les mâles, préparent une liqueur particulière dont les émanations refluent dans le sang, lui communiquent un caractère plus stimulant et plus actif. C'est à l'époque de la formation ou de la maturité de cette liqueur, que la voix devient plus forte, les mouvements musculaires plus brusques, la physionomie plus hardie et plus prononcée. C'est alors que paraissent les poils de la face et de quelques autres parties, signes non équivoques d'une vigueur nouvelle. Dans quelques animaux, la liqueur séminale imprime à toutes les autres humeurs une odeur forte, qui fait distinguer facilement et l'espèce et

---

(1) Qui traite *de l'influence des âges sur les idées et les affections morales.*

le sexe de l'individu : souvent aussi la production des cornes et de certaines protubérances calleuses tient évidemment à sa présence et à son action.

D'autre part, tout annonce que, dans les ovaires des femmes, il se forme également une humeur particulière qui contient les matériaux de l'embryon, qui du moins concourt à les fournir, et dont la résorption dans le sang y porte des principes analogues aux excitations nouvelles qui doivent être ressenties par tout le système. Les vésicules lymphatiques, que plusieurs physiologistes ont considérées comme de véritables œufs, et les corps jaunes, *corpora lutea* (1), nous présentent cette humeur sous deux formes différentes qu'elle est susceptible de prendre dans certaines circonstances déterminées : et l'apparition des règles; la turgescence des glandes mammaires et du tissu cellulaire qui les environne; quelques sym-

---

(1) Les *corpora lutea* s'observent particulièrement dans les vaches; on les retrouve même dans les femelles de quelques autres animaux ruminants. Chez les femmes qui viennent de concevoir, on aperçoit des vésicules gonflées, parfaitement analogues, répandues sur la surface de l'ovaire, principalement du côté par où les franges de la trompe de Fallope l'entourent en se redressant; et les petites cicatrices, dont le nombre est regardé par quelques anatomistes comme propre à déterminer celui des conceptions, sont elles-mêmes les débris de ces vésicules, qui se détachent pour enfiler le tuyau de la trompe, ou du moins pour y verser la liqueur qu'elles renferment dans leur cavité.

pathies remarquables, qui n'existaient pas avant que les ovaires entrassent en action; l'éclat plus vif des yeux, et le caractère plus expressif, mais plus timide et plus réservé, des regards et de tout le visage, ne nous laissent aucun doute sur l'impulsion générale que la présence de cette humeur donne à tous les organes; impulsion correspondante à celle que nous venons de remarquer dans les adolescents, et parfaitement conforme à la destination propre de la femme.

Une preuve que tout cela se passe par l'influence directe des ovaires, et vraisemblablement aussi par celle du fluide éminemment vitalisé qui se prépare et circule dans leurs vaisseaux, c'est que tout le temps que ces corps glanduleux, et par sympathie l'utérus, restent dans l'engourdissement de l'enfance, il ne survient aucun des phénomènes dont nous venons de parler. Si cet état se prolonge encore après l'époque ordinaire de la puberté, la femme paraît bientôt se rapprocher de l'homme par quelques-uns de ses caractères extérieurs, par quelques-uns même de ses goûts : et si la langueur des organes de la génération tient à quelque vice accidentel, indépendamment de la suspension des phénomènes propres à la puberté chez les filles, il survient une espèce de maladie dont le principal symptôme est l'inertie de la sanguification. Or, non-seulement cette maladie ne se guérit que lorsque la matrice et les ovaires rentrent dans l'ordre régulier de leurs fonctions, mais sa cure peut s'opérer assez souvent par leur excitation directe.

Cinquièmement enfin, pour bien entendre l'influence différente de ces organes dans les deux sexes (car ce que nous avons dit jusqu'ici s'applique également à l'un et à l'autre), il faut concevoir des dispositions particulières dans la formation primitive du système nerveux, ainsi que dans celle du tissu cellulaire, des muscles et des os. Ces dispositions dépendent sans doute des circonstances inconnues, en vertu desquelles l'embryon lui-même se forme, vit et se développe : leur raison se rapporte donc à celle de la différence des sexes. Ce sont de simples faits qu'il faut admettre comme tels, sans prétendre remonter plus haut: mais, une fois admis, et laissant ainsi leurs causes de côté, l'on peut se faire une idée assez juste de ce qu'ils sont en eux-mêmes, et surtout du vrai caractère des phénomènes subséquents qui s'y lient. Quelques considérations physiologiques, immédiatement enchaînées à des vérités déjà reconnues, suffisent, je crois, pour éclaircir en particulier la question qui nous occupe maintenant.

§ IV.

Dans la femme, la pulpe cérébrale participe de la mollesse des autres parties. Le tissu cellulaire qui revêt cette pulpe, ou qui s'insinue dans ses divisions, est plus abondant; les enveloppes qu'il forme sont plus muqueuses et plus lâches. Tous les mouvements s'y font d'une manière plus facile, et par conséquent plus prompte : ils s'y font aussi d'une manière plus vive, tant à cause de la docilité correspondante des fibres musculaires et des vaisseaux, que de la brièveté relative de toute la stature. Or, la promptitude et la vivacité d'action dans le système nerveux sont la mesure de la sensibilité générale du sujet. Mais, d'un côté, nous avons vu que, même dans le cas où la faiblesse des fibres charnues n'est pas originelle, l'effet de cette sensibilité si grande et si rapide est bientôt de produire directement cette faiblesse; comme, au contraire, la force radicale des muscles se lie à des impressions fortes, profondes, et par conséquent moins précipitées. D'un autre côté, dans l'économie animale il n'y a point d'impulsion énergique toutes les fois que cette impulsion n'éprouve point de résistance : sa facilité même l'énerve et l'anéantit. Si l'énergie de réaction dépend de celle d'action, à son tour l'action s'entretient par la réaction qui lui succède, et qui devient pour elle un stimulant indispensable. Ainsi, tandis que chez l'homme la vigueur du système nerveux et celle du système musculaire s'accroissent l'une par l'autre, la femme sera plus sensible et plus mobile, parce que la contexture de tous ses organes est plus molle et plus faible, et que ces dispositions organiques primitives sont reproduites à chaque instant par la manière dont s'exerce chez elle la sensibilité.

Maintenant il ne faut pas oublier que si les nerfs vont porter la vie à tous les organes, chaque organe en particulier, à raison des impressions qu'il reçoit et des fonctions qu'il remplit, influe, de son côté, plus ou moins sur l'état de tout le système nerveux. Les effets d'une affection locale deviennent souvent généraux; souvent une seule partie semble tenir le tout sous son empire; et plus la sensibilité sera grande, et les communications libres et rapides, plus aussi cette influence devra produire de phénomènes, non pas durables et profonds, mais subits, variés, extraordinaires.

L'on voit donc que les organes de la génération, par leur éminente sensibilité, par les fonctions que la nature leur confie, par le caractère des liqueurs qui s'y préparent, doivent réagir fortement sur l'organe sensitif général et sur d'autres parties très-sensibles comme eux, avec lesquelles ils sont dans des rapports directs de sympathie. Cette réaction doit se faire remarquer particulièrement à l'époque où leurs fonctions commencent. En effet, c'est alors seulement (car tout ce qui se passe d'analogue dans l'enfance paraît dépendre principalement des dispositions organiques primitives dont nous avons déja parlé), c'est alors qu'une suite de déterminations particulières imprime à l'un et à l'autre sexe les penchants et les habitudes propres à leur rôle respectif. On voit aussi que ce qu'il y a de commun à tous les deux, sous ce point de vue, s'explique par la vivacité des sensations et la puissance sympathique des organes génitaux ; ce qu'il y a de différent, par la contexture originelle des diverses parties, qui certainement n'est pas la même dans les deux sexes : on voit, en un mot, que toutes les lois de l'économie animale, où tous les faits physiologiques généraux se rapportent ici, d'une manière tantôt directe, tantôt médiate, à celui qui nous occupe, et qu'ils se réunissent pour l'éclaircir.

Telle est l'idée qu'on peut se faire des circonstances principales qui déterminent cet ébranlement général du système qu'on observe au moment de la puberté; circonstances qui servent également à expliquer les différences singulières de ses effets dans l'homme et dans la femme : telle est du moins la manière dont je les conçois; et quand il resterait encore ici quelque chose d'obscur et d'indéterminé, les phénomènes n'en seraient pas moins constants, ni l'application de leurs résultats à nos recherches idéologiques et morales moins sûre et moins utile.

Mais il ne suffit pas d'établir ces points sommaires de doctrine : des conséquences si générales ont besoin d'être rattachées à quelques détails plus sensibles et plus positifs.

Suivons encore la nature dans les principales

modifications qu'elle imprime aux sexes différents, et dont elle se sert pour les mieux approprier l'un et l'autre à leur but respectif.

§ V.

L'époque de la puberté est, comme nous venons de le voir, celle d'un changement général dans toute l'existence humaine. De nouveaux organes entrent en action, de nouveaux besoins se font sentir, un nouvel état moral se développe. C'est alors que l'enfant cesse d'être enfant, et que sa destination, relativement à l'espèce, se marque par des traits qu'il n'est plus possible de méconnaître.

Nous avons dit que ce changement était annoncé par quelques circonstances physiques qui tendent à distinguer les deux sexes de plus en plus. L'objet même qu'ils ont à remplir exige que la douce confusion qui a régné entre eux jusqu'à ce moment ne se prolonge pas davantage. Nous avons dit que les formes extérieures, propres à l'un ou à l'autre, prenaient alors un caractère plus prononcé; que ce n'était pas seulement dans les organes qui la caractérisent spécialement que cette distinction se trouvait tracée, mais que l'empreinte en devenait sensible dans la structure de presque toutes les parties, et surtout dans la manière dont s'exécutent leurs fonctions.

Parmi ces circonstances, il en est deux qui paraissent en quelque sorte communes aux deux sexes, et qui méritent une attention particulière, parce qu'elles peuvent jeter encore quelque jour sur les procédés de la nature. On va voir qu'elles se rapportent directement aux considérations exposées ci-dessus.

Nous n'avons pas négligé d'établir les rapports sympathiques qui existent entre toutes les branches du système glandulaire ; et nous savons que les parties des organes de la génération, qu'on peut regarder comme le foyer principal de leur sensibilité particulière, ou qui paraissent imprimer aux autres la vie et le mouvement, sont, à proprement parler, des glandes (1). Aussi, du moment que l'évolution de ces organes commence, il se fait un mouvement général dans tout l'appareil lymphatique : les glandes des aines, celles des mamelles, des aisselles, du cou, se gonflent; souvent elles deviennent douloureuses. Ce n'est pas seulement chez les filles que les glandes mammaires acquièrent alors un volume plus considérable; je les ai vues nombre de fois former chez les jeunes garçons des tumeurs qui paraissaient inflammatoires : assez souvent aussi je les ai vu prendre pour telles par des médicastres ignorants. Pour

---

(1) Les anatomistes ont cherché vainement des canaux sécrétoires dans les ovaires ; mais ce sont des vues grossières et mécaniques qui les ont portés à conclure de là qu'il ne s'y fait aucune sécrétion ou préparation d'humeurs spéciales.

l'ordinaire, cet accident cause de l'inquiétude à ceux qui l'éprouvent : mais leur inquiétude est moins causée par la douleur (qui ne laisse pourtant pas quelquefois de gêner beaucoup les mouvements du corps), que par l'influence de cette activité nouvelle, que l'ébranlement général du système imprime alors à l'imagination.

Le premier essai des plaisirs de l'amour est souvent nécessaire pour compléter le développement des organes qui en sont le siége; et la sensibilité de ces organes n'existe tout entière qu'après s'être exercée. Aussi, le gonflement général de toutes les parties où se trouvent situées des glandes, notamment celui du sein et de la face antérieure du cou, est-il souvent la suite de cette vive commotion. Les caractères qui manifestent ce gonflement sont beaucoup plus remarquables chez les femmes; cela doit être encore. La contexture molle de tous les organes les rend, chez elles, plus susceptibles de ces turgescences spontanées : ils sont entourés et pénétrés par un tissu cellulaire plus abondant; et ce tissu prend toujours lui-même une part active à l'état des parties auxquelles il se trouve uni. Ce n'est donc pas sans quelque raison peut-être que les anciens médecins, et même quelques modernes, ont donné le gonflement subit du cou dans les jeunes filles pour un signe de défloration. Mais ils ont eu tort d'en faire un signe général et certain : il n'est assurément ni l'un ni l'autre.

La tuméfaction du système glandulaire et lymphatique se lie, à son tour, à des dispositions intérieures particulières, et à certaines directions nouvelles que le sang commence à prendre en même temps : ces relations sympathiques forment la seconde circonstance dont nous avons voulu parler.

§ VI.

Il est certain que la résorption des humeurs spéciales que préparent les organes de la génération, et l'influence directe qu'ils exercent par leur vive sensibilité, sur tout le système sanguin, donnent alors au sang plus d'énergie et de vitalité. Ce fluide devient plus stimulant pour les vaisseaux qui le contiennent. Leur ton, et particulièrement celui des artères, augmente considérablement. Enfin, la circulation prend une activité qu'elle n'avait pas encore. Tout cela se manifeste avec évidence, par l'accroissement des forces et de la chaleur animale, par l'impétuosité des mouvements vitaux, par la flamme nouvelle dont brillent les regards et la physionomie, par les hémorragies, tantôt anomales et tantôt régulières, mais toujours actives et spontanées, qui s'établissent simultanément. Des changements si notables dans l'état et dans le cours du fluide dont toutes les autres humeurs sont formées produisent nécessairement une révolution générale : chacune de ces humeurs acquiert des qualités, et surtout reçoit des impulsions analogues ; leurs organes sécrétoires et leurs vaisseaux redoublent d'action. Or, la lymphe, les glandes et les vaisseaux blancs qui leur appartiennent, doivent sans doute, par leur importance et par l'étendue de leurs fonctions, être des premiers à s'en ressentir; et cette révolution entre d'ailleurs si bien dans le système des opérations successives de la vie, elle est si nécessaire à leur enchaînement, que, lorsqu'elle vient à manquer, soit par l'état général de débilité des nerfs et du cerveau, soit par les affections particulières des organes dont elle dépend, il en résulte, comme nous l'avons déja fait observer, une maladie exclusivement propre à cet âge et à ces circonstances.

Tout le monde sait que les jeunes filles chez qui le caractère distinctif de la nubilité ne se montre pas à l'époque ordinaire, tombent souvent dans une langueur cachectique, connue sous le nom de *chlorose*, ou *pâles couleurs*. On attribue communément les *pâles couleurs* à la suspension du flux menstruel; et, pour les guérir, on cherche à le provoquer, ou à le rappeler. Mais c'est ici prendre l'effet pour la cause. Ce flux ne saurait avoir lieu lorsque les organes de la génération, et particulièrement les ovaires, négligent d'entrer en action; car alors, les artères ne reçoivent point ce surcroît de ton, et le sang cette impulsion forte, qui leur viennent de ces organes : double condition dont dépendent les nouveaux mouvements hémorragiques. D'un autre côté, l'utérus, restant dans l'inertie par l'effet sympathique de celle des ovaires, n'appelle point une quantité plus considérable de sang dans ses vaisseaux artériels; et les matériaux de l'hémorragie locale manquent eux-mêmes. Que faut-il faire dans ce cas? Employer les moyens qui peuvent tout ensemble imprimer plus d'énergie à la sanguification, et stimuler directement les organes dont l'influence, nécessaire à son perfectionnement, peut seule déterminer les directions nouvelles de la circulation. Heureusement, c'est ce que font très-bien les remèdes dits *emménagogues*, surtout le fer, qu'on peut regarder ici comme un véritable spécifique : et ce n'est pas, au reste, le seul exemple d'une pratique utile, fondée sur des principes théoriques incomplets, ou même erronés.

Nous avons déjà fait remarquer les rapports établis par la nature entre la poitrine et les organes de la génération; rapports qui rendent raison de plusieurs phénomènes singuliers de physiologie et de pathologie, et qui paraissent tenir évidemment à ce que la sanguification, sur laquelle ces derniers organes exercent l'influence dont nous venons d'essayer de rendre compte, se fait particulièrement dans les poumons. Mais, pour mieux faire sentir l'uniformité des procédés de la nature, même au milieu des différences qu'elle semble avoir voulu marquer le plus fortement, il est nécessaire d'observer que la chlorose ne se montre pas seulement chez les jeunes filles : je l'ai rencontrée plusieurs fois chez les jeunes garçons, avec presque tous ses symptômes; et je l'ai vu guérir par les mêmes moyens qu'on emploie dans l'intention de rétablir le flux menstruel. On remarque aussi chez les adolescents certaines affections nerveuses analogues à celles que produit si fréquemment, dans les sujets de l'autre sexe, le travail préparatoire de la nubilité. C'est encore par les mêmes remèdes qu'ils se guérissent chez les filles et chez les garçons : le meilleur de tous ces remèdes est fourni par la nature. On sait de quelle manière Rousseau, dans sa première jeunesse, allant consulter les médecins de Montpellier, se délivra, pendant la route, de ses palpitations; et comment, à son arrivée dans cette ville médicale, il reprit bientôt ses langueurs et ses anxiétés.

Voilà pour l'état physique particulier à cette époque : nous n'ajouterons rien de plus. Les autres phénomènes accessoires, ceux particulièrement qui sont relatifs à la distinction des sexes, s'expliquent suffisamment par ce qui a été dit ci-dessus.

§ VII.

Maintenant, si nous voulons porter nos regards sur l'état moral, le tableau qui se présente est infiniment plus vaste; les objets et les points de vue en sont infiniment plus nombreux et plus variés. Pour procéder avec ordre, et pour pouvoir se reconnaître au milieu de tant de phénomènes confus, il est indispensable de remonter jusqu'à leur source, et de les classer, en les rapportant à certaines considérations principales.

Les partisans des causes finales (1) ne trouvent nulle part d'aussi forts arguments en faveur de leur manière de considérer la nature, que dans les lois qui président, et dans les circonstances de tout genre qui concourent à la reproduction des races vivantes. Nulle part les moyens employés ne paraissent si clairement relatifs à la fin. Mais ce qu'il y a de sûr, c'est que si les moyens n'avaient ici résulté nécessairement des lois générales, les races n'auraient fait que passer; dès longtemps elles n'existeraient plus.

Dans l'état d'isolement, l'homme est l'être le plus faible, le plus incapable de se défendre contre les intempéries des saisons, contre les attaques des autres animaux, contre la faim et la soif; en un mot, le plus incapable de pourvoir complètement à ses premiers besoins. Il ne peut guère se conserver, et surtout se reproduire, que dans la vie sociale. La longueur de son enfance exige une continuité de soins assidus, qui supposent au moins la société du père et de la mère : ces soins eux seuls

---

(1) Je regarde, avec le grand Bacon, la philosophie des causes finales comme stérile; mais j'ai reconnu ailleurs qu'il était bien difficile à l'homme le plus réservé de n'y avoir jamais recours dans ses explications.

la nécessiteraient sans doute, si, par une impulsion antérieure, par des besoins plus personnels et plus directs, cette société ne se trouvait déjà formée. Mais ici, tout tient à des directions primitives, indépendantes de la raison et de la volonté des individus : tout se lie, se coordonne, et ne tend pas moins à leur plus grand bien-être, qu'à la perpétuation paisible et sûre de l'espèce.

Pour l'accomplissement de ce dernier but, comme l'a très-bien fait voir Rousseau, l'homme doit attaquer, la femme doit se défendre. L'homme doit choisir les moments où le besoin de l'attaque se fait sentir, où ce besoin même en assure le succès : la femme doit choisir ceux où il lui est le plus avantageux de se rendre ; elle doit savoir céder à propos à la violence de l'agresseur, après l'avoir adoucie par le caractère même de la résistance, donner le plus de prix possible à sa défaite, se faire un mérite de ce qu'elle même n'a pas désiré moins vivement peut-être d'accorder que lui d'obtenir ; elle doit enfin savoir trouver, dans la sage et douce direction de leurs plaisirs mutuels, le moyen de s'assurer un appui, un défenseur.

Il faut que l'homme soit fort, audacieux, entreprenant ; que la femme soit faible, timide, dissimulée.

Telle est la loi de la nature.

De cette première différence, relative au but particulier de chacun des deux sexes, et qui se trouve déterminée directement par l'organisation, naît celle de leurs penchants et de leurs habitudes.

Par sa force même, l'homme est moins sensible, ou moins attentif aux petites impressions; son attention n'est fixée que par des objets frappants ; ses sensations, moins vives et moins rapides, sont plus profondes et plus durables.

Si le premier besoin de tout animal est celui d'exercer ses facultés, de les développer, de les étendre, de s'en assurer, en quelque sorte, la conscience, il est évident que les phénomènes, ou les produits de leur énergie, qui résultent de cette série de déterminations et de fonctions, ne peuvent être les mêmes pour l'homme et pour la femme, dont les facultés sont si différentes.

L'homme a le besoin d'employer sa force, de s'en confirmer à lui-même tous les jours le sentiment par des actes qui la déploient. La vie sédentaire l'importune ; il s'élance au-dehors ; il brave les injures de l'air. Les travaux pénibles sont ceux qu'il préfère : son courage affronte les périls ; il n'aime à considérer la nature en général, et les êtres qui l'entourent en particulier, que sous les rapports de la puissance qu'il peut exercer sur eux.

La faiblesse de la femme n'entre pas seulement dans le système de son existence, comme élément essentiel de ses relations avec l'homme; mais elle est surtout nécessaire, ou du moins très-utile, pour la conception, pour la grossesse, pour l'accouchement, pour la lactation de l'enfant nouveau-né, pour les soins qu'exige son éducation pendant les premières années de la vie (1). On a déjà vu que la faiblesse musculaire est liée, dans l'ordre naturel, avec une plus grande sensibilité nerveuse, avec des impressions plus vives et plus mobiles; et c'est particulièrement sous ce point de vue, ou plutôt dans ce rapport avec d'autres qualités coexistantes avec elle, qu'il faut la considérer en ce moment.

Par une nécessité sévère, attachée au rôle que la nature lui assigne, la femme se trouve assujettie à beaucoup d'accidents et d'incommodités : sa vie est presque toujours une suite d'alternatives de bien-être et de souffrance; et trop souvent la souffrance domine. Il fallait donc que ses fibres fussent assez souples pour se prêter à ces tiraillements continuels; que leur contractilité, moins forte, fut cependant vive et prompte, afin de pouvoir les ramener sur-le-champ à leur état moyen; il fallait également, et même à plus forte raison, que la sensibilité générale eût ce même caractère de promptitude et de vivacité qui la rend susceptible de revenir facilement à son ton

---

(1) Il paraît que la conception se fait plus facilement et plus sûrement dans un certain état de faiblesse de la femme. Beaucoup d'observations portent à croire que cette loi est commune à la plupart des animaux.

naturel, après avoir cédé sans résistance à toutes les impressions, après s'être laissé pousser, en quelque sorte, à tous les extrêmes, soit en plus, soit en moins. Pour ajouter à la douce séduction du sexe et de la beauté, la nature ne semble-t-elle pas avoir même pressenti qu'il convenait de mettre la femme dans un état habituel de faiblesse relative? La principale grace de l'homme est dans sa vigueur : l'empire de la femme est caché dans des ressorts plus délicats; on n'aime point qu'elle soit si forte. Aussi toutes celles qu'un instinct sûr dirige, évitent-elles de le paraître, même dans les objets qui, n'étant que du ressort de l'esprit, écartent toute idée d'un effort corporel et mécanique : elles sentent bien que ces objets ne sont plus faits pour elle du moment qu'ils exigent de grandes méditations.

A raison de sa faiblesse, la femme, partout où la tyrannie et les préjugés des hommes ne l'ont pas forcée à sortir de sa nature, a dû rester dans l'intérieur de la maison ou de la hutte. Des incommodités particulières et le soin des enfants l'y retenaient, ou l'y ramenaient, sans cesse : elle a dû se faire une habitude de ce séjour. Incapable de supporter les fatigues, d'affronter les hasards, de résister au choc tumultueux des grandes assemblées d'hommes, elle leur a laissé ces forts travaux, ces dangers qu'ils avaient choisis de préférence : elle ne s'est point mêlée aux discussions d'affaires publiques, auxquelles non-seulement doit toujours présider une raison sévère et forte, mais où l'accent du caractère et de l'énergie ajoute singulièrement à la puissance de la raison. En un mot, la femme a dû laisser aux hommes les soins extérieurs et les emplois politiques ou civils : elle s'est réservé les soins intérieurs de la famille, et ce doux empire domestique, par lequel seul elle devient tout à la fois respectable et touchante.

§ VIII.

Mais si la faiblesse de la femme fait, pour ainsi dire, partie de ses facultés et de ses moyens, sa sensibilité vive et changeante était encore plus nécessaire à la perfection de l'objet qu'elle doit remplir. Tandis que l'homme agit sur la nature et sur les autres êtres animés, par la force de ses organes, ou par l'ascendant de son intelligence, la femme doit agir sur l'homme par la séduction de ses manières et par l'observation continuelle de tout ce qui peut flatter son cœur, ou captiver son imagination. Il faut pour cela qu'elle sache se plier à ses goûts, céder sans contrainte, même aux caprices du moment, et saisir les intervalles où quelques observations, jetées comme au hasard, peuvent se faire jour.

Une sensibilité qui retient profondément les impressions des objets, et d'où résultent des déterminations durables, convient donc au rôle de l'homme; mais une sensibilité plus légère, qui permet aux impressions de se succéder rapidement, qui laisse presque toujours prédominer la dernière, est la seule qui convienne au rôle de la femme. Changez cet ordre, et le monde moral n'est plus le même. En effet, le système des affections dépend presque tout entier des rapports sociaux; et toute société civile quelconque a toujours pour base, et nécessairement aussi pour régulateur, la société primitive de la famille.

Il ne faut pas croire que la vie du fœtus soit uniquement l'ouvrage de cet instant indivisible où la nature combine les matériaux qui doivent le former, où elle leur imprime un mouvement régulier d'évolution. L'utérus est, sans doute, de tous les organes celui qui jouit constamment de la plus éminente sensibilité. Depuis le moment de la conception jusqu'à celui de l'accouchement, il devient, en outre, le but ou le centre de toutes les sympathies. C'est le point de réunion des impressions diverses les plus vives; c'est le terme commun vers lequel, surtout alors, se dirige l'action de la sensibilité générale : c'est là que vont aboutir les efforts et l'influence des organes particuliers. Pendant tout ce temps, l'utérus se trouve monté au plus haut ton de la sensibilité physique. Le but de tous les mouvements qu'il exécute alors, est, si je puis me servir de ce mot, de fomenter la vie naissante de l'embryon : il faut que, par une véritable incubation intérieure, il l'en imprègne chaque jour de plus en plus. Or, cette action vivifiante, comme la plupart des autres fonctions animales, s'exerce en vertu des impressions que l'organe a reçues lui-même préalablement. Ces impressions, il les doit à l'être nouveau, dont la présence le sollicite et le fait entrer incessamment en action. Il faut qu'il en suive et qu'il en partage toutes les affections, tous les mouvements. Sa manière d'agir se règle donc sur des sensations extrêmement fugitives et changeantes.

Cela posé, l'on voit que, d'une part, comme réservoir et source de sensibilité ou de vie, son influence sur le fœtus est continuelle; de l'autre, qu'elle résulte d'une suite de déterminations variées à l'infini. Mais ces deux circonstances ne peuvent avoir lieu qu'au moyen d'un système vital, sensible et mobile, pour ainsi dire, à l'excès.

De très-long-temps, l'enfant qui vient de naître n'est en état d'exécuter les mouvements les plus nécessaires à sa conservation. Bien différent en cela des petits de plusieurs autres espèces d'animaux, ses sens ne lui fournissent aucun jugement précis sur les corps extérieurs; ses muscles débiles ne peuvent l'aider à se garantir des chocs dangereux, ni même à chercher la mamelle qui doit l'allaiter.

Dans les premiers temps, il diffère peu du fœtus; et sa longue enfance, si favorable d'ailleurs à la culture de toutes ses facultés, exige des soins si continuels et si délicats, qu'ils rendent presque merveilleuse l'existence de l'espèce humaine. Sera-ce le père qui voudra s'assujettir à cette vigilance de tous les moments; qui saura deviner un langage, ou des signes, dont le sens n'est pas encore déterminé pour celui même qui les emploie? Sera-ce lui qui pourra devancer, par la prévision d'un instinct fin et sûr, non-seulement les nécessités premières, sans cesse renaissantes, mais encore tous ces petits besoins de détail dont la vie de l'enfant se compose? Non, sans doute. Chez l'homme, les impressions ne sont pas, en général, assez vives; les déterminations ont trop de lenteur. Le nourrisson aurait long-temps à souffrir avant que la main paternelle vînt le soulager; les secours arriveraient presque toujours trop tard. Observez, en outre, la maladresse et la lourdeur avec lesquelles un homme remue les êtres faibles et souffrants. Ils courent toujours avec lui quelque risque; il les blesse par la rudesse de ses mouvements, ou les salit par la manière négligée dont il leur distribue la nourriture et la boisson. Et quand il les soulève et les porte, on peut presque toujours craindre que, occupé de quelque autre objet, il ne les laisse échapper de ses bras, ou ne les heurte, par mégarde, dans sa marche brusque, contre les corps environnants. Ajoutez encore que l'homme n'eut jamais, et que jamais il ne saurait avoir ni l'attention minutieuse nécessaire pour pouvoir songer à tout, comme une nourrice et une garde, ni la patience qui triomphe des dégoûts inséparables de ces deux emplois.

Qu'on mette, au contraire, une femme à sa place : elle paraît sentir avec l'enfant, ou le malade ; elle entend le moindre cri, le moindre geste, le moindre mouvement du visage ou des yeux ; elle accourt, elle vole ; elle est partout, elle pense à tout ; elle prévient jusqu'à la fantaisie la plus fugitive ; et rien ne la rebute, ni le caractère dégoûtant des soins, ni leur multiplicité, ni leur durée.

Or, ces qualités touchantes de la femme dépendent nécessairement du genre de sensibilité que nous avons dit lui être propre ; c'est également à cette cause qu'il faut rapporter, en grande partie, le développement spontané, ou plutôt l'explosion, de l'amour maternel, le plus fort de tous les sentiments de la nature, la plus admirable de toutes les inspirations de l'instinct.

Les observateurs de la nature, qui n'ont pas toujours été des raisonneurs bien sévères, et dont il est d'ailleurs si simple que l'imagination soit frappée et subjuguée par la grandeur du spectacle qu'ils ont sous les yeux, les observateurs n'ont pas eu de peine à remarquer cette correspondance parfaite des facultés et des fonctions, ou, selon leur langage, des moyens et du but, coordonnés avec intention dans un sage dessein : ils se sont attachés à la montrer dans des tableaux auxquels l'éloquence et la poésie venaient si naturellement prêter tout leur charme. Mais une seule réflexion suffit pour rendre encore ici la cause finale beaucoup moins frappante : c'est que les fonctions et les facultés dépendent également de l'organisation; et, découlant de la même source, il faut bien absolument qu'elles soient liées par d'étroits rapports. Les finalistes seront donc obligés de remonter plus haut; ils s'en prendront aux merveilles de l'organisation elle-même. Mais, sur ce dernier point, une logique sévère ne peut pas davantage s'accommoder de leurs suppositions. Les merveilles de la nature en général, et celles en particulier qui sont relatives à la structure et aux fonctions des animaux, méritent bien, sans doute, l'admiration des esprits réfléchis; mais elles sont toutes dans les faits : on peut les y reconnaître, on peut même les célébrer avec toute la magnificence du langage, sans être forcé d'admettre dans les causes rien d'étranger aux conditions nécessaires de chaque existence. Du moins est-on fondé, d'après l'analogie des faits qui s'expliquent maintenant, à penser que tous ceux dont les causes peuvent être constatées s'expliqueront par la suite de la même manière, et que l'empire des causes finales, déjà si resserré par les précédentes découvertes, se resserrera chaque jour davantage, à mesure que les propriétés de la matière et l'enchaînement des phénomènes seront mieux connus.

Nous sommes, au reste, très-éloignés de vouloir réveiller ici des discussions oiseuses; nous n'avons pas surtout la prétention de résoudre des problèmes insolubles : mais nous pensons qu'il serait bien temps de sentir enfin le vide d'une philosophie qui ne rend véritablement raison de rien, précisément parce que, d'un seul mot, elle s'imagine rendre raison de tout.

Revenons à notre sujet.

§ IX.

Les différences qu'on observe dans la tournure des idées, ou dans les passions de l'homme et de la femme, correspondent à celles que nous avons fait remarquer dans l'organisation des deux sexes, et dans leur manière de sentir. Il y a sans doute dans leur manière de sentir un grand nombre de choses communes; celles-là se rapportent à la nature humaine générale : mais il y en a plusieurs essentiellement différentes, et ce sont ces dernières qui tiennent à la nature particulière des sexes. Le point de vue sous lequel les objets se présentent à nous ne peut manquer d'influer beaucoup sur le jugement que nous en portons : or, indépendamment de ce que la femme ne sent pas comme l'homme, elle se trouve dans d'autres rapports avec toute la nature; et sa manière d'en juger est relative à d'autres buts et à d'autres plans, aussi-bien qu'elle se fonde sur d'autres considérations.

Jugeant différemment des objets qui n'ont pas

le même genre d'intérêt pour elle, son attention ne fait pas entre eux le même choix; elle ne s'attache qu'à ceux qui ont de l'analogie avec ses besoins, avec ses facultés. Ainsi, tandis que, d'une part, elle évite les travaux pénibles et dangereux, tandis qu'elle se borne à ceux qui, plus conformes à sa faiblesse, cultivent en même temps l'adresse délicate de ses doigts, la finesse de son coup-d'œil, la grace de tous ses mouvements; d'autre part, elle est justement effrayée de ces travaux de l'esprit qui ne peuvent s'exécuter sans des méditations longues et profondes : elle choisit ceux qui demandent plus de tact que de science, plus de vivacité de conception que de force, plus d'imagination que de raisonnement; ceux dans lesquels il suffit qu'un talent facile enlève, pour ainsi dire, légèrement la superficie des objets.

Elle doit se réserver aussi cette partie de la philosophie morale qui porte directement sur l'observation du cœur humain et de la société. Car vainement l'art du monde couvre-t-il et les individus, et leurs passions, de son voile uniforme, la sagacité de la femme y démêle facilement chaque trait et chaque nuance. L'intérêt continuel d'observer les hommes et ses rivales donne à cette espèce d'instinct une promptitude et une sûreté que le jugement du plus sage philosophe ne saurait jamais acquérir. S'il est permis de parler ainsi, son œil entend toutes les paroles, son oreille voit tous les mouvements; et, par le comble de l'art, elle sait presque toujours faire disparaître cette continuelle observation sous l'apparence de l'étourderie, ou d'un timide embarras.

Que si le mauvais destin des femmes, ou l'admiration funeste de quelques amis sans discernement, les pousse dans une route contraire; si, non contentes de plaire par les graces d'un esprit naturel, par des talents agréables, par cet art de la société qu'elles possèdent sans doute à un bien plus haut degré que les hommes, elles veulent encore étonner par des tours de force, et joindre le triomphe de la science à des victoires plus douces et plus sûres, alors presque tout leur charme s'évanouit : elles cessent d'être ce qu'elles sont, en faisant de très-vains efforts pour devenir ce qu'elles veulent paraître; et, perdant les agréments sans lesquels l'empire de la beauté lui même est peu certain, ou peu durable, elles n'acquièrent le plus souvent de la science que la pédanterie et les ridicules. En général, les femmes savantes ne savent rien au fond; elles brouillent et confondent tous les objets, toutes les idées. Leur conception vive a saisi quelques parties, elles s'imaginent tout entendre. Les difficultés les rebutent, leur impatience les franchit. Incapables de fixer assez long-temps leur attention sur une seule chose, elles ne peuvent éprouver les vives et profondes jouissances d'une méditation forte; elles en sont même incapables. Elles passent rapidement d'un sujet à l'autre; et il ne leur en reste que quelques notions partielles, incomplètes, qui forment presque toujours dans leur tête les plus bizarres combinaisons.

Et pour le petit nombre de celles qui peuvent obtenir quelques succès véritables dans ces genres tout-à-fait étrangers aux facultés de leur esprit, c'est peut-être pis encore. Dans la jeunesse, dans l'âge mûr, dans la vieillesse, quelle sera la place de ces êtres incertains, qui ne sont, à proprement parler, d'aucun sexe? Par quel attrait peuvent-elles fixer le jeune homme qui cherche une compagne? Quels secours peuvent en attendre des parents infirmes ou vieux? Quelles douceurs répandront-elles sur la vie d'un mari? Les verra-t-on descendre du haut de leur génie pour veiller à leurs enfants, à leur ménage? Tous ces rapports si délicats, qui font le charme et qui assurent le bonheur de la femme, n'existent plus alors : en voulant étendre son empire, elle le détruit. En un mot, la nature des choses et l'expérience prouvent également que, si la faiblesse des muscles de la femme lui défend de descendre dans le gymnase et dans l'hippodrome, les qualités de son esprit, et le rôle qu'elle doit jouer dans la vie, lui défendent plus impérieusement encore, peut-être, de se donner en spectacle dans le lycée ou dans le portique.

On a vu cependant quelques philosophes qui, ne tenant aucun compte de l'organisation primitive des femmes, ont regardé leur faiblesse physique elle-même comme le produit du genre de vie que la société leur impose, et leur infériorité dans les sciences ou dans la philosophie abstraite, comme dépendante uniquement de leur mauvaise éducation. Ces philosophes se sont appuyés sur quelques faits rares, qui prouvent seulement qu'à cet égard, comme à plusieurs autres, la nature peut franchir quelquefois, par hasard, ses propres limites. D'ailleurs, la femme appartenant à celle des espèces vivantes dont les fibres sont tout ensemble les plus souples et les plus fortes, elle est assurément très-susceptible d'être puissamment modifiée par des habitudes contraires à ses dispositions originelles. Mais il s'agit de savoir si d'autres habitudes ne lui conviennent pas mieux; si elle ne les prend pas plus naturellement; si lorsque rien d'accidentel et de prédominant ne violente son instinct, elle ne devient pas telle que nous disons qu'elle doit être. Ce qu'il y a de sûr, du moins, c'est que ces femmes extraordinaires qu'on nous oppose furent, ou sont presque toutes, peu propres au but principal que leur assigne la nature, et aux fonctions dans lesquelles il faut absolument qu'elles se renferment pour le bien remplir : il est sûr que l'homme n'entrevoit guère, au milieu de tout ce grand fracas, ce qui seul peut l'attirer et le fixer. Or, le bonheur des femmes dépendra toujours de l'impression qu'elles font sur les hommes; et je ne pense pas que ceux qui les aiment véritablement pussent avoir grand plaisir à les voir portant le mousquet et marchant au pas de charge, ou régentant du haut d'une chaire, encore moins de la tribune où se discutent les intérêts d'une nation.

De tous les écrivains qui ont parlé des femmes, Jean-Jacques Rousseau me paraît avoir le mieux démêlé leurs penchants naturels, et connu leur véritable destination. Le livre tout entier de *Sophie*, dans *Émile*, est un chef-d'œuvre de philosophie et de raison, autant que de talent et d'éloquence. Immédiatement après Jean-Jacques, je nommerai l'auteur du *Système physique et moral de la Femme*, M. Roussel, membre de l'Institut national (1). On ne peut, je pense, rien ajouter de bien important aux observations qu'ils ont rassemblées l'un et l'autre, pour déterminer la véritable place que la femme doit occuper dans le monde, et l'emploi de ses facultés le plus propre à faire son bonheur et celui de l'homme. Je ne m'arrêterai donc pas davantage sur cet objet; et je renvoie à leurs écrits.

§ X.

Mais il est nécessaire de revenir un instant sur l'époque de la puberté dans les deux sexes, et de

---

(1) M. Roussel a été enlevé, depuis l'époque où je parlais ainsi de lui, par une mort inopinée. C'est une grande perte pour la philosophie, pour les lettres, et surtout pour ses amis.

22.

jeter encore un regard sur les changements qu'elle y détermine ; car c'est de là que tirent leur source, et c'est là que se rattachent tous les phénomènes sexuels qui se manifestent aux époques subséquentes de la vie.

S'il n'y avait pas une différence originelle dans l'organisation générale de l'homme et de la femme, les impressions que communiquent au système nerveux les parties génitales se ressembleraient au fond parfaitement dans l'un et dans l'autre. Dans l'un et dans l'autre, en effet, la puberté stimule également les glandes et le cerveau; elle imprime au sang des mouvements et des qualités qui paraissent relativement les mêmes; elle agit d'une manière, au moins analogue, sur les instruments particuliers de la voix. Mais, d'un sexe à l'autre, la contexture générale des organes, et les nouvelles liqueurs stimulantes qui se préparent alors, diffèrent essentiellement. Dans le jeune homme, il faut que la roideur des fibres augmente, que toutes les impressions deviennent plus brusques. Dans la jeune fille, l'extrême facilité des mouvements les retient à un degré bien plus bas de force; ils prennent seulement un caractère plus vif.

Le nouveau besoin qui se fait sentir à lui, produit dans le jeune homme un mélange d'audace et de timidité : d'audace, parce qu'il sent tous ses organes animés d'une vigueur inconnue; de timidité, parce que la nature des désirs qu'il ose former l'étonne lui-même, que la défiance de leur succès le déconcerte. Dans la jeune fille, ce même besoin fait naître un sentiment ignoré jusqu'alors, la *pudeur*, qu'on peut regarder comme l'expression détournée des désirs, ou le signe involontaire de leurs secrètes impressions : il développe un ressort qui ne s'est fait encore sentir qu'imparfaitement, la *coquetterie*, dont les effets sembleraient d'abord destinés à compenser ceux de la pudeur, mais qui véritablement sait tout ensemble leur prêter et en tirer à son tour une puissance nouvelle. Qui ne connaît enfin l'état de rêverie mélancolique où la puberté plonge également les deux sexes, et le système d'affections ou d'idées qu'elle développe presque subitement? Ces phénomènes suffiraient déjà pour montrer l'influence des organes de la génération sur le moral : d'autres phénomènes la prouvent d'une manière peut-être plus évidente encore.

Indépendamment des affections ou des idées qui se rapportent aux fonctions particulières de ces organes, l'époque qui nous occupe produit souvent une révolution complète dans les habitudes de l'intelligence. Ce n'est pas sans fondement qu'on a dit que l'esprit venait alors aux filles; et les plaisanteries relatives au moyen par lequel ce prétendu miracle s'opère portent sur un fond réel et physique. Les premières années qui succèdent à la nubilité sont quelquefois accompagnées d'une espèce d'explosion de talents de plusieurs genres. J'ai vu nombre de fois la plus grande fécondité d'idées, la plus brillante imagination, une aptitude singulière à tous les arts, se développer tout à coup chez les filles de cet âge ; mais s'éteindre bientôt par degrés, et faire place, au bout de quelque temps, à la médiocrité d'esprit la plus absolue. La même cause ou la même circonstance n'a souvent pas moins de puissance chez les jeunes garçons : souvent aussi les heureux effets n'en sont pas plus durables. Il paraît cependant qu'on observe plus ordinairement chez les femmes cette exaltation et cette chute climatérique de la sensibilité.

C'est une remarque singulière, et qui revient parfaitement à notre sujet, que la folie ne se montre presque jamais dans la première époque de la vie. On rencontre, avant l'âge de puberté, des imbéciles, des épileptiques ; j'ai même observé dès lors quelques vaporeux : mais on ne rencontre point encore avant cette époque, du moins que je sache, de fous proprement dits. Pour rendre le cerveau capable des excitations internes vicieuses qui caractérisent la manie, il semble que les nerfs aient besoin d'avoir reçu l'influence des liqueurs séminales, ou les impressions particulières dont la présence de ces liqueurs est accompagnée. Aussi, quelques médecins ont-ils conseillé la castration, comme un remède extrême, dans le traitement de cette maladie cruelle, où les remèdes ordinaires échouent si fréquemment : et si l'on peut s'en rapporter aux observations dont ils appuient ce conseil, il n'a pas été quelquefois sans efficacité. Quoi qu'il en soit, au reste, de leur exactitude, nous sommes bien sûrs que ce moyen n'aurait pas toujours un effet utile; car dans les grandes maisons publiques de fous, on voit assez souvent ces malheureux s'arracher les testicules au milieu de leurs accès de fureur, sans qu'il résulte de là le moindre changement dans l'état du cerveau : et, de plus, l'expérience journalière prouve que la folie peut se prolonger jusque dans la décrépitude (1); c'est-à-dire, bien long-temps après que les organes de la génération ont perdu leur activité. Il est vrai que la nature prépare encore, même dans ces derniers temps, quelques faibles quantités de liqueurs séminales : mais leur action sur le système peut être regardée comme réduite à celle des plus faibles stimulants généraux, puisque les désirs, et les déterminations organiques auxquelles ils sont liés, se trouvent alors pour l'ordinaire entièrement abolis.

---

(1) En 1791, la commission des hôpitaux de Paris, dont j'avais l'honneur d'être membre, trouva à la Salpétrière une folle furieuse, âgée de quatre-vingt-deux ans. On était obligé de la tenir enchaînée, l'usage des corselets n'étant pas encore alors établi dans nos hôpitaux des fous; et l'on nous raconta qu'elle avait passé l'hiver rigoureux de 1788 à 1789 sous un hangar, sans se ressentir en aucune manière du froid, quoiqu'elle n'eût qu'une simple couverture, et que même elle la jetât souvent pour se mettre absolument nue.

L'orgasme nerveux dont la première éruption des règles est accompagnée se renouvelle en partie aux périodes mensuelles suivantes qui ramènent cette commotion. A chacune de ces époques, la sensibilité devient plus délicate et plus vive. Pendant tout le temps que dure la crise, les observateurs attentifs ont souvent remarqué dans la physionomie des femmes quelque chose de plus animé; dans leur langage, quelque chose de plus brillant; dans leurs penchants, quelque chose de bizarre et de capricieux.

On peut étendre cette observation au temps de la grossesse, quoique les dispositions qui se montrent durant cette dernière époque diffèrent, à plusieurs égards, de celles qui paraissent inséparables de la menstruation. Durant la grossesse, une sorte d'instinct animal régit la femme avec une puissance d'autant plus irrésistible, que les ressorts secrets en sont plus étrangers à la réflexion : et pour peu qu'on sache entendre le langage de la nature, on ne saurait méconnaître, pendant tout ce temps, les signes d'une sensibilité qui s'exerce par redoublements périodiques d'énergie, et qui, susceptible d'être excitée dans les intervalles par les causes les plus légères, peut se laisser entraîner facilement à tous les écarts.

§ XI.

Lorsque la crise de la puberté se fait d'une manière régulière et conforme au plan général de la vie, elle occasione un grand nombre de changements utiles dans le système animal. C'est le moment où se terminent plusieurs maladies propres à l'enfance. L'on peut même espérer alors, avec beaucoup de fondement, la guérison de plusieurs affections chroniques, communes à tous les âges. Mais pour peu que les opérations de la nature soient contrariées, comme elles mettent ici en action des organes d'une sensibilité singulière, l'impuissance ou la mauvaise direction des efforts produit une foule de désordres nerveux généraux. De là résultent des dispositions extraordinaires de l'esprit, des affections, ou des penchants singuliers. On connaît toutes les bizarreries dont les pâles couleurs sont accompagnées chez les jeunes filles; et j'ai déja remarqué que cette maladie n'était pas tout-à-fait étrangère aux jeunes garçons mobiles et délicats. Dans l'un et dans l'autre sexe, presque indifféremment, il se présente, à cette même époque, beaucoup d'autres maladies nerveuses, qui peuvent changer directement tout l'ensemble des habitudes. Or, on ne peut mettre en doute que ces maladies dépendent de l'état des organes de la génération, puisqu'elles s'affaiblissent à mesure que l'activité de ceux-ci diminue, et qu'on peut même ordinairement les guérir tout à coup en exerçant les facultés nouvelles qui viennent de se développer, ou laissant du moins un libre cours à des appétits dont la satisfaction entre dans l'ordre des mouvements naturels.

Les livres de médecine et l'observation journalière fournissent beaucoup d'exemples de ces maladies, regardées souvent par l'ignorance comme l'ouvrage de quelque puissance surnaturelle. Rien n'est moins rare que de voir des femmes (car, par plusieurs raisons faciles à trouver, elles sont les plus sujettes à ces désordres nerveux), rien n'est moins rare que de les voir acquérir, dans leurs accès de vapeurs, une pénétration, un esprit, une élévation d'idées, une éloquence qu'elles n'avaient pas naturellement : et ces avantages, qui ne sont alors que maladifs, disparaissent quand la santé revient. Robert Whyt, Lorry, Sauvages, Pomme, Tissot, Zimmermann, en un mot, tous les médecins qui traitent des maladies des nerfs, citent beaucoup de faits de ce genre. J'ai souvent eu l'occasion d'en observer de très-singuliers; j'en ai même rencontré des exemples, quoique plus rarement sans doute, chez certains hommes sensibles et forts, mais trop continents. Dans un de ses derniers volumes, Buffon a rappelé l'histoire célèbre d'un curé de l'ancienne Guienne, qui, par l'effet d'une chasteté rigoureuse, dont son tempérament ne s'accommodait pas, était tombé dans un délire vaporeux voisin de la manie. Pendant tout le temps que dura ce délire, le malade déploya divers talents qui n'avaient pas été cultivés en lui : il faisait des vers et de la musique; et, ce qui est encore bien plus remarquable, sans avoir jamais touché de crayon, il dessinait, avec beaucoup de correction et de vérité, les objets qui se présentaient à ses yeux. La nature le guérit par des moyens très-simples. Il paraît même qu'il sut parfaitement bien, dans la suite, se garantir de toute rechute. Mais, quoiqu'il restât toujours homme d'esprit, il avait vu s'évanouir, avec sa maladie, une grande partie des facultés merveilleuses qu'elle avait fait éclore.

Je crois devoir observer à ce sujet que la continence absolue a des effets très-différents, suivant le sexe, le tempérament et les dispositions particulières de l'individu. Chez les femmes, ces effets ne sont pas les mêmes que chez les hommes. En général, elles supportent dans ce genre plus facilement les excès et plus difficilement les privations : du moins ces privations, lorsqu'elles ne sont pas absolument volontaires, ont-elles ordinairement pour les femmes, surtout dans l'état de solitude et d'oisiveté, des inconvénients qu'elles n'ont que plus rarement pour les hommes.

Les sujets bilieux et mélancoliques, à fibres tout à la fois sensibles et fortes, éprouvent généralement, par suite d'une continence hors de saison, des inquiétudes qui dénaturent quelquefois entièrement leur humeur, et changent toutes leurs dispositions habituelles. Ce régime les expose à des maladies inflammatoires ou convulsives ; il imprime à leur imagination une activité funeste, et leur caractère en devient âpre, incommode et malheureux.

Au contraire, pour les sujets à fibres molles, qui sont en même temps faibles et peu sensibles (1), une continence presque absolue paraît quelquefois nécessaire. Dans les tempéraments moyens, lorsqu'elle n'est pas poussée à l'excès, elle augmente l'activité des mouvements vitaux, élève le degré de la chaleur animale, donne à l'esprit plus de pénétration, de force, de hardiesse ; elle nourrit particulièrement dans l'ame toutes les dispositions tendres, bienveillantes et généreuses ; comme, au contraire, rien n'affaiblit plus l'intelligence, ne dégrade plus le cœur, que l'abus des plaisirs de l'amour, surtout lorsque, après qu'ils ont cessé d'être un besoin, l'on a recours à des excitations factices pour en rappeler les désirs.

§ XII.

En parlant de cet intervalle qui sépare chez la femme la première éruption des règles et leur cessation définitive, intervalle qui forme le temps

---

(1) Les sujets faibles et très-sensibles ont aussi besoin d'une grande réserve dans l'usage des plaisirs de l'amour ; et malheureusement elle leur est bien plus difficile.

le plus précieux de son existence, on pourrait juger nécessaire d'entrer dans quelques détails touchant les effets moraux de la grossesse et de la lactation. Entre la mère et le fœtus renfermé dans son sein, entre la nourrice et l'enfant qu'elle allaite, il s'établit des rapports qui méritent particulièrement d'être observés. Dans l'une et dans l'autre circonstance, la nature des deux êtres associés paraît, en quelque sorte, identifiée et confondue; elle l'est cependant beaucoup moins dans la seconde circonstance que dans la première. Mais, de ces deux genres, ou plutôt de ces deux degrés de sympathie, car ils appartiennent à la même source (1), l'on voit également naître des séries de sentiments et d'habitudes qui ne peuvent être imputés qu'à l'influence des organes de la génération. Au reste, cette question de physiologie morale, pour être traitée complètement, exigerait beaucoup plus d'étendue qu'il ne nous est permis de lui en donner ici. Mais nous voyons les effets, nous en assignons les causes avec certitude : cela nous suffit; et nous pouvons négliger, dans ce moment, la recherche des moyens par lesquels ces causes exercent leur action.

---

(1) Plusieurs nourrices m'ont avoué que l'enfant, en les tétant, leur faisait éprouver une vive impression de plaisir, partagée à un certain degré par les organes de la génération. D'autres femmes m'ont dit aussi que souvent les joies ou les peines maternelles étaient chez elles accompagnées d'un état d'orgasme de la matrice.

Le temps de la cessation des règles est, sans doute, une époque importante dans la vie des femmes. Quand un être vivant perd la faculté d'engendrer, il entre dans une existence tout individuelle, bornée à la durée probable de sa propre vie. Auparavant, il coexistait, pour ainsi dire, avec toute la suite des générations; il appartenait à tous les temps futurs comme à tous les temps passés. Un changement si important ne se fait pas sans qu'il en survienne en même temps beaucoup d'autres dans les dispositions générales et dans les affections intérieures du sujet. Or, il n'est pas douteux que nous ne devions les rapporter tous également à l'état des parties de l'économie animale, dans lesquelles a lieu le changement primitif, dont les autres ne sont que des conséquences.

On peut comparer la révolution qui se fait alors dans le cours du sang chez la femme à celle que nous avons fait observer chez l'homme (*Mémoire sur les âges*) vers l'époque où le flux hémorroïdal se transforme en gravelle, en goutte, en dispositions apoplectiques, etc. Plusieurs médecins ont regardé le flux hémorroïdal comme une espèce de menstruation; l'observation confirme, en effet, quelques-uns des rapports qu'ils ont indiqués. On peut même noter un nouveau point de ressemblance entre les deux sexes, relativement à ces évacuations critiques; je veux parler de l'espèce de seconde jeunesse, ou turgescence de tempérament, dont nous avons fait mention dans le même Mémoire, et qui correspond à l'époque où les viscères hypocondriaques se dégorgent, du moins momentanément, par l'effet de certaines circonstances climatériques. Ce phénomène se marque chez la femme, par des symptômes encore plus frappants, au moment de la suppression des règles. Mais il ne faut pas ici, sans doute, le rapporter aux mêmes causes. L'utérus, ses dépendances, et d'autres organes adjacents, sont alors dans un travail particulier : leur sensibilité, portée au dernier terme d'excitation, réagit avec une force proportionnelle sur tout le système, et notamment sur le cerveau. De là, des idées que les empreintes de l'âge, presque toujours trop évidentes, rendent si souvent hors de saison; de là, des sentiments plus passionnés, qu'une beauté qui s'efface transforme trop de fois en véritables malheurs. Sur ce point, comme sur quelques autres, les femmes ont été traitées sévèrement par la nature. L'homme n'a pas, à beaucoup près, autant qu'elle, à se plaindre des désirs ou des affections qu'une période un peu tardive de l'âge renouvelle en lui, puisqu'il lui reste encore ordinairement quelques moyens de les faire partager.

§. XIII.

Après la cessation des règles, les organes de la génération ne perdent pas tout à coup leur activité particulière ; quelquefois même le travail périodique par lequel cette évacuation se reproduit continue pendant fort long-temps. J'ai vu des femmes qui, dix ou douze ans après, ressentaient encore chaque mois une pléthore locale et des pressions à l'utérus, avec divers autres symptômes dont la menstruation véritable est accompagnée. Dans ce cas, les changements généraux qui doivent s'ensuivre de la cessation définitive de ce flux m'ont paru beaucoup moins évidents, et alors la femme reste malheureusement femme à trop d'égards encore jusque bien avant dans la vieillesse (1).

Mais lorsque le système des organes de la génération, suivant une marche plus conforme à la nature, perd vers ce temps la partie de sensibilité qui se rapporte plus directement à la reproduction de l'espèce, lorsque ses fonctions s'engourdissent par degrés et cessent entièrement enfin à l'époque convenable, toutes les habitudes de l'économie animale éprouvent certaines modifications qu'il est facile de saisir. La voix devient plus forte ; le léger duvet de la jeunesse acquiert sur le visage une épaisseur, une longueur, une consistance qu'on ne voudrait lui trouver que dans l'homme ; les goûts n'ont plus cette tour-

---

(1) Les mauvaises habitudes de l'imagination prolongent et aggravent sans doute beaucoup ces dispositions, si funestes alors au bonheur.

nure vive et délicate; les idées prennent une autre direction.

Je ne citerai, relativement à l'état moral, qu'un seul exemple, mais qui me paraît tenir à tout, et, pour ainsi dire, tout expliquer.

Les jeunes filles, même avant que la nubilité se déclare, éprouvent un attrait singulier pour les enfants : elles ne sont jamais plus heureuses que lorsqu'on les charge de veiller sur eux, de les soigner, de leur donner des instructions. Lorsqu'elles n'ont pas d'enfant sous la main, des poupées leur en tiennent lieu. La journée entière se passe à lever ces poupées, à les coucher, à leur distribuer une feinte nourriture, à leur apprendre à parler, en un mot, à les gouverner sur tous les points. Cet attrait, qui se fortifie ensuite considérablement à l'époque de la nubilité, reste toujours le même jusqu'à celle de la cessation des règles. La destination de la femme paraît ici bien marquée dans ces inclinations. Mais au moment où la nature lui enlève la faculté de concevoir, elle laisse en même temps s'éteindre en elle le penchant sans lequel les soins de mère fussent devenus impossibles. Ce phénomène est surtout remarquable dans les vieilles filles, chez qui l'habitude, ou des sentiments plus réfléchis, fondés sur les rapports de la parenté ou de l'amitié, ne remplacent pas l'impulsion de l'instinct. Mais, quoique moins remarquable dans les vieilles femmes qui ont eu des enfants, il l'est encore pour des yeux attentifs : elles deviennent à peu près ce que sont en général tous les hommes que la paternité, ou certaines habitudes de cœur, peuvent seules modifier à cet égard. Il faut pourtant excepter les grand'mères, aussi-bien que les grand-pères, dont la tendresse aveugle pour leurs petits-enfants est un sentiment très-composé, qu'on doit analyser avec beaucoup de soin dans toutes ses nuances, et même, il faut le dire, dans tous ses caprices, si l'on veut en bien connaître les véritables sources. Mais, au reste, ce sentiment ne ressemble en rien à l'espèce d'instinct machinal dont nous parlons.

La femme devient donc ordinairement, à la cessation des règles, ce qu'on a vu qu'étaient, après l'âge de puberté, les filles chez lesquelles cet âge ne fait point entrer en action les ovaires et l'utérus. C'est encore un de ces cas où les moyens paraissent se rapporter à la fin d'une manière extrêmement raisonnée : mais c'est toujours, comme nous l'avons fait remarquer ailleurs, parce que la fin et les moyens tiennent également à la même cause, aux lois de l'organisation.

§ XIV.

On peut vouloir rechercher s'il se passe quelque chose d'analogue chez les hommes. Ceux à qui la nature a refusé la force virile, et ceux qui la perdent avec l'âge, n'éprouvent-ils point des modifications dépendantes de l'absence de ces facultés, qu'ils n'ont pas reçues, ou qui leur ont été ravies? Cette question nous force à dire un mot des effets de la mutilation.

Les observateurs de tous les siècles ont remarqué dans les animaux mutilés un ensemble d'habitudes particulières, qui n'ont pas toutes des rapports bien directs avec les fonctions des organes de la génération. Non-seulement les désirs de l'amour ou disparaissent entièrement et sans retour pour ces individus dégradés, ou changent bizarrement de nature, et produisent en eux de nouvelles déterminations; mais, de plus, le fond même de l'organisation générale se trouve alors singulièrement affecté. Le tissu cellulaire devient plus abondant et plus lâche, les muscles s'affaiblissent, les courbures de certains os changent de direction, les articulations se gonflent, la voix devient plus aiguë; enfin, les causes de quelques maladies paraissent détruites, d'autres maladies les remplacent, et leurs mouvements critiques suivent un ordre différent.

Le changement qui se fait dans les dispositions morales est peut-être plus remarquable encore. Les anciens croyaient que la mutilation dégrade l'homme, et perfectionne, au contraire, l'animal. Le fait est qu'elle les dégrade également l'un et l'autre, puisqu'elle altère leur nature. Mais en rendant l'animal plus faible, elle le rend plus docile et plus propre aux vues de l'homme : en brisant le lien qui l'unit le plus fortement à son espèce, elle développe en lui des sentiments plus vifs d'attention et de reconnaissance pour la main qui le nourrit.

L'effet est le même dans l'homme. La mutilation le sépare, pour ainsi dire, de son espèce, et la flamme divine de l'humanité s'éteint presque entièrement dans son cœur, à la suite de l'événement fatal qui le prive des plus doux rapports établis par la nature entre les êtres semblables.

On sait que les eunuques sont, en général, la classe la plus vile de l'espèce humaine : lâches et fourbes, parce qu'ils sont faibles; envieux et méchants, parce qu'ils sont malheureux. Leur intelligence ne se ressent pas moins de l'absence de ces impressions qui donnent au cerveau tant d'activité, qui l'animent d'une vie extraordinaire, qui, nourrissant dans l'ame tous les sentiments expansifs et généreux, élèvent et dirigent toutes les pensées. Narsès est peut-être la seule exception très-imposante qu'on puisse opposer à cette règle, d'ailleurs véritablement générale : c'est du moins le seul grand homme parmi les eunuques dont le nom vive encore dans l'histoire (1). Combien n'est-il donc pas immoral, combien n'est-il pas

---

(1) On pourrait citer encore Salomon, l'un des lieutenants de Bélisaire : cet eunuque déploya, en effet, dans la guerre contre les Vandales d'Afrique, un grand courage et de rares talents.

cruel et funeste à la société, cet usage qui fait ainsi, comme à plaisir, des hommes dégradés et corrompus!.... Mais enfin les réclamations des sages seront écoutées : secondées par l'opinion publique, elles n'auront point été élevées sans fruit dans un siècle de lumières et d'humanité.

Les différences relatives au mode et à l'époque de cette opération en mettent beaucoup dans ses effets. L'amputation complète de tous les organes externes de la génération détruit d'une manière bien plus entière et plus générale les penchants qui leur appartiennent, que l'amputation partielle, ou le froissement de quelques-uns de ces organes, ou la ligature comprimante des cordons spermatiques. Quand on mutile l'homme ou les animaux dans leur première enfance, on les dénature bien plus que lorsque l'opération se fait après la puberté. J'ai vu même assez souvent chez des adultes, dont certaines maladies avaient obligé d'extirper ceux de ces organes qu'on ampute ou froisse dans la seconde méthode de castration, les désirs vénériens subsister avec une grande force, et les signes extérieurs de la puissance virile se reproduire encore long-temps après par les excitations ordinaires. Mais on voit quelquefois aussi ces sujets tomber dans l'apathie la plus profonde, ou dans une mélancolie sombre et funeste, dont rien ne peut plus les tirer. Ce dernier état du système cérébral a été observé même chez des hommes que l'âge ou leurs opinions avaient fait déjà renoncer entièrement aux plaisirs de l'amour.

Chez les jeunes gens à qui la nature a refusé soit en tout, soit en partie, les facultés viriles, la puberté ne produit point ses effets accoutumés; et cela doit être. Mais en outre, à cette époque, toutes les parties osseuses et musculaires vont se rapprochant tous les jours davantage des formes extérieures et des dispositions propres à la femme. J'ai rencontré de ces personnages équivoques, chez qui non-seulement la voix était plus grêle, les muscles plus débiles, et la contexture générale du corps plus molle et plus lâche, mais qui présentaient encore cette plus grande largeur proportionnelle du bassin, que nous avons dit caractériser la charpente osseuse du corps des femmes; et par conséquent ils marchaient comme elles, en décrivant un plus grand arc autour du centre de gravité. Dans ces cas, l'état physique m'a toujours paru accompagné d'un état moral parfaitement correspondant.

Mais, quand la destruction des facultés génératrices est le produit tardif des maladies, ou de l'âge, elle n'a pas, à beaucoup près, la même influence. La disposition des fibres et la sensibilité de l'individu sont déjà profondément modifiées par les habitudes naturelles de son sexe particulier. Et dans l'extinction qu'amène la vieillesse, les choses se passant d'une manière lente, graduelle, et suivant les lois ordinaires de la nature, rien ne devient remarquable à cet égard, parce que tout est comme il doit être, parce que la nécessité de l'affaiblissement progressif de la vie dans tous les organes se lie à celle de son irrévocable abolition.

Dans les cas d'impuissance précoce, ainsi que dans certaines maladies qui, sans produire directement cet état, dégradent d'une manière spéciale les organes de la génération, on remarque cependant encore que toute l'existence en est singulièrement affectée. J'ai connu trois hommes qui, dans la force de l'âge, étaient devenus tout à coup impuissants. Quoiqu'ils se portassent bien d'ailleurs, qu'ils fussent très-occupés, et que l'habitude de la continence, ou du moins d'une grande modération, ne leur rendît pas les désirs qu'ils avaient perdus très-regrettables, leur humeur devint sombre et chagrine, et leur esprit parut bientôt s'affaiblir de jour en jour. D'un autre côté, le célèbre Ribeiro Sanchès, élève de Boerhaave, observe, dans son *Traité des maladies vénériennes chroniques*, que ces maladies disposent particulièrement aux terreurs superstitieuses. J'ai recueilli moi-même un assez grand nombre de faits qui confirment son assertion. Cet effet singulier m'a toujours paru dépendre d'une dégradation très-marquée des organes génitaux (1).

---

(1) Cette dégradation rend en général timide et pusillanime.

CONCLUSION.

Telles sont, citoyens, les considérations générales qui me semblent démontrer invinciblement la grande influence des sexes sur la formation des affections morales et des idées. Vous sentez qu'il serait facile de pousser beaucoup plus loin leurs applications aux phénomènes que présente journellement l'homme physique et moral : mais il suffit, pour notre objet, de bien noter les points principaux auxquels tous les détails peuvent être rapportés facilement.

Je ne parlerai même pas des effets prodigieux de l'amour sur les habitudes de l'esprit, et sur les penchants ou les affections de l'ame : premièrement, parce que l'histoire de cette passion est trop généralement connue pour qu'il puisse être utile ici de la tracer de nouveau; secondement, parce que, tel qu'on l'a dépeint, et que la société le présente en effet quelquefois, l'amour est sans doute fort étranger au plan primitif de la nature.

Deux circonstances ont principalement contribué, dans les sociétés modernes, à le dénaturer par une exaltation factice : je veux dire d'abord, ces barrières maladroites que les parents ou les institutions civiles prétendent lui opposer, et tous les autres obstacles qu'il rencontre dans les préjugés relatifs à la naissance, au rang, à la fortune; car, sans barrières et sans obstacles, il peut y avoir beaucoup de bonheur dans l'amour, mais non du délire et de la fureur : je veux dire en second lieu, le défaut d'objets d'un intérêt véritablement grand, et le désœuvrement général des classes aisées dans les gouvernements monarchiques; à quoi l'on peut ajouter encore les restes de l'esprit de chevalerie, fruit ridicule de l'odieuse féodalité, et cette espèce de conspiration de la plupart des gens à talents pour diriger toute l'énergie humaine vers des dissipations qui tendaient de plus en plus à river pour toujours les fers des nations.

Non, l'amour, tel que le développe la nature, n'est pas ce torrent effréné qui renverse tout : ce n'est point ce fantôme théâtral qui se nourrit de ses propres éclats, se complaît dans une vaine représentation, et s'enivre lui-même des effets qu'il produit sur les spectateurs. C'est encore moins cette froide galanterie qui se joue d'elle-même et de son objet, dénature, par une expression recherchée, les sentiments tendres et délicats, et n'a pas même la prétention de tromper la personne à laquelle ils s'adressent; ou cette métaphysique subtile qui, née de l'impuissance du cœur et de l'imagination, a trouvé le moyen de rendre fastidieux les intérêts les plus chers aux ames véritablement sensibles. Non, ce n'est rien de tout cela. Les anciens, sortis à peine de l'enfance sociale, avaient, ce semble, bien mieux senti ce que doit être, ce qu'est véritablement cette passion, ou ce penchant impérieux, dans un état de choses naturel : ils l'avaient peint dans des tableaux, à la vérité défigurés encore par les travers et les désordres que toléraient les mœurs du temps, mais cependant plus simples et plus vrais.

Sous le régime bienfaisant de l'égalité, sous l'influence toute-puissante de la raison publique, libre enfin de toutes les chaînes dont l'avaient chargé les absurdités politiques, civiles, ou superstitieuses, étranger à toute exagération, à tout enthousiasme ridicule, l'amour sera le consolateur, mais non l'arbitre de la vie ; il l'embellira, mais il ne la remplira point. Lorsqu'il la remplit, il la dégrade; et bientôt il s'éteint lui-même dans les dégoûts. Bacon disait de son temps que cette passion est plus dramatique qu'usuelle : *Plus scenæ quàm vitæ prodest.* Il faut espérer que dans la suite on dira le contraire. Quand on en jouira moins rarement et mieux dans la vie commune, on l'admirera bien peu telle que la représentent, en général, nos pièces de théâtre et nos romans. Bacon prétend aussi, dans le même endroit, qu'aucun des grands hommes de l'antiquité ne fut amoureux. Amoureux, dans le sens qu'on attache ordinairement à ce mot? Non, assurément. Mais il en est peu qui n'aient cherché dans le sentiment le plus doux de la nature, dans un sentiment qui devient la base de tout ce que l'état social offre de plus excellent, les véritables biens qu'elle-même nous y a préparés.

Le cœur humain est un champ vaste, inépuisable dans sa fécondité, mais que de fausses cultures semblent avoir rendu stérile; ou plutôt ce champ est, en quelque sorte, encore tout neuf. On ignore encore quelle foule de fruits heureux on le verrait bientôt produire, si l'on revenait tout de bon à la raison, c'est-à-dire à la nature. En interrogeant avec réflexion et docilité cet oracle, le seul véridique, en réformant, d'après ses leçons fidèles, les institutions politiques et morales, on verrait bientôt éclore un nouvel univers. Et qu'on se garde bien de craindre, avec quelques esprits bornés, qu'ennemie des illusions et de leurs vaines jouissances, la saine morale puisse jamais, en les dissipant, nuire au véritable bonheur. Non, non; c'est, au contraire, à la raison seule qu'il appartient non-seulement de le fixer, mais encore d'en multiplier pour nous les moyens; de l'étendre, aussi-bien que de l'épurer et de le perfectionner chaque jour davantage. Sans doute, à mesure que l'art d'exister avec soi-même et avec les autres, cet art si nécessaire à la vie, mais cependant presque entièrement étranger parmi nous, du moins presque entièrement inconnu dans notre système d'éducation (1),

---

(1) Il ne paraît avoir été cultivé systématiquement que dans la courte époque de la philosophie grecque.

à mesure que cet art fera des progrès, on verra s'évanouir tous ces fantômes imposants, soit des fausses vertus, soit des faux biens, qui, trop longtemps, ont composé presque toute l'existence morale de l'homme en société. En fouillant dans les trésors cachés de l'ame humaine, on verra s'ouvrir de nouvelles sources de bonheur, on verra s'agrandir journellement le cercle de ses destinées; et la raison n'a pas moins de découvertes utiles à faire dans le monde moral, que n'en font dans le monde physique ses plus heureux scrutateurs.

C'est encore ainsi qu'en même temps que l'art social marchera de plus en plus vers la perfection, presque toutes ces grandes merveilles politiques, l'objet de l'admiration de l'histoire, dépouillées l'une après l'autre du vain éclat dont on les a revêtues, ne paraîtront plus que des jeux frivoles, et trop souvent funestes, de l'enfance du genre humain. Les événements, les institutions, les opinions que l'ignorant enthousiasme a le plus déifiés, exciteront bientôt à peine quelque sourire d'étonnement. Les forces de l'homme, presque toujours employées à lui créer des malheurs dans la poursuite de pitoyables chimères, seront enfin tournées vers des objets plus utiles et plus réels; des ressorts extrêmement simples en dirigeront l'emploi; et le génie ne s'occupera plus que des moyens d'accroître les jouissances solides et le bonheur véritable, je veux dire, les jouissances et le bonheur qui découlent directement, et sans mélange, de notre nature. Tel est, en effet, le seul but auquel le génie puisse aspirer ; telles sont les recherches qui méritent seules d'exercer et de déployer toute sa puissance ; tels sont enfin les succès qu'il doit considérer comme réellement dignes de couronner et de consacrer ses efforts.

SIXIÈME MÉMOIRE.

De l'influence des tempéraments sur la formation des idées et des affections morales.

INTRODUCTION.

A chaque pas nouveau que nous faisons dans l'étude de l'univers, les rapports des objets s'étendent, se multiplient, se compliquent à nos yeux; et, dans chaque genre, leur connaissance et leur exposition systématique constituent ce qu'on appelle la science.

Sous quelque point de vue que l'on considère les objets, on est sûr d'avance d'y trouver des rapports. Mais tous les rapports ne sont ni également faciles, ni également importants à saisir. Il en est dont la connaissance ne peut être que le résultat de beaucoup d'observations ou d'expériences, et qui se cachent, pour ainsi dire, dans l'intime composition des corps, ou dans leurs propriétés les plus subtiles. Il en est aussi qui, portant sur des objets ou fort éloignés de nous, ou dont nous n'avons encore appris à faire aucun usage, semblent étrangers au but principal de nos recherches, et du moins n'excitent qu'un simple intérêt de curiosité. Quelques-uns dépendent de considérations si bizarres ou si minutieuses, qu'ils doivent être regardés comme absolument frivoles. D'autres enfin, dont l'imagination fait tous les frais, forment le vaste domaine des visions.

Sans doute les rapports les plus importants à observer sont ceux qui se remarquent entre les objets que la nature a placés le plus près de nous, entre les objets dont nous faisons plus particulièrement usage. Il n'est pas moins évident que si nous devons soupçonner des rapports certains, immédiats, étendus, c'est surtout entre les opérations que nous présente chaque jour l'ordre constant de la nature et les instruments immédiats qui les exécutent, entre des opérations diverses exécutées par les mêmes instruments.

A ce double titre, rien n'était plus utile, rien n'était plus naturel que de chercher des rapports entre les facultés physiques de l'homme et ses facultés qu'on appelle morales. En effet, d'une part, l'objet le plus voisin de nous, c'est l'homme sans doute, c'est nous-mêmes; et tout notre bien-être ne peut être fondé que sur le bon usage des facultés attachées à notre existence : d'autre part, ce mot *facultés de l'homme* n'est assurément que l'énoncé plus ou moins général des opérations produites par le jeu de ses organes; c'est leur abstraction, que les esprits les plus exacts ont souvent bien de la peine à ne pas personnifier. A proprement parler, les facultés physiques, d'où naissent les facultés morales, constituent l'ensemble de ces mêmes opérations; car la langue philosophique ne distingue ces deux modifications du physique et du moral que parce que les observateurs, pour ne pas tout confondre dans leurs premières analyses, ont été forcés de considérer les phénomènes de la vie sous deux points de vue différents.

Ces motifs, ou d'autres parfaitement analogues, engagèrent les anciens à rechercher les lois de cette correspondance, établie entre les dispositions organiques et le caractère ou la tournure des idées; entre les affections directes qui résultent de l'action des objets inanimés sur les diverses parties de notre corps, et les affections plus réfléchies que produisent la coexistence et la sympathie avec des êtres sensibles comme nous. L'on dut même penser que cette recherche, non-seulement était essentielle, non-seulement devait conduire à des résultats certains, mais qu'elle était encore facile, et que, le besoin journalier nous ramenant sans cesse à l'observation des phénomènes physiques et moraux, la liaison des circonstances qui les détermine ne devait pas tarder à se faire sentir.

En voyant combien les anciens s'étaient hâtés d'associer la médecine à la philosophie, avec quel soin ils avaient fait entrer les connaissances physiologiques dans leurs institutions civiles et dans leurs plans d'éducation, nous pouvons juger de l'importance qu'ils attachaient à cette manière générale de considérer l'homme.

Leur doctrine des tempéraments en fut peut-être le fruit principal. Ces grands observateurs ne tardèrent pas à s'apercevoir que l'action des corps extérieurs ne modifie que jusqu'à un certain point les dispositions organiques, et que, soit dans la structure intime des parties, soit dans leur manière de recevoir les impressions, il y a des dispositions fixes qui semblent essentielles à l'existence même des individus, et que nulle habitude ne peut changer.

Ce que j'ai dit dans le premier Mémoire sur cette doctrine, et sur les objections dont elle paraît susceptible, est plus que suffisant; je n'y reviendrai pas. D'ailleurs, s'il y a quelques matières où les opinions de nos prédécesseurs peuvent être d'un grand poids à nos yeux, il y en a beaucoup d'autres touchant lesquelles peu nous importe ce qu'ils ont pensé. On consulte avec fruit les anciens sur les faits particuliers dont ils ont été les témoins, ou même sur certains faits généraux qui ne peuvent se présenter de nouveau qu'après de longs intervalles de temps, et qu'ils ont eu l'avantage d'observer; mais quand il s'agit d'objets qui sont habituellement sous nos yeux, de phénomènes que le cours ordinaire des choses reproduit et ramène à chaque instant, interrogeons la nature, et non les livres; voyons ce qu'il y a dans ces objets et dans ces phénomènes, sans trop nous embarrasser de ce que les autres ont cru y voir. Si quelquefois leurs observations nous servent de guides et nous aident à mieux observer nous-mêmes, trop souvent aussi la paresse, sous le nom de respect, se repose sur l'autorité : on ne se sert, pour ainsi dire, plus de ses propres yeux ; on ne voit que par ceux d'autrui ; et bientôt la vérité même, en passant de livre en livre, prend tous les caractères de l'imposture et de l'erreur.

On peut, dans le sujet qui nous occupe, plus peut-être que dans tout autre, s'adresser avec confiance directement à la nature. Tous les éléments de la question sont sous nos yeux, et les lois que nous cherchons à déterminer sont éternelles. Cherchons donc à reconnaître ce qu'il y a de plus évident et de plus simple dans les faits qui s'y rapportent.

§ I.

Quand on compare l'homme avec les autres animaux, on voit qu'il en est distingué par des traits caractéristiques qui ne permettent pas de le confondre avec eux. Quand on compare l'homme avec l'homme, on voit que la nature a mis entre les individus des différences analogues et correspondantes, en quelque sorte, à celles qui se remarquent entre les espèces. Les individus n'ont pas tous la même taille, les mêmes formes extérieures ; les fonctions de la vie ne s'exécutent pas chez tous avec le même degré de force ou de promptitude; leurs penchants n'ont pas la même intensité, ne prennent pas toujours la même direction.

Les différences qui frappent les premières se tirent de la taille et de l'enbompoint. Il y a des hommes d'une stature élevée; il y en a dont la stature est courte. Tantôt ils sont ou doués de muscles puissants, ou chargés de graisse; tantôt ils sont maigres ou même décharnés. La couleur des cheveux, des yeux, de la peau, fournit encore quelques autres distinctions qui doivent également être rapportées aux formes extérieures.

Si nous observons ces corps en mouvement, si nous les voyons déployer les facultés et remplir les fonctions qui leur sont propres, nous trouverons que les uns sont vifs, alertes, quelquefois impétueux; que les autres sont lents, engourdis, inertes. Leurs maladies présentent, à plusieurs égards, les mêmes caractères que leur constitution physique; leurs penchants, leurs goûts, leurs habitudes obéissent à la même impulsion, et subissent des modifications analogues à celles de leurs maladies; et l'on voit assez souvent cet état primitif des organes étouffer certaines passions, faire éclore des passions nouvelles à certaines époques déterminées de la vie, et changer, en un mot, tout le système moral.

En établissant ainsi, presque dès le premier pas, la correspondance des formes extérieures du corps avec le caractère des mouvements, et du caractère des mouvements avec la tournure et la marche des maladies, avec la direction des penchants et la formation des habitudes, sans doute nous franchissons beaucoup d'intermédiaires, qui n'ont été parcourus que lentement par les observateurs. Il a fallu de l'attention et du temps pour découvrir dans les ouvrages de la nature ces rapports directs de toutes les parties qui les composent, et de tous les mouvements dont ils sont animés ; il a fallu beaucoup d'observations pour concevoir l'idée que ces parties sont faites l'une pour l'autre, ou plutôt que leur réunion systématique en un tout, que leurs propriétés, ou leurs fonctions, dépendent de certaines lois communes qui les embrassent toutes également. Mais cette vue générale porte avec elle un si grand caractère d'évidence et de certitude, elle naît si directement de la nature des choses et de notre manière de les concevoir, qu'il serait très-superflu, surtout d'après ce que j'ai dit dans le Mémoire déja cité, de vouloir revenir sur la suite de ses preuves. On peut donc l'admettre avec confiance, comme le résultat le plus immédiat des faits.

Ces premières remarques commencent à déterminer l'état de la question.

Mais, en étudiant l'homme, on s'aperçoit bientôt que la connaissance des formes extérieures est peu de chose. Les mouvements les plus importants, les opérations les plus délicates ont lieu dans son intérieur. Pour s'en faire des notions exactes, il est donc nécessaire d'étudier les instruments internes qui les exécutent. C'est ainsi qu'on remonte, du moins quand cela se peut, jusqu'aux circonstances qui déterminent le caractère de leur action.

Les progrès véritables de l'anatomie ont été fort lents, ils ont dû l'être; mais on n'a pas eu besoin d'y faire de grandes découvertes pour distinguer dans le volume relatif des organes, dans la proportion ou la densité de leurs parties constitutives, certaines différences qui se rapportent à celles des formes extérieures, et, par conséquent, aux propriétés dont on avait déja reconnu la liaison avec ces dernières. Certainement la proportion des solides et des fluides n'est pas toujours la même; la densité des uns et des autres peut varier aussi beaucoup dans les différents individus que l'on compare. Certains corps sont, en quelque sorte, desséchés; d'autres, au contraire, sont abreuvés et comme inondés de sucs lymphatiques et muqueux. Il en est dont les chairs et les membranes compactes et tenaces résistent aux compressions, aux tiraillements les plus forts, et même au tranchant du scalpel; il en est chez lesquels elles paraissent tantôt muqueuses, tantôt comme cotonneuses, et n'ont aucune fermeté. Ces circonstances frappent les yeux les moins attentifs. Enfin, l'on n'a pas eu de peine à remarquer que le cerveau, le poumon, l'estomac, le foie, etc., peuvent être plus ou moins volumineux, sans que cette différence dépende toujours du volume total du corps.

Si ces dernières observations se lient constamment et par des rapports exacts avec les observations précédentes, nous aurons déjà fait quelques pas dans le sujet de nos recherches.

Mais il n'est pas toujours, à beaucoup près, nécessaire de suivre péniblement la marche tardive des inventeurs. Ici l'on peut, sans danger, partir des derniers résultats auxquels la science est parvenue : car les connaissances descriptives d'anatomie portant sur des objets palpables et directement soumis à l'examen des sens, elles sont du nombre des plus certaines, du moins relativement à ces points, les plus matériels et les plus grossiers ; et pourvu que nos raisonnements physiologiques se renferment sévèrement dans les faits, nous procéderons avec une entière certitude.

Nous avons dit ailleurs que, sous le point de vue purement-anatomique, le corps vivant peut se réduire à des éléments très-simples ; savoir : 1° le tissu cellulaire, où flottent les sucs muqueux que l'influence vitale organise, et qui, recevant d'elle différents degrés d'animalisation, fournissent à leur tour les matériaux immédiats des membranes et des os ; 2° le système nerveux, où réside le principe de la sensibilité ; 3° la fibre charnue, instrument général des mouvements : encore même, comme nous l'avons fait observer, est-il assez vraisemblable que la fibre charnue n'est que le produit d'une combinaison de la pulpe nerveuse avec le tissu cellulaire, ou avec les sucs dont il est le réservoir; combinaison dans laquelle, ainsi que dans plusieurs de celles dont la chimie nous offre les exemples, le caractère des parties constitutives disparaît entièrement, pour faire place à de nouvelles propriétés.

C'est par des expériences directes qu'on a fait voir que, chez les animaux les plus parfaits, le mouvement et la vie sont imprimés à toutes les parties du corps par les nerfs, ou plutôt par le système nerveux : rien ne paraît plus complètement démontré dans la physique des corps vivants (1). C'est donc aussi de la manière dont le système nerveux exerce son action, et dont cette action est éprouvée ou ressentie par les organes, qu'il faut déduire les différences observées dans les fonctions, ou dans les facultés qui ne sont, à leur tour, que les fonctions elles-mêmes, ou leurs résultats généraux.

Pour se faire une idée complète de l'action du système nerveux, il est nécessaire de le considérer sous deux points de vue un peu différents :

---

(1) Ce qui n'empêche pas que la vie ne s'exerce dans les parties dépourvues de nerfs, et même que ces parties ne manifestent, dans certaines circonstances, une assez vive sensibilité.

je veux dire, 1° comme agissant par son énergie propre sur tous les organes qu'il anime; 2° comme recevant par ses extrémités sentantes les impressions en vertu desquelles il réagit ensuite sur les organes moteurs pour leur faire produire les mouvements et exécuter les fonctions.

Nous avons indiqué, dans un des précédents Mémoires, les principales observations qui démontrent la première manière d'agir des centres nerveux : l'évidence de cette action résulte d'ailleurs du fait même de la vie, ou de la sensibilité physique, dont ces centres sont la source. C'est en effet de là qu'elle découle, et va se distribuer dans toutes les parties dès le moment même de la formation du fœtus; et vraisemblablement c'est encore son énergie qui organise graduellement les matériaux inertes dont il est formé, en leur faisant ressentir l'impulsion vitale. Quant à la faculté qu'a le système nerveux, de recevoir les impressions par ses extrémités sentantes, et de déterminer les mouvements qui s'y rapportent, c'est encore un fait incontestable, et d'ailleurs si facile à saisir dans l'observation journalière, qu'il porte en lui-même sa preuve, et n'a besoin proprement que d'être énoncé.

Il est possible que les circonstances particulières qui président à la formation de chaque individu de la même espèce déterminent irrévocablement le degré d'énergie et le caractère de sa sensibilité : par exemple, il est possible qu'il y ait d'homme à homme des différences primordiales dans ce qu'on peut appeler le principe sensitif lui-même; il est du moins très-sûr que ces différences ont lieu d'espèce à espèce. Mais, comme nous ne savons point de quelle combinaison dépend le phénomène de la sensibilité, tout ce que nous pouvons est de rechercher la cause de ses modifications dans celles des parties où cette faculté s'exerce, sans qu'une saine logique puisse jamais nous permettre de personnifier réellement la sensibilité elle-même en lui prêtant des qualités antérieures à l'existence de ces parties, ou indépendantes des circonstances de leur organisation.

§. II.

Quoique le système nerveux ait une organisation très-particulière, il partage cependant, à beaucoup d'égards, les conditions générales des autres parties vivantes. Le tissu cellulaire qui forme ses enveloppes extérieures, qui se glisse entre les divisions de ses stries médullaires, est tantôt plus spongieux, plus lâche, plus noyé de sucs; tantôt il est plus dense, plus ferme, plus sec. D'ailleurs la moelle elle-même reçoit une quantité considérable de vaisseaux qui lui portent son aliment; et de la manière dont elle s'en empare, dont ses fonctions s'exécutent, dont les résorptions s'opèrent dans son sein, il résulte de grandes différences dans la proportion, et par conséquent aussi dans la qualité des humeurs qui s'y préparent, ou qui s'y fixent.

Ces différences de proportion ont frappé dès long-temps les anatomistes les moins réfléchis : il ne faut que des yeux pour les reconnaître. Les différences de qualité ne se manifestent guère que dans un état extrême, c'est-à-dire, lorsqu'elles ont produit des altérations notables, comme dans les cas d'endurcissement squirrheux, d'altération de la couleur, ou d'érosion de la substance du cerveau. Mais nous savons que son état humide ou muqueux, sa mollesse, sa flaccidité, se lient à des sensations lentes ou faibles; que sa ténacité, sa fermeté, sa sécheresse, se lient au contraire à des sensations vives, impétueuses ou durables. Nous savons, en outre, que les humeurs animales ont une tendance continuelle à s'exalter progressivement, à mesure qu'elles se rapprochent et se concentrent ; surtout lorsque cette concentration tient, comme elle le fait ici presque toujours, à l'augmentation de mouvement, ou d'action dans l'organe. Et de là nous tirons quelques conséquences qui jettent du jour sur la question. Car, quoiqu'on ait fait encore assez peu de progrès dans la connaissance des altérations que les diverses humeurs peuvent subir, et principalement dans celle des effets physiologiques qui en résultent, les observations les plus certaines nous ont appris qu'un surcroît d'action de la part des organes produit un surcroît d'énergie dans les sucs vivants; et qu'à son tour l'extrême vitalité de ces sucs, ou l'excès des qualités qui leur sont propres, augmente la sensibilité des organes, toujours proportionnelle à l'activité de leurs stimulants naturels.

Jusqu'à présent, nous devons en convenir, l'application des idées chimiques à la physique animale n'a pas été fort heureuse. Cependant, sans le secours de la chimie, nous n'aurions, sans doute, jamais bien connu plusieurs substances qui se produisent dans les corps animés, ou qui se développent lors de leur décomposition; et les dernières expériences des chimistes français semblent offrir de nouveaux points de vue et de nouvelles espérances à la médecine. Ce sont eux, en particulier, qui nous ont fait mieux connaître le phosphore, dont la découverte date du commencement du siècle (1), mais dont la doctrine de Lavoisier, touchant la combustion, a pu seule assigner la place parmi les corps non encore décomposés de la nature.

On sait que le phosphore se retire des matières animales. Il se retrouve aussi dans le règne minéral. Mais on pourrait mettre en doute s'il n'y est pas produit, comme les terres calcaires, par la décomposition des débris d'animaux : on peut du moins regarder celui qui se retire directement de ces débris, comme une production immédiate

---

(1) C'est-à-dire, du siècle dix-huitième.

de la vie sensitive, comme un résultat des changements que les solides et les fluides animaux sont susceptibles d'éprouver; ou, si l'on veut, comme une des substances simples qu'ils ont particulièrement la propriété de s'assimiler. Dans les corps des animaux qui se décomposent, le phosphore paraît éprouver une combustion lente : sans produire de flamme véritable, sans être, du moins pour l'ordinaire, capable de faire entrer en ignition les corps combustibles qui l'avoisinent, il devient lumineux, et répand dans les ténèbres de vives clartés qui, plus d'une fois, ont pu donner beaucoup de consistance à ces visions qu'on redoute et qu'on cherche tout ensemble près des tombeaux. Les parties qui semblent être le réservoir spécial du phosphore sont le cerveau et ses appendices, ou plutôt le système nerveux tout entier : car c'est à la décomposition commençante de la pulpe cérébrale que sont dues ces lumières phosphoriques qu'on observe si souvent la nuit dans les amphithéâtres; et c'est principalement autour des cerveaux mis à nu, ou de leurs débris épars sur les tables de dissection, qu'elles se font remarquer. Or, un assez grand nombre d'observations me font présumer que la quantité de phosphore qui se développe après la mort est proportionnelle à l'activité du système nerveux pendant la vie (1). Il m'a paru que les cerveaux des per-

---

(1) La vivacité de la lumière que répandent les animaux

sonnes mortes de maladies caractérisées par l'excès de cette activité, répandaient une lumière plus vive et plus éclatante. Ceux des maniaques sont très-lumineux : ceux des hydropiques et des leuco-flegmatiques le sont beaucoup moins.

§ III.

Depuis que les belles expériences de Franklin ont fixé l'attention des savants sur les phénomènes de l'électricité, on n'a pas eu de peine à s'apercevoir que les corps vivants ont la faculté de produire ces condensations du fluide électrique, par lesquelles son existence se manifeste. Les animaux à fourrures épaisses, particulièrement ceux qui se tiennent propres et qui se garantissent soigneusement de l'humidité, comme les chats et toutes les espèces analogues, sont fort électriques. La propriété des pointes aide, sans doute, à mieux expliquer le fait : mais les hommes, ceux même qui sont le moins velus, condensent une quantité considérable d'électricité; et les procédés ordinaires, employés par les physiciens, peuvent la rendre sensi-

---

phosphoriques se rapporte à celle de leur énergie vitale, ou au degré de leur excitation. Cette lumière est, par exemple, plus brillante dans le temps de leurs amours : il paraît même qu'elle est destinée, dans plusieurs espèces, à servir de guide et de fanal au mâle quand il cherche sa femelle; elle est alors à la lettre le flambeau de l'amour.

ble. C'est un résultat direct et naturel des fonctions vitales : seulement l'exercice et les frictions artificielles augmentent beaucoup cette quantité d'électricité, que les corps vivants sont susceptibles d'accumuler et de retenir à la manière des substances idioélectriques. Ces moyens la rendent quelquefois si considérable, que le rétablissement de l'équilibre se fait avec de vives étincelles et des crépitations dont certaines personnes sont effrayées. Il paraît même que l'organe nerveux est une espèce de condensateur, ou plutôt un véritable réservoir d'électricité, comme de phosphore : mais il diffère certainement des autres substances idioélectriques en ce qu'il est en même temps un excellent conducteur de l'électricité extérieure; tandis que ces substances interceptent, à la vérité, le cours du fluide, le reçoivent et l'accumulent par frottement, mais ne le transmettent pas quand il est accumulé sur d'autres corps qui leur sont contigus. Peut-être, au reste, le système nerveux n'est-il si bon conducteur que par ses enveloppes cellulaires externes, et non par sa pulpe cérébrale interne, à laquelle seule sont attachées toutes les facultés qui le caractérisent particulièrement.

Ces condensations d'électricité, qui se produisent pendant la vie dans le système nerveux, paraissent ne pas se détruire tout à coup au moment même de la mort. Nous sommes fondés à croire qu'elles subsistent quelque temps encore après : et peut-être l'équilibre n'est-il entièrement rétabli que lorsque la pulpe cérébrale a subi un certain degré de décomposition. Peut-être aussi trouvera-t-on que ce changement s'opère par cette combustion lente du phosphore dont il a été question ci-dessus ; ce qui nous indiquerait peut-être encore des rapports entre le fluide électrique et le phosphore, et pourrait jeter plus de lumière sur la nature de ces deux êtres singuliers.

Quoi qu'il en soit, la quantité de fluide électrique que les corps vivants accumulent par le simple effet des fonctions, ou par celui de l'exercice et du frottement, n'est pas, à beaucoup près, la même chez les divers individus ; la différence est même très-grande, à cet égard, de l'un à l'autre : et l'on observe que les circonstances propres à condenser une quantité plus considérable d'électricité sont celles qui déterminent ou qui annoncent une plus grande activité du système nerveux, c'est-à-dire, celles-là précisément dont nous a semblé dépendre la production d'une quantité plus considérable de phosphore.

Il paraît difficile de ne pas admettre que les phénomènes du galvanisme, et par conséquent ceux de l'irritabilité des parties musculaires, soit pendant la vie, soit après la mort, sont dus à la portion d'électricité retenue dans les nerfs, laquelle s'en dégage plus ou moins lentement, à raison de l'espèce, de l'âge et des dispositions organiques particulières de l'animal (1). Suivant cette manière de voir, les fibres charnues irritées opéreraient successivement, par leurs contractions, le dégagement de l'électricité condensée dans les nerfs qui les animent; et ces contractions pourraient se renouveler jusqu'au moment où le dégagement serait entièrement terminé. Chaque irritation produirait donc une secousse électrique; et lorsque la partie aurait perdu la faculté de se contracter par les irritations mécaniques ou chimiques, on pourrait la lui rendre assez long-temps encore en lui faisant subir des sections réitérées, attendu qu'à chaque section le scalpel irait chercher et provoquer les plus petits filets nerveux qui se perdent dans les muscles (2).

L'expérience de Galvani porte à croire que le système nerveux est une espèce de bouteille de Leyde; et que la différence du métal qui touche le nerf et de celui qui touche le muscle, représente la différence de la surface interne et de la surface extérieure de la bouteille. C'est ici,

---

(1) Les piles galvaniques produisent sur les substances minérales des effets conformes à ceux des machines électriques ordinaires : mais il ne s'ensuit pas que les fibres musculaires ne fournissent point une portion d'électricité accumulée, lorsqu'elles font partie du cercle ou de l'arc conducteur; et il reste toujours à expliquer pourquoi elles restent contractiles quelque temps encore après la mort, et perdent peu à peu cette propriété par la simple répétition des chocs.

(2) C'est ce qui arrive en effet.

par le moyen de métaux différents, qu'on fait communiquer les deux surfaces, et qu'on produit l'explosion électrique, ou la contraction musculaire qui en est l'effet. Dans cette même expérience, faite, dit-on, sans l'intermédiaire des métaux, et par l'application immédiate du nerf dénudé sur les fibres musculaires (1), on voit un corps électrique, mais d'un caractère particulier, qui se décharge sur son conducteur, ou dans son récipient propre : et peut-être le nerf conserve-t-il encore ici le caractère de bouteille de Leyde; l'une de ses extrémités, celle qui va se ramifier et se perdre dans le muscle, représentant la surface interne; l'autre, c'est-à-dire, celle qui est flottante, et qu'on met artificiellement en contact

---

(1) C'est ainsi que l'a faite Vacca-Berlinghieri ; c'est du moins ainsi que les journaux l'ont annoncée. Il paraît cependant que cet exposé n'est pas parfaitement exact; ou du moins que dans les cas particuliers où l'expérience a réussi, l'effet pouvait être rapporté aux lois connues de l'irritabilité, ou du galvanisme lui-même, quand l'excitation est produite par les piles, ou par les métaux différents.

Au reste, toutes ces questions, de quelque manière qu'elles soient résolues, ne touchent point au fond de la doctrine que nous exposons dans ce moment. Je ne change donc rien au texte, quoique je n'ignore pas que les énoncés n'en paraîtront point peut-être entièrement conformes aux dernières expériences. Mais les questions relatives à l'électricité animale ne me semblent pas assez complètement éclaircies, pour me permettre d'adopter un avis définitif à cet égard. (An VI.)

avec les fibres, représentant la surface externe (1).

Dans l'une et dans l'autre expérience, tous les faits observés sur le mort et sur le vivant paraissent établir sans difficulté la doctrine que nous exposons; et les plus savants physiciens donnent unanimement à ces phénomènes l'électricité pour cause. Il ne faut cependant pas, quand on parle de l'électricité animale, attacher à ce mot le même sens qu'un faiseur d'expériences, opérant sur les machines inanimées, attache aux phénomènes dépendants de l'accumulation du fluide électrique universel. La vie fait subir à toutes les substances qu'elle combine des modifications remarquables; et supposé, comme je suis porté à le penser, que la sensibilité n'existe point sans une accumulation de fluide électrique, ou du moins que cette accumulation soit le résultat immédiat et nécessaire des fonctions vitales, il faut toujours admettre que ce fluide ne se comporte pas dans les corps vivants, et dans leurs débris après la mort, comme dans les instruments de nos cabinets et de nos laboratoires, ni comme dans les nuages et dans les brouillards, où la température et l'humidité très-inégales des différentes couches de l'atmosphère le distribuent inégalement. En éprouvant l'action de la nature sensible, il entre, sans doute,

---

(1) Quoi qu'on en eût dit d'abord en France, cette expérience réussit très-bien; et l'explication que j'en donne peut être regardée comme probable. (An XIII.)

dans des combinaisons qui changent son caractère primitif; et les phénomènes particuliers qui dépendent de cet état nouveau ne cessent entièrement que lorsque le fluide est tout rentré, jusqu'à la dernière molécule, dans le réservoir commun (1).

Si les faits du galvanisme, qui se rapprochent par plusieurs points de ceux de l'électricité purement physique, s'en éloignent par quelques autres, nous ne devons donc pas pour cela rejeter précipitamment l'identité de la cause qui les dé-

---

(1) Il y a plus de deux ans que j'ai hasardé ces conjectures sur le phénomène appelé *galvanisme*. Plusieurs savants ont aussi cherché à prouver l'identité de sa cause avec le fluide électrique. Les dernières expériences faites par les commissaires de l'Institut, et surtout celles de M. Humbolt, paraissent ébranler fortement cette doctrine. J'attends un ensemble de faits plus concluants pour fixer mon opinion; jusque là j'ai cru devoir ne rien changer à ce que j'avais écrit sur cet objet. Au reste, le lecteur verra bien, à la réserve avec laquelle je m'exprime, et, j'ose le dire, à la manière générale dont je procède dans mes conclusions des faits particuliers aux principes, que je suis toujours prêt à revenir sur mes pas, si l'expérience et l'observation prononcent contre mes premiers aperçus. (An VI.)

Les expériences de l'illustre et savant Volta paraissent ne plus laisser aucun doute sur l'identité du fluide galvanique, ou de la cause excitante à laquelle on a donné ce nom, et de l'électricité. Celles qui ont été faites dernièrement en Angleterre ont donné le même résultat. Malgré cela, je laisse encore ici, et dans le texte et dans la note ci-dessus, ce que j'avais écrit en l'an IV et en l'an VI, jusqu'à ce que les physiciens soient entièrement d'accord. (An X.)

termine. Les considérations précédentes peuvent rendre raison de cette apparente irrégularité. Et quand nous ferons attention à la différence singulière des produits chimiques fournis par les matières qui ont eu vie, et de ceux qui se retirent des minéraux, ou même des végétaux, nous ne serons plus étonnés que l'électricité, devenue partie constituante des premières, ne se manifeste point par les mêmes signes que celle qui se trouve accumulée dans les autres corps par l'action de différentes causes, et que ce fluide, ainsi décomposé, présente une suite de phénomènes qui paraissent, à quelques égards, tout-à-fait nouveaux.

§ IV.

Je ne suis point encore en état, je l'avoue, de tirer de conclusions directes des faits que je viens d'indiquer; je suis surtout bien éloigné de vouloir rien établir de dogmatique d'après les simples conjectures qu'ils me suggèrent, quelque vraisemblables qu'elles puissent paraître d'ailleurs. Mais, par l'exemple de la production du phosphore, et des différences que peut y apporter l'état particulier du système nerveux, ou le degré d'énergie de ses fonctions, j'ai voulu faire voir combien il serait utile, combien même il est maintenant nécessaire d'étudier la combinaison des corps animés sous un point de vue moins général et plus relatif aux dispositions organiques de chaque espèce et de chaque individu. C'est de cette manière que les expériences chimiques, dont l'objet spécial est de déterminer les principes constitutifs de diverses parties animales, pourront jeter une grande lumière sur l'économie vivante; qu'elles fourniront des vues directement applicables à la médecine, à l'hygiène, à l'éducation physique de l'homme, et lèveront peut-être encore quelques-uns des voiles qui couvrent le mystère de la sensibilité. Il ne suffit pas, en effet, d'avoir spécifié les caractères distinctifs des matières animalisées en général, ni même d'avoir décomposé et résous dans leurs parties constitutives différents organes, ou différents systèmes d'organes en particulier (1) : je voudrais que ces génies heureux, à qui nous devons déja de si belles tentatives, fissent entrer les circonstances physiologiques (2) et médicales, qui se rapportent à l'individu dont ils font le sujet de leurs expériences, comme élément essentiel des problèmes à résoudre. Je voudrais, s'il m'est permis de peser sur l'objet dont il vient d'être

---

(1) Je ne citerai ici que mes respectables confrères Berthollet et Déyeux, à qui la science doit tant de belles découvertes et de précieux travaux ; mais je n'oublie pas que plusieurs autres (comme, par exemple, le citoyen Dupuytren) mériteraient d'être mentionnés honorablement, si je traitais ce sujet avec quelque détail.

(2) M. Humbolt a commencé quelques expériences dans cet esprit, relativement au galvanisme ; mais il ne considère que

question, que tout ce qui peut concerner cette singulière production du phosphore, la combinaison de l'azote, l'absorption et l'assimilation de l'oxigène dans les corps qui vivent et sentent, fût examiné suivant les nouvelles méthodes d'analyse, soit en comparant espèce à espèce, et partie à partie; soit en rapprochant l'individu de l'individu, chez les deux sexes, à toutes les époques de la vie, et dans tous les états qui constituent des différences majeures et constantes. Il est plus que vraisemblable qu'à ces différences dans la constitution primitive, ou dans les dispositions accidentelles des corps vivants, on verrait correspondre certaines variétés sensibles dans l'intime combinaison des solides et des humeurs : quand les matériaux se trouveraient toujours exactement les mêmes, le genre, ou le degré de leur combinaison, différerait sans doute considérablement : en un mot, il est vraisemblable que ce ne seraient plus les mêmes êtres; et l'on sent combien l'étude de l'homme gagnerait à ces éclaircissements.

---

les différences d'excitabilité des parties, et non point celles qui peuvent avoir lieu dans la combinaison elle-même des éléments dont ces parties sont composées. (An VI.)

Plusieurs des résultats de M. Humbolt sont formellement combattus par des expériences postérieures ; et les faits constants qui se trouvent consignés dans son livre ont été ramenés aux lois communes de l'électricité animale. (An X.)

§ V.

Mais, revenant au second point de vue sous lequel l'action de l'organe nerveux doit être considérée (c'est-à-dire, à la faculté de recevoir des impressions par ses extrémités sentantes), nous trouverons que les circonstances purement anatomiques qui peuvent modifier cette faculté sont parfaitement analogues à celles qu'on observe dans la structure de l'organe lui-même. En effet, ses extrémités sont tantôt plongées dans les sucs cellulaires ou graisseux; tantôt leur pulpe épanouie et mise presque à nu s'offre, en quelque sorte, sans intermédiaire, aux impressions : tantôt ces extrémités sont molles et comme flottantes; tantôt elles sont sèches et tendues (1). Or, l'observation nous apprend, d'une part, que l'action des corps extérieurs et des stimulants internes est singulièrement engourdie par la surabondance de la graisse et des mucosités; que, d'autre part, au contraire, les papilles nerveuses sont d'autant plus sensibles que ces stimulants et ces corps agissent plus immédiatement sur elles. C'est encore un fait général, constaté par l'observation, que la sensibilité des parties est en raison directe de la tension des membranes. Tout ce qui peut resserrer et des-

---

(1) Ou du moins elles s'épanouissent à la surface de parties solides qui ont elles-mêmes ces qualités.

sécher une partie sans durcir trop considérablement ses enveloppes, la rend plus sensible; tout ce qui la relâche et la détend la rend en même temps aussi moins susceptible d'impressions (1).

Pour suivre l'ordre le plus naturel des matières, il faudrait maintenant peut-être examiner l'état des organes du mouvement soumis à l'action du système nerveux, pour reconnaître ainsi ce qui, dans leur structure, est capable de changer directement leur manière d'agir, et, par conséquent, de modifier l'influence du sentiment ou des nerfs qui le transmettent. Mais, comme nous trouverions encore ici les mêmes circonstances anatomiques générales; comme d'ailleurs elles ne suffisent pas, à beaucoup près, pour rendre raison de tous les phénomènes, nous allons passer à d'autres considérations, d'autant plus capables d'éclaircir notre sujet, même relativement aux points sur lesquels nous n'avons encore osé prendre aucun parti définitif, qu'elles se tirent de la contemplation de l'homme vivant, c'est-à-dire, de ce sujet lui-même, et qu'elles ne se fondent plus uniquement sur l'examen des humeurs et des parties mortes, où le scalpel et l'analyse chi-

---

(1) Quand le relâchement va jusqu'à débiliter le système ou un de ses centres partiels, il le rend en même temps, il est vrai, plus sensible : mais c'est par un effet indirect ou secondaire; l'effet direct ou primitif est toujours d'émousser la sensibilité.

mique ne retrouvent que des empreintes infidèles de la vie.

L'inconstance des rapports entre les parties, quant à leur grandeur, ou la différence de leur volume relatif, est un de ces faits anatomiques qui semblent devoir frapper au premier coup d'œil : cependant il paraît n'avoir été bien observé que par les anatomistes modernes. On avait déjà soupçonné l'influence de ces variétés sur les divers mouvements vitaux, avant de les déterminer elles-mêmes avec quelque exactitude. Celles qui se rapportent aux âges sont peut-être les premières qu'on ait remarquées : mais nous devons convenir que leur liaison avec les phénomènes physiologiques ne peut s'expliquer encore d'une manière bien complète. Ces dernières variétés sont d'ailleurs étrangères à la question qui nous occupe maintenant; nous n'en parlerons pas. Celles qu'on observe entre des individus de même âge n'ont été considérées avec le soin convenable que depuis qu'on s'occupe sérieusement de l'anatomie médicale ou pathologique; de cette anatomie qui recherche dans les cadavres le siége et la cause des maladies : et véritablement, l'étude de l'homme sain et celle de l'homme malade sont également indispensables pour bien comprendre l'influence de ces dernières variétés sur les habitudes du tempérament.

A raison du volume du corps, aussi-bien qu'à raison des différentes opérations vitales propres à la nature de l'homme, nos organes doivent avoir certaines proportions déterminées : ils doivent être doués d'une certaine force; ils doivent exercer une certaine somme d'action. Sans cela, le système ne conserverait point son équilibre; et les fonctions seraient souvent interverties, altérées, quelquefois même totalement suspendues. Ce juste rapport entre le volume des organes et leur énergie respective constitue l'excellence de l'organisation; il produit le sentiment du plus grand bien-être, maintient l'intégrité de la vie, et garantit sa durée. Ce qui tient à la nature, dans cet heureux état d'exacte proportion, est sans doute un don précieux : ce qui dépend de nous (je veux dire, toutes les vues qui peuvent tendre à le produire artificiellement par des méthodes particulières de régime) doit être le but de nos observations les plus attentives, de nos expériences les plus assidues. Gardons-nous cependant, sur ce point comme sur tout autre, de croire qu'il y ait dans la nature des termes précis auxquels elle reste invariablement fixée : elle flotte, pour l'ordinaire, entre certaines limites qu'il lui est interdit de franchir; et le terme moyen, que suivant notre manière de voir nous considérons comme lui étant le plus convenable, ou le plus familier, est peut-être celui, dans le fait, auquel elle s'arrête le plus rarement.

Cette règle, qu'on peut dire générale, est spécialement applicable à l'objet particulier de la discussion actuelle. Dans chaque homme, il y a des parties d'un volume proportionnel plus ou moins grand : chacun de nous a son organe fort et son organe faible; certaines fonctions prédominent toujours sur les autres; enfin, les irrégularités de la vie, les erreurs du régime et des passions, augmentent encore ces écarts de la nature, en dirigeant presque toute la sensibilité vers certains points, en rendant ces points particuliers le centre de presque tous les mouvements.

Les variétés relatives au volume, qui sont ici proprement la circonstance matérielle, peuvent tenir à des causes très-différentes. Une partie est plus grande ou plus renflée, tantôt parce qu'elle est plus énergique ou plus active, et que, par conséquent, elle attire à elle une quantité plus considérable de sucs nourriciers; tantôt, au contraire, parce qu'elle est plus faible, que les extrémités de ses vaisseaux n'ont pas assez de ton pour résister à l'impulsion des humeurs, que ces humeurs s'y amassent en plus grande quantité, ou, pour parler le langage de l'école ancienne, qu'il s'y forme des fluxions. Car, en vertu des lois de l'équilibre, les fluides contenus dans des canaux dont les parois élastiques les pressent de toutes parts se portent vers les endroits où ils rencontrent le moins de résistance; et, à mesure que la résistance diminue dans un point du système, ses effets doivent devenir proportionnellement plus sensibles dans les autres : ce qui, par d'autres lois propres à l'économie vivante, augmente bientôt la cause même de cette direction particulière des humeurs.

Dans ces deux cas bien distincts, le plus grand volume des parties a sans doute une influence très-différente sur les habitudes du tempérament; mais l'influence est également marquée dans tous les deux.

§ VI.

Ne nous arrêtons point aux petits détails; ils sont toujours trop incertains ou trop insignifiants: attachons-nous seulement aux traits principaux, aux circonstances dont la liaison avec les phénomènes est évidente, et dont les effets peuvent être reconnus et constatés (1).

Je prends d'abord pour exemple le poumon.

---

(1) Avant d'entrer dans le détail des circonstances d'organisation et des signes extérieurs qui sont le plus ordinairement liés avec les phénomènes propres à chaque tempérament, je crois devoir rappeler ce que j'ai déjà dit dans le premier Mémoire; c'est que ces signes, et même ces circonstances, ne peuvent pas être regardés comme des indices toujours certains. Avec la physionomie et les formes organiques ou physiognomoniques d'un tempérament, on peut avoir un tempérament tout contraire, et souvent le médecin a besoin d'un coup-d'œil très-exercé pour ne pas s'y laisser tromper complètement. Mais ces irrégularités elles-mêmes sont soumises à certaines règles que je n'expose point ici, parce qu'elles sont moins propres à éclaircir notre sujet qu'à diriger le praticien dans certains cas difficiles.

Les médecins observateurs, et les artistes qui s'occupent à reproduire les formes de la nature, ont remarqué depuis long-temps de grandes variétés dans les dimensions de la poitrine : ils ont vu que la structure générale du corps se ressent toujours, plus ou moins, de ces différences; que l'extrême de chaque différence constitue une difformité dans l'organisation, et un état maladif dans les fonctions. Mais nous ne parlons ici que de l'état sain.

La capacité plus grande de la poitrine est toujours, ou presque toujours, accompagnée du volume plus considérable du poumon; il est même vraisemblable qu'elle en dépend pour l'ordinaire. Le volume du poumon paraît aussi déterminer communément celui du cœur, ou du moins l'énergie des fibres de celui-ci se proportionne au volume de celui-là, et tous les deux déterminent de concert les dispositions générales du système sanguin.

Tout le monde sait que la fonction propre du poumon est de respirer l'air atmosphérique, c'est-à-dire, d'attirer et de rejeter alternativement des portions de ce fluide dans lequel nous sommes toujours plongés. Mais la respiration n'est pas, comme l'avaient prétendu quelques physiologistes, un simple mouvement mécanique, destiné seulement à faire marcher les liqueurs dans les vaisseaux pulmonaires par cette pression alternative d'un fluide qui s'applique à leur surface : ce n'est pas uniquement un moyen direct de stimuler le cœur, et par lui les artères, pour mettre en jeu tout l'appareil hydraulique de la vie. Le poumon décompose l'air ; il détermine par là dans le sang plusieurs changements remarquables ; il transforme le chyle en sang : enfin, quoiqu'il y ait encore quelques doutes ou quelques obscurités touchant la production de la chaleur animale, et la ressemblance de ses phénomènes avec ceux de la combustion proprement dite, on peut admettre, sans erreur, que cette production dépend, en grande partie, de la respiration, puisque, dans les diverses espèces d'animaux et dans les divers individus de chaque espèce, elle paraît assez généralement proportionnelle à la capacité de la poitrine.

Ainsi donc, un poumon plus volumineux produit, toutes choses égales d'ailleurs, une sanguification plus active ou plus complète ; il fournit une plus grande quantité de chaleur animale ; il imprime un mouvement plus rapide au sang. Pour sentir l'évidence de ce dernier effet, il suffit de se rappeler l'observation faite ci-dessus, que le cœur, soit pour le volume, soit pour la force, est toujours en rapport avec le poumon. D'ailleurs, une chaleur plus considérable entraîne ou suppose une circulation plus rapide et plus forte. Souvent aussi, dans ce cas, tout le corps est couvert de poils épais : la poitrine en est surtout hérissée ; ce qui paraît concourir très-sensiblement à produire une plus grande chaleur (1).

Supposons maintenant que toutes les circonstances ci-dessus se trouvent réunies à des fibres médiocrement souples, à un tissu cellulaire médiocrement abreuvé de sucs; et je dis que cela doit arriver ordinairement (2), parce qu'une plus grande énergie dans la circulation tient tous les vaisseaux libres, porte partout une quantité suffisante d'humeurs, et que cette même énergie, jointe à la chaleur vitale plus grande, empêche qu'il ne s'y fasse des congestions lentes, et donne aux solides plus de vie et de ton : supposons donc cette réunion, si naturelle d'après les vues de la théorie, et si commune dans le fait, nous aurons un tempérament caractérisé par la vivacité et la facilité des fonctions. Nous verrons surtout que la chose doit être ainsi, en considérant l'état organique du système nerveux, qui est toujours, dans ce cas, analogue à l'état des autres parties : quelquefois même, par des raisons qui seront exposées

---

(1) L'abondance des poils semble, pour l'ordinaire, tenir à l'influence plus marquée des organes de la génération; mais l'activité de ces organes dépend singulièrement, à son tour, de l'état où se trouvent ceux de la poitrine; et rien ne la réveille aussi efficacement qu'une chaleur plus considérable, qu'une circulation plus animée.

(2) Dans le cas que j'exposerai ci-après, la souplesse, ou plutôt la mollesse, devient extrême.

ci-après, ce système exerce alors une action, en quelque sorte, surabondante, qui peut contribuer à rendre les mêmes résultats encore plus complets.

En effet, qu'arriverait-il dans le cas physiologique que nous venons de caractériser dans notre supposition? Des extrémités nerveuses, épanouies au milieu d'un tissu cellulaire qui n'est ni dépourvu de sucs muqueux, ni surchargé d'humeurs inertes, et sur des membranes médiocrement tendues, doivent recevoir des impressions vives, rapides, faciles. Puisqu'elles sont faciles, elles doivent être variées; puisqu'elles sont rapides, elles doivent se succéder sans cesse; enfin, puisqu'elles sont vives, elles doivent aussi s'effacer sans cesse mutuellement. Exécutés par des muscles souples, par des fibres dociles, et qu'en même temps imprègne une vitalité considérable, une vitalité partout égale et constante, les mouvements acquerront la même facilité, la même promptitude qui se manifeste dans les impressions. L'aisance des fonctions donnera un grand sentiment de bien-être; les idées seront agréables et brillantes, les affections bienveillantes et douces. Mais les habitudes auront peu de fixité : il y aura quelque chose de léger et de mobile dans les affections de l'ame; l'esprit manquera de profondeur et de force; en un mot, ce sera le tempérament sanguin des anciens, avec tous les caractères qu'ils lui prêtent dans leurs descriptions.

Mais comment peut-il donc se faire que cette

plus grande largeur de la poitrine, ou ce plus grand volume du poumon, que nous considérons ici comme la circonstance principale du tempérament sanguin, se retrouve pourtant encore chez les individus les plus inertes, chez ces hommes chargés de tissu cellulaire et de graisse, qu'on désigne par le nom générique de *flegmatiques*, ou *pituiteux?* Pour répondre à cette question, il faut quitter la poitrine, et passer aux viscères abdominaux.

Considérons d'abord le foie, ou plutôt le système entier de la veine-porte, qui sert de lien commun à tous les organes contenus dans la cavité du bas-ventre.

§ VII.

Dans le fœtus, le foie est d'un volume proportionnel très-considérable; et pendant toute la durée de l'enfance, il ne se rapproche qu'insensiblement de celui qu'il doit avoir à un âge plus avancé. Mais dans les premiers temps, quoique le foie filtre beaucoup de bile, cette bile est muqueuse, inerte, sans activité : conséquemment le viscère n'exerce que très-incomplètement encore la grande influence qu'il doit acquérir plus tard sur l'ensemble de l'économie animale; influence qui, du reste, comme je viens de l'indiquer, tient à ce que, étant le rendez-vous de tous les vaisseaux veineux qui rapportent le sang des diverses parties flottantes du bas-ventre, il correspond avec elles par les sympathies les plus directes et les plus étendues, et leur fait toujours ressentir vivement, et partager jusqu'à un certain point, la manière dont s'exécutent ses fonctions.

Quand cette prédominance de volume du foie survit dans l'adulte aux révolutions de l'âge; quand ce viscère, après que la bile a pris toute son activité, continue à la fournir dans la même abondance proportionnelle, les phénomènes de la vie présentent de nouveaux caractères : il se prépare un genre particulier de tempérament.

Parmi les humeurs animales qui peuvent être facilement soumises à l'examen, la bile est certainement une des plus dignes d'attention. Formée d'un sang qui s'est dépouillé de plus en plus, dans son cours, de ses parties purement lymphatiques et muqueuses (1), elle est surchargée de matières huileuses et grasses : et cependant ce sang rapporte, si l'on peut s'exprimer ainsi, des impressions de vie multipliées de chacun des organes qu'il a parcourus. Aux yeux du chimiste, la bile est une substance inflammable, albumineuse, savonneuse, etc., d'un genre particulier; aux yeux du physiologiste, c'est une humeur très-active, très-stimulante, agissant comme menstrue énergique sur les sucs alimentaires et sur les autres humeurs, imprimant aux

---

(1) Ou plutôt, les parties muqueuses se sont transformées en *albumen*.

solides des mouvements plus vifs et plus forts, augmentant d'une manière directe leur ton naturel. Ses usages pour la nutrition sont extrêmement importants; ses effets, relativement aux habitudes générales, sont extrêmement étendus : il est même certain qu'elle agit directement sur le système nerveux, et, par lui, sur les causes immédiates de la sensibilité.

Ordinairement, les effets stimulants de la bile coïncident avec ceux de l'humeur séminale. Ces deux produits d'organes et de fonctions si différents acquièrent toute leur énergie à peu près aux mêmes époques, et le plus souvent ils ont des degrés correspondants d'exaltation.

Nous avons parlé ailleurs de l'influence de l'humeur séminale, ou de celle des organes de la génération qui préparent cette humeur : il suffit ici de rappeler que tout le système des idées et des affections éprouve tout à coup une commotion singulière au moment où ces organes entrent décidément en action, et que la production des poils, la fermeté des ligaments articulaires, quelques circonstances de l'ossification elle-même, paraissent dépendre de cette même cause d'une manière particulière et directe.

Reprenons ici nos suppositions. Je choisis pour exemple un individu chez qui le foie produit une plus grande quantité de bile, ou une bile plus active que dans l'état ordinaire. Il est très-vraisemblable, il est presque certain que l'inspection anatomique nous fera découvrir chez lui un foie plus volumineux, soit que cet organe se trouve tel dès l'origine, soit qu'une plus grande énergie, une plus grande somme d'action l'ait fait croître au-delà des proportions communes.

Mais nous venons de dire que l'énergie de la liqueur séminale est presque toujours en rapport avec celle de la bile, ou que l'influence du foie et celle des organes de la génération se correspondent et s'exercent de concert.

Admettons que les choses se passent effectivement ainsi dans le cas supposé : admettons, de plus, qu'il y ait un certain état général de tension et de roideur dans tout le système, dans tous les points où s'épanouissent les extrémités sensibles, dans toutes les fibres musculaires.

Si nous recherchons ce que doivent produire ces diverses circonstances physiologiques réunies, il est facile de voir que les sensations auront quelque chose de violent, les mouvements quelque chose de brusque et d'impétueux.

Supposons encore, pour compléter les données, que la poitrine ait une capacité, et le poumon, aussi-bien que le cœur, un volume considérable : alors, à des sensations exaltées, à des déterminations véhémentes, se joindront une grande énergie dans les mouvements circulatoires et beaucoup de chaleur vitale.

Or, presque toutes ces mêmes circonstances réagissent les unes sur les autres, et se prêtent une force nouvelle. L'activité des organes de la génération augmente celle du foie ou de la bile; l'activité de la bile accroît celle de tous les mouvements, et en particulier de la circulation; la production plus considérable de la chaleur se rapporte à une circulation plus forte ou plus accélérée; l'état de la respiration tient à celui de la circulation : enfin, chacune des fonctions ci-dessus agit sur le système nerveux, qui réagit, à son tour, sur toutes à la fois.

Puisque les membranes sont sèches et tendues, et que l'activité des liqueurs bilieuses et séminales augmente la sensibilité des extrémités nerveuses, les sensations, je le répète, seront donc extrêmement vives. Leur transmission de la circonférence au centre, la réaction du système nerveux, la détermination et l'exécution des mouvements rencontreront partout des résistances dans la roideur des parties ; mais toutes les résistances seront énergiquement vaincues par cette force plus grande de la circulation dont nous venons de parler. Ainsi, les impressions seront aussi rapides, aussi changeantes que dans le tempérament sanguin. Comme chacune aura un degré plus considérable de force, elle deviendra momentanément plus dominante encore. De là résultent des idées et des affections plus absolues, plus exclusives, et en même temps aussi plus inconstantes.

Cependant les résistances qui se font sentir dans toutes les fonctions, le caractère âcre et ardent que les dispositions ou la quantité de la bile impriment à la chaleur du corps, l'extrême sensibilité de toutes les parties du système, donnent à l'individu un sentiment presque habituel d'inquiétude. Le bien-être facile du sanguin lui est entièrement inconnu. Ce n'est que dans les grands mouvements, dans les occasions qui emploient et captivent toutes ses forces, dans les actions qui lui en donnent la conscience pleine et entière, qu'il jouit agréablement et facilement de l'existence : il n'a, pour ainsi dire, de repos que dans l'excessive activité. Or, encore une fois, les causes de cette activité s'entretiennent et se renouvellent sans cesse par l'énergie directe du système nerveux, et par celles des organes de la génération, dont l'action est si puissante sur ce système, considéré dans son ensemble, et sur les autres organes principaux pris séparément.

Nous venons donc de peindre, trait pour trait, le tempérament bilieux des anciens. Parvenus au même résultat par des routes différentes, cette conformité devient pour nous une nouvelle preuve de leur génie observateur : elle garantit l'exactitude de nos communes observations.

Je n'ajoute ici qu'une remarque. Dans ce tempérament, les vaisseaux artériels et veineux ont un plus grand calibre, et la quantité du sang paraît beaucoup plus considérable que dans le sanguin proprement dit. C'est Staahl qui, le premier, a fait cette remarque ; mais il n'en a pas donné la raison. Dans notre manière de voir, cette circonstance s'explique très-naturellement, ainsi que la plus grande chaleur propre au bilieux : l'une et l'autre, en effet, semblent bien véritablement dues à l'influence prédominante du poumon et du cœur, combinée avec celle du foie. Mais Staalh n'avait pas encore des idées bien nettes touchant l'action du poumon dans la sanguification ; il ne soupçonnait même pas les rapports de la respiration avec la production de la chaleur animale. Au reste, il est assez étonnant que les anciens, qui regardaient le foie comme le centre et le rendez-vous de tout le système sanguin, n'aient pas rapporté leur tempérament bilieux à cette hypothèse, plutôt qu'à la considération des qualités, ou de la quantité de la bile. Mais ces fidèles contemplateurs de la nature s'en sont tenus à l'énonciation de faits physiologiques et médicaux : ils ont eu grandement raison.

§ VIII.

Nous sommes maintenant en état de faire connaître dans son principe le tempérament inerte, désigné sous le nom de *pituiteux*, ou *flegmatique* ; tempérament dans lequel, malgré la capacité plus grande de la poitrine et le volume du poumon (1),

---

(1) Dans ce tempérament, le poumon est souvent engorgé et comprimé par une graisse surabondante : il a donc en effet

la production de la chaleur et la force de la circulation sont peu considérables.

Il suffira d'observer que chez certains individus, 1° les fibres sont originairement plus molles; 2° que, chez ces mêmes individus, les organes de la génération et le foie manquent souvent d'énergie : deux dispositions organiques générales qui résultent très-certainement d'un concours de circonstances particulières, relatives aux éléments dont les différentes parties sont composées, ou à l'état de la sensibilité qui les anime.

Nous pourrions établir aussi que, dans ce cas, le système nerveux n'a reçu lui-même originairement qu'une somme plus faible d'activité; c'est-à-dire, que les sources de la vie y sont réellement moins abondantes. Mais comme cette dernière considération, quoique infiniment probable, ne peut être appuyée sur des observations ou sur des expériences directes, nous croyons devoir la laisser de côté; ce qui, du reste, ne change rien aux résultats.

Le fœtus n'est, pour ainsi dire, qu'un mucus organisé. Dans l'enfant nouveau-né, les cartilages, et même plusieurs os, ne sont encore que des substances mucilagineuses, condensées et raffermies par la force croissante des fonctions. Jus-

---

moins de capacité, comme organe de la respiration, c'est-à-dire, qu'il reçoit dans son sein, et surtout qu'il décompose une moindre quantité d'air.

qu'à l'âge de puberté, l'enfant est sujet aux dégénérations glaireuses ; ses intestins en sont farcis, ses vaisseaux lymphatiques et ses glandes en sont baignés, embarrassés ; enfin, chez lui, le tissu cellulaire est plus lâche et plus abreuvé de sucs. Pendant toute cette première époque, l'état contraire est toujours, en quelque sorte, un état de maladie ; il suppose dans les humeurs une exaltation contre nature, ou certains développements précoces de la sensibilité. Mais les dispositions propres à l'enfant changent du moment où l'action du sytème génital se fait sentir ; elles s'effacent par dégrès à mesure que la bile s'exalte ; elles disparaissent enfin d'autant plus entièrement que cette humeur acquiert une plus grande activité.

Si donc l'humeur séminale et la bile sont filtrées en quantité plus faible, ou ne se trouvent pas douées de toute l'énergie convenable, la puberté, la jeunesse et les premières années de l'âge mûr n'amèneront pas les changements dont nous venons de parler. Nous savons, par des observations très-sûres, que la présence de ces deux humeurs, non-seulement aiguise la sensibilité, donne plus de ton aux fibres, mais, en outre, qu'elle favorise la production de la chaleur, soit directement et par elle-même, soit indirectement, en stimulant toutes les fonctions, notamment la circulation des différents fluides vitaux. Ainsi, dans le cas donné, la circulation sera plus lente, et la chaleur plus faible. Il s'ensuit que les résorptions se feront mal, et par conséquent les sucs muqueux s'accumuleront; que les coctions assimilatoires seront incomplètes, et par conséquent l'abondance des sucs muqueux ira toujours en croissant. Ces sucs, épanchés de toutes parts, gêneront et affaibliront de plus en plus les vaisseaux; ils engorgeront les poumons; ils dégraderont immédiatement dans leur source la sanguification et la production de la chaleur.

Mais leurs effets ne s'arrêtent pas là. Bientôt ils émoussent la sensibilité des extrémités nerveuses; ils assoupissent le système cérébral lui-même : enfin, les fibres charnues que ces mucosités inondent, et qui ne se trouvent sollicitées que par de faibles excitations, perdent graduellement leur ton naturel, et la force totale des muscles s'énerve et s'engourdit.

Que chez les sujets flegmatiques, ou pituiteux, le foie et les organes de la génération aient moins d'activité, c'est un fait constant que l'observation démontre. On ne remarque point ici l'appétit vif et les digestions rapides propres au bilieux. Les résultats de digestions incomplètes s'y rapprochent beaucoup de ce qu'on observe dans les enfants. Elles produisent, comme dans ces derniers, des mucosités intestinales très-abondantes, des déjections d'une couleur moins foncée. On remarque aussi que les pituiteux n'éprouvent qu'à des degrés plus faibles les changements occasionés dans la physionomie et dans le son de la voix par l'action de l'humeur séminale; ils sont moins velus, et la couleur de leurs poils est moins foncée ; leurs différentes humeurs ont une odeur moins forte : enfin, ce qui est plus frappant et plus direct, ils sont moins ardents pour les plaisirs de l'amour.

D'après tout ce qui vient d'être dit, l'état des sensations, l'ordre des mouvements, le caractère des habitudes, seront ici très-faciles à prévoir.

Les sensations ont peu de vivacité : de là résultent des mouvements faibles et lents ; de là résulte encore une tendance générale de toutes les habitudes vers le repos. Comme les fonctions vitales n'éprouvent pas de grandes résistances à cause de la souplesse et de la flexibilité des parties, le flegmatique ne connaît point cette inquiétude particulière au bilieux; son état habituel est un bien-être doux et tranquille. Comme les organes n'éprouvent chez lui que de faibles irritations, et comme les impressions reçues par les extrémités nerveuses se propagent avec lenteur, il n'a ni la vivacité, ni la gaieté brillante, ni le caractère changeant du sanguin. Les fonctions et tous les mouvements quelconques se font, pour lui, d'une manière traînante : sa vie a quelque chose de médiocre et de borné. En un mot, le pituiteux sent, pense, agit lentement et peu.

§ IX.

Les caractères distinctifs du bilieux sont extrêmement prononcés : cette empreinte est même la plus forte qui s'observe dans la nature humaine vivante. Cependant quelques changements assez légers dans les conditions essentielles à ce tempérament vont produire un ordre de phénomènes tout nouveau. Au lieu de ces poumons et de ce foie volumineux qui lui sont propres, supposons une poitrine étroite et serrée, jointe à la constriction habituelle du système épigastrique ; et tout change de face. Les causes de résistance sont portées à peu près à leur dernier terme ; cependant les moyens de les vaincre n'existent pas. La roideur originelle des solides est très-grande ; et la langueur de la circulation fait que cette roideur s'accroît de plus en plus. Les extrémités nerveuses sont douées d'une sensibilité vive, les muscles sont très-vigoureux, la vie s'exerce avec une énergie constante ; mais elle s'exerce avec embarras, avec une sorte d'hésitation. Une chaleur active et pénétrante n'épanouit pas ces extrémités, d'ailleurs si sensibles ; elle n'assouplit pas ces fibres desséchées ; elle ne donne point au cerveau ce mouvement et cette conscience de force, dont l'effet moral semble lui-même si nécessaire pour venir à bout de tant d'obstacles.

Je ne chercherai pas à déterminer si la gêne

avec laquelle se filtre la bile, si la stagnation du sang dans les rameaux de la veine-porte, si ses congestions dans le tissu spongieux de la rate, dépendent uniquement ici du resserrement de la région épigastrique, et par conséquent de celui du foie, organe important situé dans cette région; ou si l'état particulier de la sensibilité dans tous les viscères abdominaux influe en même temps sur la production de tous ces phénomènes. Dans l'économie animale, les faits qui paraissent pouvoir se rapporter à des causes très-simples appartiennent souvent à des causes très-compliquées. Au reste, ceux que j'expose sont palpables et certains : cela nous suffit. L'embarras de la circulation dans tout le système de la veine-porte, accru par les spasmes diaphragmatiques et hypocondriaques, rend suffisamment raison des lenteurs qu'éprouve la circulation générale, de la difficulté de tous les mouvements, du sentiment de gêne et de malaise qui les accompagne, de ce défaut de confiance dans les forces (qui sont pourtant alors très-considérales); enfin, des singularités dans la nature même des sensations, qui caractérisent le tempérament mélancolique. C'est en effet ce tempérament que nous venons d'observer et de peindre encore trait pour trait.

Mais nous devons noter une autre circonstance, sans la connaissance de laquelle il serait peut-être assez difficile de concevoir la grande énergie et l'activité constante du cerveau chez le mélancolique; je veux parler de l'influence particulière des organes de la génération.

Chez le bilieux, toutes les impulsions sont promptes, toutes les déterminations directes. Chez le mélancolique, des mouvements gênés produisent des déterminations pleines d'hésitation et de réserve : les sentiments sont réfléchis, les volontés ne semblent aller à leur but que par des détours. Ainsi, les appétits, ou les désirs du mélancolique, prendront plutôt le caractère de la passion que celui du besoin; souvent même le but véritable semblera totalement perdu de vue : l'impulsion sera donnée avec force pour un objet; elle se dirigera vers un objet tout différent. C'est ainsi, par exemple, que l'amour, qui est toujours une affaire sérieuse pour le mélancolique, peut prendre chez lui mille formes diverses qui le dénaturent, et devenir entièrement méconnaissable pour des yeux qui ne sont pas familiarisés à le suivre dans ses métamorphoses. Cependant le regard observateur sait le reconnaître partout : il le reconnaît dans l'austérité d'une morale excessive, dans les extases de la superstition, dans ces maladies extraordinaires qui jadis constituaient certains individus de l'un et de l'autre sexe prophètes, augures, ou pythonisses, et qui n'ont pas encore entièrement cessé d'attirer autour de leurs tréteaux le peuple ignorant de toutes les classes : il le retrouve dans les idées et les penchants qui paraissent le plus étrangers à ses impulsions primitives; il le signale jusque dans les privations superstitieuses ou sentimentales qu'il s'impose lui-même. Chez le mélancolique, c'est l'humeur séminale elle seule qui communique une ame nouvelle aux impressions, aux déterminations, aux mouvements : c'est elle qui crée, dans le sein de l'organe cérébral, ces forces étonnantes, trop souvent employées à poursuivre des fantômes, à systématiser des visions.

Jusqu'ici, ne dirait-on point que nous n'avons fait que suivre, pas à pas, la doctrine des médecins grecs, la raccorder avec les faits anatomiques, l'exposer sous un nouveau point de vue (1)? Et véritablement, plus on observe avec attention la nature vivante, et plus on voit qu'ils l'avaient bien observée eux-mêmes; quoique d'ailleurs, relativement à l'objet particulier qui nous occupe maintenant, nous ne puissions admettre ni leurs explications, ni par conséquent les dénominations dont elles les ont portés à se servir.

---

(1) Les anciens établissent que la prédominance du sang ou de la bile, ou de la pituite, ou de l'atrabile, constitue chacun des quatre tempéraments. Or, 1° dans le bilieux, les vaisseaux sont d'un plus gros calibre; ils sont plus distendus que dans le sanguin. 2° Il est fort douteux que l'influence de la bile soit la principale circonstance qui constitue et caractérise le bilieux. 3° L'on peut croire que la surabondance des mucosités dans le pituiteux n'est que l'effet de l'action plus débile des solides; que par conséquent elle est un des principaux symptômes de ce tempérament, mais sans constituer son ca-

Mais il nous reste à considérer quelques circonstances auxquelles n'avaient pu penser les anciens, et dont la détermination est pourtant nécessaire au complément de l'esquisse que nous essayons de tracer.

§ X.

L'étude plus attentive de l'économie animale a fait reconnaître que les forces vivantes, quoique toutes émanées d'un principe unique, subissent, en produisant les fonctions particulières, des modifications qui les différencient et les distinguent. La distinction devient surtout évidente quand on remarque que ces forces peuvent être dans des rapports fort différents entre elles. On a vu que la faculté de mouvement n'est pas toujours en raison directe de la sensibilité. Une partie, ou même le corps tout entier, peut être médiocre-

---

ractère primitif; et que c'est dans le défaut de ton des fibres, et dans le défaut d'énergie du système sensitif lui-même, qu'il faut chercher la condition, dont l'état apparent des organes et le caractère des fonctions, ou de leurs produits, ne sont que les conséquences. 4° L'on observe quelquefois certaines dégénérations de la bile qui lui donnent une couleur très-foncée et des qualités corrosives; l'on observe plus souvent encore des vomissements et des déjections de matières noires, ou noirâtres, qui ne sont que du sang dégénéré; mais l'atrabile, telle que les anciens la décrivent, c'est-à-dire, formant une humeur naturelle du corps, n'existe véritablement pas.

ment, ou même très-peu sensible, et cependant capable de se mouvoir avec vigueur ; ou peu capable de se mouvoir, quoique fort sensible. De là cette distinction, si connue, des forces sensitives et des forces motrices, ou plutôt de l'énergie sensitive du système nerveux, et de la manière dont elle s'exerce dans les organes du mouvement.

Sans entrer dans l'examen des conclusions qu'on a tirées de ce fait général, et mettant surtout de côté les preuves qui le constatent, nous l'énonçons lui-même en d'autres termes, et nous en formons les propositions suivantes.

Il y a des sujets chez lesquels le système cérébral et nerveux prédomine sur le système musculaire.

Il en est d'autres chez lesquels, au contraire, ce sont les organes du mouvement qui prédominent sur ceux de la sensibilité.

La prédominance du système nerveux peut se rencontrer avec des muscles forts, ou des muscles faibles.

Avec des muscles forts, elle produit des sensations vives et durables ; avec des muscles faibles, elle produit des sensations vives, mais superficielles, et communique aux différentes fonctions une excessive mobilité.

Quand le système musculaire prédomine, cela dépend tantôt de la force originelle des fibres, tantôt de l'influence extraordinaire qu'exerce sur lui le système nerveux.

Ainsi donc, après avoir reconnu la prédominance alternative de certains organes particuliers les uns sur les autres, nous ne faisons qu'étendre cette observation; et nous sommes conduits, par les faits, à l'appliquer aux deux systèmes d'organes les plus généraux.

La prédominance du système nerveux paraît dépendre quelquefois de la plus grande quantité de pulpe cérébrale; mais il est très-certain que souvent elle ne dépend pas de cette circonstance. Un cerveau plus volumineux, une moelle épinière plus renflée, des troncs de nerfs d'un plus gros calibre, se rencontrent en effet dans certains sujets, chez lesquels la vivacité des sensations est supérieure à la force des mouvements. Mais cet empire de la sensibilité est fréquemment caché dans les secrets de l'organisation cérébrale : il peut tenir à la nature, ou à la quantité des fluides qui s'y rendent ou qui s'y produisent; à des rapports encore ignorés de l'organe sensitif avec les autres parties du corps.

Quelle que soit, au reste, sa source, ou sa cause, cet état se manifeste par des signes évidents, par des effets certains. L'action musculaire est plus faible; les fonctions qui demandent un grand concours de mouvements languissent. En même temps, on observe que les impressions se multiplient, que l'attention devient plus soutenue, que toutes les opérations qui dépendent directement du cerveau, ou qui supposent une vive sympathie de quelque autre organe avec lui, acquièrent une énergie singulière. Cependant les fonctions particulièrement débilitées en altèrent d'autres, de proche en proche. La vie ne se balance plus d'une manière convenable dans les diverses parties ; elle ne s'y répand plus avec égalité ; elle se concentre dans quelques points plus sensibles : et lorsque ce défaut d'équilibre passe certaines limites, il entraîne à sa suite des maladies qui, non-seulement achèvent d'altérer les organes affaiblis, mais qui troublent et dénaturent la sensibilité elle-même.

Cet état se remarque particulièrement dans les individus qui montrent une aptitude précoce aux travaux de l'esprit, aux sciences et aux arts.

Nous avons dit que l'influence prédominante du cerveau peut s'exercer sur des fibres fortes, ou sur des fibres faibles. Dans le premier cas, il résulte de cette prédominance des déterminations profondes et persistantes ; dans le second, des déterminations légères et fugitives. Or, il est aisé de sentir combien cette seule différence doit en apporter dans la nature, ou dans le caractère des idées, des affections, ou des penchants. Là, je vois des élans durables, un enthousiasme habituel, des volontés passionnées : ici, des impulsions multipliées qui se succèdent sans relâche, et se détruisent mutuellement ; des idées et des affections passagères qui se poussent et s'effacent, en quelque sorte, comme les rides d'une eau mobile.

Si maintenant nous voulons individualiser ces deux modifications de la nature humaine générale, nous verrons encore bien mieux qu'elles se présentent en effet sous la forme de deux êtres tout différents. Et si nous voulons les considérer sous le rapport de leur classification physiologique, nous trouverons que l'une appartient plus spécialement à la nature particulière de l'homme, l'autre à la nature particulière de la femme : non que la femme, par une roideur accidentelle des fibres, ne puisse quelquefois se rapprocher de l'homme, et ce dernier se rapprocher d'elle par sa faiblesse musculaire et sa mobilité; mais la sensibilité changeante de la matrice établit toujours entre les deux sexes une distinction dont on aperçoit encore la trace, même dans les cas qui semblent en offrir les signes le plus intimement confondus.

Nous avons dit également que la grande force musculaire, accompagnée de la faiblesse et de la lenteur des impressions, peut dépendre ou d'une disposition primitive inhérente à l'organisation même, ou de certains changements accidentels survenus dans l'action et dans l'influence nerveuse. Le dernier cas semble être entièrement étranger à notre objet; il sort de l'ordre régulier de la nature, et constitue, pour l'ordinaire, un véritable état de maladie. Cependant ses phénomènes peuvent servir à faire mieux concevoir ceux qui caractérisent le premier : peut-être même dépend-il toujours, comme lui, d'une disposition originelle du système, mais d'une disposition qui reste cachée, et ne développe ses effets que lorsque certaines causes occasionelles la mettent en jeu. Il mérite donc au moins d'être noté.

Depuis long-temps, on a remarqué que les individus les plus robustes, ceux dont les muscles ont le plus de volume et de force, sont communément les moins sensibles aux impressions. Les athlètes, chez les anciens, passaient pour des hommes qui ne regardaient pas de si près aux choses. Leur prototype, Hercule, malgré son caractère divin, était lui-même plus fameux par son courage que par son esprit; et les poètes comiques s'étaient permis, plus d'une fois, de lui prêter ce qu'on appelle vulgairement des balourdises, et de faire rire le peuple à ses dépens.

Hippocrate observe que le dernier degré de force athlétique touche de près à la maladie : il en donne une bonne raison. L'état du corps change, dit-il, à chaque instant; et lorsqu'il est parvenu au dernier terme du bien, il ne peut plus changer qu'en mal. Mais cette raison n'est pas la seule; elle n'est même peut-être pas la meilleure. Les hommes dont la sensibilité physique est émoussée par une grande force s'aperçoivent plus tard des dérangements de leur santé; avant qu'ils y donnent quelque attention, la maladie a déjà fait des progrès considérables. D'ailleurs, ces corps, si vigoureux pour l'exécution des mouvements, paraissent n'avoir, en quelque sorte, qu'une force mécanique : la véritable énergie, l'énergie radicale du système nerveux, se rencontre bien plutôt dans des corps grêles et faibles en apparence. La plus légère indisposition suffit souvent pour abattre les portefaix et les hommes de peine. Ils ne sont pas seulement plus sujets aux fièvres inflammatoires et violentes; mais leurs forces ont encore besoin d'être plus ménagées dans le traitement de toutes leurs maladies. Des saignées abondantes, ou des purgatifs inconsidérément employés, les énervent et les accablent rapidement. C'est Baillou, je crois, qui le premier a fait cette observation relativement aux purgatifs. J'ai plusieurs fois eu l'occasion de la répéter dans les infirmeries publiques; et j'ai remarqué que l'abus des saignées, qu'on y multiplie souvent avec une sorte de fureur, était bien plus désastreux encore.

Au reste, je n'indique en passant ces considérations médicales, que parce qu'elles peuvent jeter quelque jour sur notre sujet.

On voit donc maintenant ce qu'il faut entendre par le mot, *tempérament musculaire* (*musculosum - torosum* comme s'exprime Haller) : car celui dont nous parlons est absolument le même; nous n'avons fait que le déterminer et le circonscrire avec plus d'exactitude et de précision.

La plus légère attention suffit pour faire voir que la circonstance qui distingue ce tempérament doit nécessairement donner une empreinte particulière à toutes les habitudes ; qu'entre l'homme qui sent vivement, ou profondément, et celui qui ne vit que par l'exercice, ou la conscience de sa force extérieure, il y a des différences fondamentales ; que leurs mœurs doivent sembler quelquefois appartenir à peine au même système d'existence ; qu'enfin le temps et la pratique de la vie, en développant, en fortifiant leurs caractères divers, ne font que rendre plus sensible cette ligne de démarcation.

Il en est de la force physique comme de la force morale : moins l'une et l'autre éprouvent de résistance de la part des objets, moins elles nous apprennent à les connaître. Nous avons presque toujours des idées incomplètes, ou fausses, de ceux sur lesquels nous agissons avec une puissance non contestée : nous ne sentons pas le besoin de les considérer sous tous leurs points de vue. L'habitude de produire de grands mouvements, de tout emporter de haute lutte, et le besoin grossier d'exercer sans relâche des facultés mécaniques, nous rend plus capables d'attaquer que d'observer ; de bouleverser et de détruire, que d'asservir doucement par l'application des lois de la nature, ou d'organiser et de vivifier par de nouvelles combinaisons. Entraînés dans une action violente et continuelle, qui presque toujours devance la réflexion, et qui souvent la rend impossible, nous obéissons alors à des impulsions dépourvues quelquefois même des lumières de l'instinct (1). Enfin, ce mouvement excessif et continuel qui, dans le cas supposé, peut seul faire sentir l'existence, devient alors de plus en plus nécessaire, comme l'abus des liqueurs fortes, quand on a pris l'habitude de ces sensations vives et factices qu'elles procurent (2).

Car la vie individuelle est dans les sensations : il faut absolument, en général, que l'homme sente pour vivre. Sentir est donc son premier besoin. Or, cet homme, en particulier, dont il est question maintenant, ne sent, pour ainsi dire, que lorsqu'il se meut. Sa sensibilité, hors de là, est extrêmement obscure, incertaine, languissante. Privé, en grande partie, de cette source féconde des idées et des affections, il n'existe nécessairement que dans quelques vues bornées et dans ses volontés brutales.

Je n'insisterai pas plus long-temps sur ce qui doit résulter de ces impressions vives, multipliées, ou profondes, d'une part; et de ces impressions rares, engourdies, languissantes, de l'autre : de cette disposition qui, faisant éprouver le sentiment habituel d'une certaine faiblesse musculaire

---

(1) Il est vrai que ces impulsions se rapportent à des objets qui ne sont pas du domaine de l'instinct.

(2) Observez que les plus désordonnés buveurs appartiennent, pour l'ordinaire, au tempérament dont nous peignons ici les traits principaux.

relative, porte nécessairement à réfléchir sur les moyens de compenser ce qui manque en force motrice par l'emploi mieux dirigé de celle qu'on a ; d'où il suit alors qu'on pense plus qu'on n'agit, et qu'avant d'agir, on a presque toujours beaucoup pensé : et de cette autre disposition toute contraire qui, par la conscience d'une grande vigueur, nous pousse sans cesse au mouvement, le rend indispensable au sentiment de la vie, et produit l'habitude de tout considérer, de tout évaluer sous le rapport des opérations de la force, et de son ascendant trop souvent victorieux (1).

Mais il nous reste encore un mot à dire touchant les altérations accidentelles d'équilibre, qui font passer tout à coup dans les muscles les forces employées primitivement dans les nerfs; et touchant les altérations contraires où l'on voit quelquefois la sensibilité s'accroître passagèrement par l'effet de la diminution des facultés motrices.

---

(1) Ces inégalités d'énergie ou d'aptitude aux diverses fonctions peuvent se rencontrer dans le même système d'organes, ou dans le même organe, comme dans des systèmes ou dans des organes différents. Le cerveau, par exemple, est souvent plus propre à certaines fonctions ; les muscles, en général, et même tel muscle en particulier, exécutent certains mouvements avec plus de force, plus de facilité, plus d'adresse. Mais ces différences, qui peuvent être originelles ou acquises, ne constituent pas des tempéraments nouveaux : elles sont donc étrangères à notre objet. Au reste, j'aurai occasion d'en parler ailleurs.

Pour éclaircir complètement ces nouveaux phénomènes, il serait nécessaire d'entrer dans des explications particulières, et même de considérer d'une manière générale l'influence des maladies sur les habitudes morales qui en dépendent. C'est ce que je me propose de faire dans un des Mémoires suivants. Ici, je me borne à l'indication de quelques vues, ou plutôt de quelques faits bien observés.

La prépondérance accidentelle des forces musculaires peut survenir dans deux circonstances très-différentes : ou les fibres avaient déjà d'avance une certaine énergie ; ou les muscles étaient, au contraire, dans un état de faiblesse très-marqué. Le premier cas est celui des maniaques et de quelques épileptiques; le second est celui des femmes vaporeuses et délicates, qui, dans leurs accès convulsifs, acquièrent souvent une force que plusieurs hommes robustes ont peine à contenir. Dans l'un et dans l'autre cas, à mesure que cette énergie extraordinaire des organes moteurs se montre ou se développe, la sensibilité diminue en même proportion ; et le changement survenu dans les muscles dépend toujours d'un changement antérieur survenu dans le système nerveux. Voilà ce qui prouve évidemment que, dans les cas ordinaires de cette même prépondérance, l'état des fibres motrices tient à la manière dont les nerfs exercent leur action ; que le mouvement augmenté n'est ici qu'une modification du sentiment, au ton duquel il paraît se monter pour le balancer et lui servir de contrepoids. Cela prouve enfin que lorsque le sentiment s'émousse pour laisser prédominer le mouvement, c'est encore par une opération du système sensitif.

Ainsi donc, j'augmente le nombre des tempéraments principaux ou simples. Au lieu de quatre j'en admets six. 1° Celui qui est caractérisé par la grande capacité de la poitrine, l'énergie des organes de la génération, la souplesse des solides, l'exacte proportion des humeurs; il représente le sanguin des anciens. 2° Celui qui joint aux deux premières conditions (c'est-à-dire, à la grande capacité du thorax et à l'influence énergique des organes de la génération) le volume plus considérable, ou l'activité plus grande du foie, et la rigidité des parties solides de tout le corps : ce second tempérament représente le bilieux. 3° Celui dans lequel les organes de la génération conservent beaucoup d'énergie, où la poitrine est serrée, où tous les solides sont d'une rigidité extrême, le foie et tout le système épigastrique dans un état de constriction : ce tempérament remplit ici la place du mélancolique. 4° Celui chez lequel le système génital et le foie sont inertes, les solides lâches, la quantité des fluides trop considérable, et, par suite, malgré le grand volume des poumons, la circulation se fait lentement et faiblement, la chaleur reproduite est moins abondante, les dégénérations muqueuses sont habituelles et communes à tous les organes : c'est le flegmatique, ou pituiteux. 5° Celui qui est caractérisé par la prédominance du système nerveux ou sensitif sur le système musculaire ou moteur. 6° Enfin, celui qui se distingue, au contraire, par la prédominance du système moteur sur le système sensitif.

Ces six tempéraments se mélangent et se compliquent les uns avec les autres. Les proportions de ces mélanges sont aussi diverses que les combinaisons et les complications elles-mêmes; et celles-ci peuvent être aussi multipliées que les divers degrés d'intensité et les nuances dont chaque tempérament est susceptible, ou, pour ainsi dire, à l'infini. Mais on ramènera facilement à ces chefs généraux tous les cas physiologiques que l'observation présente. Chacun de ces cas pourra être considéré par deux côtés qui se correspondront avec exactitude; je veux dire par le côté physique, et par ce qu'on appelle le côté moral. Et j'ajoute que la connaissance et la juste évaluation de leurs rapports mutuels ne demandent que l'application méthodique des règles générales directement résultantes de tout ce qui précède.

Mais ici, pour descendre aux exemples, et surtout pour le faire utilement, il faudrait se perdre dans les détails. Ces exemples, au reste, s'offriront en foule aux esprits observateurs et réfléchis.

§ XI.

En revenant sur l'ensemble des idées que renferme ce Mémoire, il serait facile de déterminer quel est le meilleur tempérament, celui qu'on peut regarder comme le type ou l'exemplaire général de la nature humaine. Il est évident que toutes les forces, tous les organes, toutes les fonctions doivent s'y trouver dans un équilibre parfait. Mais ce tempérament n'est-il point une véritable abstraction, un modèle purement idéal? A-t-il jamais existé réellement dans la nature? Il est vraisemblable que non. Et quand la nature formerait quelquefois des individus sur ce modèle, il est encore plus vraisemblable que les mauvaises habitudes de la vie ne tarderaient pas à dégrader leur constitution primitive. L'observation nous fait voir seulement que le plus parfait tempérament est celui qui se rapproche le plus de ce type. L'homme dont les forces sensitives et motrices sont dans le rapport le plus exact; chez qui nul organe ne prédomine trop considérablement par son volume ou par son activité, dont toutes les fonctions s'exercent de la manière la plus régulière et la plus rigoureusement *proportionnelle*, si l'on peut s'exprimer de la sorte : cet homme a sans doute reçu le tempérament qui promet la santé la plus égale et du corps et de l'ame, le plus de sagesse et de bonheur. Et s'il apprend à porter la même proportion ou le même équilibre dans l'emploi de ses facultés, s'il sait balancer ses habitudes les unes par les autres, s'il n'excède les forces d'aucun de ses organes, et s'il n'en laisse aucun dans la langueur et l'inertie; non-seulement, comme nous l'avons déja fait observer, il jouira plus pleinement, plus parfaitement de chacun des instants de la vie; mais encore toutes les vraisemblances qui peuvent garantir la longue durée de cette vie, alors parfaitement heureuse et désirable, se réuniront en sa faveur.

Mais j'ai dit que les habitudes sont quelquefois capables d'altérer le tempérament (1). On peut demander si elles ne sont pas capables aussi de le détruire, ou de le changer; si même ce n'est pas des habitudes seules qu'il dépend; si ce n'est point uniquement leur action lente et graduelle qui le produit. La réponse est dans les faits; et ces faits viennent s'offrir d'eux-mêmes à l'observation.

L'observation nous apprend que le tempérament peut en effet être modifié, jusqu'à un certain point, par les circonstances de la vie, c'est-à-dire, par le régime, en prenant ce mot dans son sens le plus étendu : mais elle nous apprend aussi qu'un tempérament bien caractérisé ne change pas. Les causes accidentelles qui modèrent, ou suspendent

---

(1) Je reviendrai, dans un Mémoire particulier, sur cette question des tempéraments acquis.

ses effets, venant à cesser d'agir, il reprend son cours, et tous ses effets renaissent : souvent même, lorsque l'application de ces causes se prolonge, elles perdent graduellement de leur puissance; et la nature primitive reparaît avec tous ses attributs.

L'observation nous apprend encore que les habitudes de la constitution se transmettent des pères et mères aux enfants; qu'elles se conservent, comme une marque ineffaçable, au milieu des circonstances les plus diverses de l'éducation, du climat, des travaux, du régime : au milieu des atteintes qu'elles reçoivent incessamment de toutes ces circonstances réunies, on les voit résister au temps lui-même.

Et si les races humaines ne se mêlaient pas continuellement, tout semble prouver que les conditions physiques propres à chacune se perpétueraient par la génération ; en sorte que les hommes de chaque époque représenteraient exactement, à cet égard, les hommes des temps antérieurs.

Voilà ce qui se remarque en effet chez les peuples, les tribus, ou les hordes dont les familles vont toujours se chercher pour les mariages; chez ces races qui, mêlées géographiquement et civilement avec les autres nations, ne confondent point leur sang avec ce sang étranger, dont elles reconnaissent à peine la primitive fraternité. C'est parmi elles que se rencontrent les tempéraments dont l'empreinte est la plus ferme et la plus nette. C'est vraisemblablement aussi par la même raison que chez les anciens Grecs, qui vivaient plus resserrés dans l'étendue de leurs territoires respectifs, dans l'enceinte de leurs villes, et séparés par les lignes de démarcation de leurs tribus, les tempéraments étaient bien plus marqués et plus distincts qu'ils ne le sont chez les peuples modernes, où les progrès du commerce tendent à confondre toutes les races, toutes les formes, toutes les couleurs.

Ce fait général, et toutes les conséquences qui en découlent, peuvent se confirmer encore par la considération des maladies héréditaires. Ces maladies dépendent certainement des circonstances qui président à la formation de l'embryon : voilà ce que personne ne conteste. Mais, de plus, elles paraissent inhérentes à l'organisation même; car les observations les plus exactes portent à penser qu'elles sont bien moins soumises à la puissance de l'art que le plus grand nombre des maladies accidentelles. On suspend leurs accès, on les pallie elles-mêmes, on les modifie, on leur fait prendre une marche nouvelle; mais il paraît qu'on ne les guérit presque jamais radicalement. Or, ces maladies peuvent avoir, elles ont même en effet une grande influence sur les habitudes de la constitution. Souvent le tempérament ne se perpétue dans les familles que par un état maladif, transmis des pères et mères aux enfants : car un tempérament dans son extrême est une maladie véritable, et toute maladie rapproche le système de quelqu'une de ces conditions physiques désignées sous le nom de tempérament.

CONCLUSION.

Sans doute il est possible, par un plan de vie combiné sagement et suivi avec constance, d'agir à un assez haut degré sur les habitudes mêmes de la constitution : il est par conséquent possible d'améliorer la nature particulière de chaque individu ; et cet objet, si digne de l'attention du moraliste et du philanthrope, appelle toutes les recherches du physiologiste et du médecin observateur. Mais si l'on peut utilement modifier chaque tempérament, pris à part, on peut influer d'une manière bien plus étendue, bien plus profonde, sur l'espèce même, en agissant d'après un système uniforme et sans interruption sur les générations successives. Ce serait peu maintenant que l'hygiène se bornât à tracer des règles applicables aux différentes circonstances où peut se trouver chaque homme en particulier : elle doit oser beaucoup plus ; elle doit considérer l'espèce humaine comme un individu dont l'éducation physique lui est confiée, et que la durée indéfinie de son existence permet de rapprocher sans cesse, de plus en plus, d'un type parfait, dont son état primitif ne donnait même pas l'idée : il faut, en un mot, que l'hygiène aspire à perfectionner la nature humaine générale.

Après nous être occupés si curieusement des moyens de rendre plus belles et meilleures les races des animaux, ou des plantes utiles et agréables ; après avoir remanié cent fois celles des chevaux et des chiens ; après avoir transplanté, greffé, travaillé de toutes les manières les fruits et les fleurs, combien n'est-il pas honteux de négliger totalement la race de l'homme ? comme si elle nous touchait de moins près ! comme s'il était plus essentiel d'avoir des bœufs grands et forts, que des hommes vigoureux et sains ; des pêches bien odorantes, ou des tulipes bien tachetées, que des citoyens sages et bons !

Il est temps, à cet égard comme à beaucoup d'autres, de suivre un système de vues plus digne d'une époque de régénération : il est temps d'oser faire sur nous-mêmes ce que nous avons fait si heureusement sur plusieurs de nos compagnons d'existence ; d'oser revoir et corriger l'œuvre de la nature. Entreprise hardie ! qui mérite véritablement tous nos soins, et que la nature semble nous avoir recommandée particulièrement elle-même. Car n'est-ce pas d'elle, en effet, que nous avons reçu cette vive faculté de sympathie, en vertu de laquelle rien d'humain ne nous demeure étranger, qui nous transporte dans tous les climats où notre semblable peut vivre et sentir, qui nous ramène au milieu des hommes et des actions des temps passés, qui nous fait coexister fortement avec toutes les races à venir ? C'est ainsi qu'on pourrait à la longue, et pour des collections d'hommes prises en masse, produire une espèce d'égalité de moyens, qui n'est point dans l'organisation primitive, et qui, semblable à l'égalité des droits, serait alors une création des lumières et de la raison perfectionnée.

Et dans cet état de choses lui-même, il ne faut pas croire que l'observation ne pût découvrir encore des différences notables, soit par rapport au caractère et à la direction des forces physiques vivantes, soit par rapport aux facultés et aux habitudes de l'entendement et de la volonté. L'égalité ne serait réelle qu'en général : elle serait uniquement approximative, dans les cas particuliers.

Voyez ces haras, où l'on élève, avec des soins égaux et suivant des règles uniformes, une race de chevaux choisis : ils ne les produisent pas tous exactement propres à recevoir la même éducation, à exécuter le même genre de mouvements. Tous, il est vrai, sont bons et généreux; ils ont même tous beaucoup de traits de ressemblance, qui constatent leur fraternité; mais cependant chacun a sa physionomie particulière, chacun a ses qualités prédominantes. Les uns se font remarquer par plus de force; les autres, par plus de vivacité, d'agilité, de grace : les uns sont plus indépendants, plus impétueux, plus difficiles à dompter; les autres sont naturellement plus doux, plus attentifs, plus dociles, etc., etc., etc. De même, dans la race humaine, perfectionnée par une longue culture physique et morale, des traits particuliers distingueraient encore, sans doute, les individus.

D'ailleurs, il existe sur ce point, comme sur beaucoup d'autres, une grande différence entre l'homme et le reste des animaux. L'homme, par l'étendue et la délicatesse singulière de sa sensibilité, est soumis à l'action d'un nombre infini de causes : par conséquent, rien ne serait plus chimérique que de vouloir ramener tous les individus de son espèce à un type exactement uniforme et commun. Les hommes, tels que nous les supposons ici, seraient donc également propres à la vie sociale ; ils ne le seraient pas également à tous les emplois de la société : leur plan de vie ne devrait pas être absolument le même ; et le tempérament, comme la disposition personnelle des esprits et des penchants, offrirait encore beaucoup de différence aux observateurs.

Or, ce sont les remarques de ce genre qui peuvent seules servir de base au perfectionnement progressif de l'hygiène particulière et générale. Car, soit qu'on veuille appliquer ses principes aux cas individuels, soit qu'on la réduise en règles plus sommaires, communes à tout le genre humain, il faut commencer par étudier la structure et les fonctions des parties vivantes : il faut connaître l'homme physique, pour étudier avec fruit l'homme moral ; pour apprendre à gouverner les habitudes de l'esprit et de la volonté, par les habitudes des organes et du tempérament. Et plus on avancera dans cette route d'amélioration, qui n'a point de terme, plus aussi l'on sentira combien l'étude qui nous occupe est importante : de sorte qu'un des plus grands sujets d'étonnement pour nos neveux sera sans doute d'apprendre que chez des peuples qui passaient pour éclairés, et qui l'étaient réellement à beaucoup d'égards, elle n'entra pour rien dans les systèmes les plus savants et dans les établissements les plus vantés d'éducation.

SEPTIÈME MÉMOIRE.

De l'influence des maladies sur la formation des idées et des affections morales.

INTRODUCTION.

§ I.

La question que je me propose d'examiner dans ce Mémoire, citoyens, intéresse également l'art de guérir et la philosophie rationnelle : elle tient aux points les plus délicats de la science de l'homme, et jette un jour nécessaire sur des phénomènes très-importants. C'est peut-être, dans le plan de travail que je me suis tracé, celle qu'il est le plus essentiel de bien résoudre. En effet, toutes les autres s'y rapportent; elles en dépendent même d'une manière immédiate; elles ne sont, en quelque sorte, que cette même question considérée sous différents points de vue, et dans ses développements principaux. Mais plus le sujet est intéressant et vaste, moins je puis espérer de ne pas rester au-dessous de ce qu'il exige. C'est au milieu des langueurs d'une santé défaillante, que j'ai pris la plume : il est impossible que mes idées ne se ressentent pas de la disposition dans laquelle je les ai rassemblées. Au reste, mon objet est de montrer l'influence de la maladie sur les fonctions morales : l'auteur en sera lui-même sans doute le premier exemple; et je dois craindre de ne prouver par là que trop bien la thèse générale que j'établis.

Mais entrons en matière.

L'ordre règne dans le monde physique. L'existence de cet univers, et le retour constant de certains phénomènes périodiques suffisent pour le démontrer.

L'ordre prédomine encore dans le monde moral. Une force secrète, toujours agissante, tend sans relâche à rendre cet ordre plus général et plus complet. Cette vérité résulte également de l'existence de l'état social, de son perfectionnement progressif, de sa stabilité, malgré des institutions si souvent contraires à son véritable but.

Toute l'éloquence des déclamateurs vient échouer contre ces faits constants et généraux.

Mais ce qu'il y a de plus remarquable dans les lois qui gouvernent toutes choses, c'est qu'étant susceptibles d'altération, elles ne le sont pourtant que jusqu'à un certain point; que le désordre ne peut jamais passer certaines bornes qui paraissent avoir été fixées par la nature elle-même, qu'il semble enfin porter toujours lui-même en soi les principes du retour vers l'ordre, ou de la reproduction des phénomènes conservateurs.

Ainsi donc l'ordre existe. Il peut être troublé;

mais il se renouvelle ou par la durée, ou par l'excès d'action des circonstances mêmes qui tendent à le détruire.

Mais, en outre, parmi ces circonstances perturbatrices, il en est qui sont plus ou moins soumises à l'influence des êtres vivants doués de volonté; il en est que le développement automatique des propriétés de la matière et la marche constante de l'univers paraissent pouvoir changer à la longue, ou même empêcher de renaître. Là (je veux dire dans ces deux ordres de circonstances) se trouvent placées, comme en réserve, et pour agir à des époques indéterminées, les causes efficaces d'un perfectionnement général.

Nous voyons le monde physique qui nous environne se perfectionner chaque jour relativement à nous. Cet effet dépend sans doute en très-grande partie de la présence de l'homme et de l'influence singulière que son industrie exerce sur l'état de la terre, sur celui des eaux, sur la constitution même de l'atmosphère, dont il tire le premier et le plus indispensable aliment de la vie. Mais il paraît permis de croire que cet effet dépend encore, à certains égards, de la simple persistance des choses, et de l'affaiblissement successif des causes naturelles qui pouvaient, dans l'origine, s'opposer aux changements avantageux (1). Ainsi,

---

(1) Dans toute hypothèse d'un mouvement imprimé à des masses de matière, on sent qu'il doit s'établir un ordre et des

les améliorations évidentes qui se remarquent sur le globe ne seraient pas dues simplement aux progrès de l'art social et des travaux qu'il exige; elles seraient encore, en quelques points, l'ouvrage de la nature, dont le concours les aurait beaucoup favorisées. Il n'est pas même impossible que l'ordre général, que nous voyons régner entre les grandes masses, se soit établi progressivement; que les corps célestes aient existé long-temps sous d'autres formes, et dans d'autres relations entre eux; enfin, que ce grand tout soit susceptible de se perfectionner à l'avenir sous des rapports dont nous n'avons aucune idée, mais qui n'en changeraient pas moins l'état de notre globe, et par conséquent aussi l'existence de tous les êtres qu'enfante son sein fécond.

Il est aisé de le voir, l'influence de l'homme sur la nature physique est faible et bornée : elle ne porte que sur les points qui le touchent, en quel-

---

rapports réguliers entre ces masses, et même entre leurs particules intégrantes les plus déliées; ordre et rapports que la nature du mouvement détermine et nécessite. Mais on sent aussi que cette espèce d'harmonie doit se perfectionner graduellement par la seule persistance du mouvement dont elle est l'ouvrage; car, à chaque retour périodique des mêmes circonstances, les effets qui leur sont propres ne peuvent manquer de devenir, s'il m'est permis de parler ainsi, plus corrects, et chaque portion de matière se rapprocher de plus en plus de l'état précis auquel la nature du mouvement tend à l'amener.

que sorte, immédiatement. La nature morale, au contraire, est presque tout entière soumise à sa direction. Résultat des penchants, des affections, des idées de l'homme, elle se modifie avec ces idées, ces affections, ces penchants. À chaque institution nouvelle, elle prend une autre face : une habitude qui s'introduit, une simple découverte qui se fait, suffit quelquefois pour y changer subitement presque tous les rapports antérieurs. Et véritablement, il n'y a d'indépendant et d'invariable dans ses phénomènes que ce qui tient à des lois physiques, éternelles et fixes : je dis éternelles et fixes, car la partie qu'on appelle plus particulièrement physique dans l'homme est elle-même susceptible des plus grandes modifications ; elle obéit à l'action puissante et variée d'une foule d'agents extérieurs. Or, l'observation et l'expérience peuvent nous apprendre à prévoir, à calculer, à diriger cette action ; et l'homme deviendrait ainsi dans ses propres mains un instrument docile dont tous les ressorts et tous les mouvements, c'est-à-dire, toutes les facultés et toutes les opérations, pourraient tendre toujours directement au plus grand développement de ces mêmes facultés, à la plus entière satisfaction des besoins, au plus grand perfectionnement du bonheur.

§. II.

Dans le nombre des phénomènes physiques, capables d'influer puissamment sur les idées et les affections morales, j'ai placé l'état de maladie pris en général. Il s'agit de voir jusqu'à quel point cette proposition se trouve vraie; et si l'on peut à chaque particularité bien caractérisée de cet état, rapporter une particularité correspondante dans les dispositions du moral. En effet, puisque les travaux du génie observateur nous ont fait connaître les moyens d'agir sur notre nature physique; de changer les dispositions de nos organes; d'y rétablir, et même d'y rendre quelquefois plus parfait l'ordre des mouvements naturels, nous ne devons pas considérer l'application savante et méthodique des remèdes, seulement comme capable de soulager des maux particuliers, de rendre le bien-être et l'exercice de leurs forces à des êtres intéressants; nous devons encore penser qu'on peut, en améliorant l'état physique, améliorer aussi la raison et les penchants des individus, perfectionner, même à la longue, les idées et les habitudes du genre humain.

Si l'on voulait se borner à prouver que la maladie exerce véritablement une influence sur les idées et sur les passions, la chose ne serait pas difficile, sans doute; il suffirait pour cela des faits les plus familiers et les plus connus. Nous voyons, par exemple, tous les jours l'inflammation aiguë ou lente du cerveau, certaines dispositions organiques de l'estomac, les affections du diaphragme et de toute la région épigastrique, produire soit la frénésie, ou le délire furieux passager, soit la manie, ou la folie durable; et l'on sait que ces maladies se guérissent par certains remèdes capables d'en combattre directement la cause physique.

Ce n'est pas uniquement la nature, ou l'ordre des idées, qui change dans les différents délires : les goûts, les penchants, les affections changent encore en même temps. Et comment cela pourrait-il ne pas être? Les volontés et les déterminations dépendent de certains jugements antérieurs dont on a plus ou moins la conscience, ou d'impressions organiques directes : quand les jugements sont altérés, quand les impressions sont autres, ces volontés et ces déterminations pourraient-elles rester encore les mêmes? Dans d'autres cas, où les sensations sont en général conformes à la réalité des choses, et les raisonnements, en général aussi, tirés avec justesse des sensations, nous voyons que le dérangement d'un seul organe peut produire des erreurs singulières relatives à certains objets particuliers, à certains genres d'idées; que, par suite, il peut dénaturer toutes les habitudes par rapport à certaines affections particulières de l'ame. Ces effets, le dérangement dont nous parlons les produit en modifiant d'une manière profonde les penchants physiques dont toutes ces habitudes dépendent. Je pourrais accumuler les exemples à l'appui de cette assertion. Je me borne à citer la nymphomanie, maladie étonnante par la simplicité de sa cause, qui pour l'ordinaire est l'inflammation lente des ovaires et de la matrice ; maladie dégradante par ses effets, qui transforment la fille la plus timide en une bacchante, et la pudeur la plus délicate en une audace furieuse, dont n'approche même pas l'effronterie de la prostitution.

Que si, d'un autre côté, l'on voulait entrer dans le détail de tous les changements que l'état de maladie peut produire sur le moral ; si l'on voulait suivre cet état jusque dans ses nuances les plus légères, pour assigner à chacune la nuance analogue qui doit lui correspondre dans les dispositions de l'esprit, et dans les affections ou dans les penchants, on s'exposerait sans doute à tomber dans des minuties ridicules, à prendre des rêves pour les vraies opérations de la nature, et des subtilités méthodiques pour les classifications du génie. On évite en effet bien rarement ce danger toutes les fois que, dans les recherches difficiles, on ne se borne pas à saisir les choses par les points de vue qui offrent le plus de prise à l'observation et au raisonnement.

Mais il ne s'agit ici ni de prouver ce qui frappe tous les yeux, ni de mettre en avant de vaines hypothèses.

Les idées et les affections morales se forment en vertu des impressions que reçoivent les organes externes des sens, et par le concours de celles qui sont propres aux organes internes les plus sensibles. Il est prouvé par des faits directs, que ces dernières impressions peuvent modifier beaucoup toutes les opérations du cerveau.

Mais, quoique toutes les parties externes ou internes soient susceptibles d'impressions, toutes n'agissent pas, à beaucoup près, au même degré sur le cerveau. Celles qui sont le plus capables de le faire d'une manière distincte et déterminée, ne le font pas toujours d'une manière directe. Il existe dans le corps vivant, indépendamment du cerveau et de la moelle épinière, différents foyers de sensibilité, où les impressions se rassemblent, en quelque sorte, comme les rayons lumineux, soit pour être réfléchies immédiatement vers les fibres motrices, soit pour être envoyées dans cet état de rassemblement au centre universel et commun. C'est entre ces divers foyers et le cerveau que les sympathies sont très-vives et très-multipliées; et c'est par l'entremise des premiers que les parties dont les fonctions sont moins étendues, et par conséquent aussi la sensibilité plus obscure, peuvent communiquer particulièrement, soit entre elles, soit avec le centre commun. Parmi ces foyers qui peuvent être plus ou moins nombreux, et plus ou moins sensibles, suivant les individus, nous en remarquerons trois principaux (non compris le cerveau et la moelle de l'épine) auxquels les uns et les autres se rapportent également. J'entends, 1° la région phrénique, qui comprend le diaphragme et l'estomac, dont l'orifice supérieur est si sensible, que Vanhelmont y plaçait le trône de son *archée*, ou de son principe directeur de l'économie vivante. 2° La région hypocondriaque, à laquelle appartiennent, non-seulement le foie et la rate, mais tous les plexus abdominaux supérieurs, une partie considérable des intestins grêles, et la grande courbure du colon. Ces deux foyers se trouvent souvent confondus, dans les écrivains systématiques, sous le nom d'épigastre; mais comme ils diffèrent beaucoup par rapport aux effets physiques ou moraux que produisent les affections qui leur sont respectivement propres, la bonne doctrine médicale et la saine analyse exigent qu'ils soient distingués. 3° Le dernier foyer secondaire est placé dans les organes de la génération; il embrasse en outre le système urinaire et celui des intestins inférieurs.

Rappelons aussi que, indépendamment des impressions reçues par les extrémités sentantes externes et internes, le système nerveux est encore susceptible d'en recevoir d'autres qui lui appartiennent plus spécialement; puisque leur cause réside ou agit dans son propre sein, soit le long du trajet de ses grandes divisions, soit dans ses différents foyers particuliers, soit à l'origine même des nerfs et dans leur centre commun.

§ III.

Mais, pour que les impressions soient transmises d'une manière convenable; pour que les déterminations, les idées, les affections morales qui en résultent, correspondent exactement avec les objets extérieurs, ou avec les causes internes dont elles dépendent, le concours de quelques circonstances physiques, que l'observateur peut parvenir à déterminer, est absolument indispensable.

Les opérations diverses dont l'ensemble constitue l'exercice de la sensibilité ne se rapportent pas uniquement au système nerveux; l'état et la manière d'agir des autres parties y contribuent également. Il faut une certaine proportion entre la masse totale des fluides et celle des solides; il faut dans les solides un certain degré de tension, dans les fluides un certain degré de densité; il faut une certaine énergie dans le système musculaire, et une certaine force d'impulsion dans les liqueurs circulantes : en un mot, pour que les diverses fonctions des nerfs et du cerveau s'exécutent convenablement, toutes les parties doivent jouir d'une activité déterminée; et l'exercice de cette activité doit être facile, complet et soutenu.

D'ailleurs, les dispositions générales du système nerveux ne sont point indépendantes de celles des autres parties. Ce système n'est pas seulement dans un rapport continuel d'action avec elles; il est aussi formé d'éléments analogues; il est, en quelque sorte, jeté dans le même moule : et si, par les impressions qu'il en reçoit, et par les mouvements qu'il leur imprime, il partage sans cesse leurs affections, il partage aussi leur état organique, par le tissu cellulaire qu'il admet dans son sein, et par les nombreux vaisseaux dont il est arrosé.

Dans l'état le plus naturel, les trois foyers secondaires, indiqués ci-dessus, exercent une influence considérable sur le cerveau. Les affections stomacales et phréniques, celles des viscères hypocondriaques, les différents états des organes de la génération, sont ressentis par tout le système nerveux. On observe que les dispositions même des extrémités sentantes, le caractère et l'ordre des déterminations sont modifiés par là, suivant certaines lois générales, non moins constantes que celles dont dépendent leurs mouvements réguliers : et le caractère des idées, la tournure et même le genre des passions, ne servent pas moins à faire reconnaître ces diverses circonstances physiques, que ces mêmes circonstances à faire présager avec certitude les effets moraux qu'elles doivent produire. Enfin, comme nous l'avons répété plusieurs fois, les opérations de l'intelligence et les déterminations de la volonté résultent non-seulement des impressions transmises au centre nerveux commun par les organes externes des sens, mais encore de celles qui sont reçues dans toutes les parties internes.

Or, la sensibilité de ces dernières parties peut subir de grandes variations par l'effet des maladies dont elles sont susceptibles, et dont quelques-unes paraissent être plus particulièrement des maladies de la sensibilité même. En un mot, les combinaisons, les déterminations et les réactions du centre cérébral, tiennent à toutes ces données réunies ; et s'il imprime le mouvement aux différentes parties de l'économie vivante, sa manière d'agir est elle-même subordonnée aux divers états de leurs fonctions respectives.

Pour ramener les effets moraux des maladies à quelques points principaux et communs; pour montrer surtout la liaison de ces effets avec leurs causes, nous sommes forcés d'entrer dans quelques détails de médecine : mais nous rendrons ces détails fort courts, en évitant de discuter les motifs de la classification que nous allons adopter. Nous tâcherons surtout de rattacher directement toutes les considérations sur lesquelles nous nous arrêterons un moment, à l'objet précis de la question.

§ IV.

Dans la division générale des maladies on distingue celles qui affectent les solides, de celles qu'on peut regarder comme particulièrement propres aux fluides. Cette division, quoiqu'un peu vague, est assez bonne au fond; elle peut être conservée. Il faut pourtant se garder de croire qu'elle soit exempte de tout arbitraire, ou de tout esprit de système, et qu'elle puisse devenir fort utile dans l'étude pratique de l'homme malade : car il est infiniment rare que les affections de ces deux grandes classes de parties vivantes ne soient pas compliquées les unes avec les autres. Peut-être l'état des fluides n'éprouve-t-il aucune modification qui n'ait sa source dans celui des solides, auxquels la plupart des physiologistes pensent que la vie est particulièrement attachée; ou plutôt les solides et les fluides sont-ils toujours, peut-être, affectés et modifiés simultanément.

Mais cette question serait absolument étrangère à l'objet qui nous occupe. Quoi qu'il en soit donc, les maladies des solides peuvent, à leur tour, être divisées en maladies qui s'étendent à des systèmes tout entiers, tels que les systèmes nerveux, musculaire, sanguin, lymphatique; et en celles qui se bornent à des organes particuliers, comme l'estomac, le foie, le poumon, la matrice, etc.

Les maladies des fluides peuvent également se diviser en maladies générales du sang, de la lymphe, du mucus, etc.; et en affections particulières dans lesquelles ces mêmes humeurs ont subi des altérations notables, ou sont agitées de mouvements extraordinaires, mais dont les effets se fixent sur une partie circonscrite, ou sur un organe particulier.

On peut ajouter à cette seconde subdivision les maladies qui passent pour affecter également les solides et les fluides, comme le scorbut, les écrouelles, le rachitis, etc.; enfin, les maladies consomptives, avec ou sans fièvre lente, soit qu'elles paraissent tenir au dépérissement général de toutes les fonctions, soit qu'elles doivent être rapportées à la colliquation de quelque organe important.

Comme les affections propres du système nerveux ont l'effet le plus direct et le plus étendu sur les dispositions de l'esprit et sur les déterminations de la volonté, elles demandent une attention particulière; et leur histoire analytique, si elle était faite d'une manière exacte, permettrait de glisser plus rapidement sur les phénomènes relatifs aux autres affections.

Le système nerveux, comme organe de la sensibilité et comme centre de réaction d'où partent tous les mouvements, est susceptible de tomber dans différents états de maladie qu'on peut réduire, 1° à l'excessive sensibilité aux impressions, d'une part, et de l'autre à l'excès d'action sur les organes moteurs; 2° à l'incapacité de recevoir les impressions en nombre suffisant, ou avec le degré d'énergie convenable, et à la diminution de l'activité nécessaire pour la production des mouvements; 3° à la perturbation générale de ses fonctions, sans qu'on puisse d'ailleurs y remarquer d'excès notable ni en plus, ni en moins;

4° à la mauvaise distribution de l'influence cérébrale, soit qu'elle s'exerce d'une manière très-inégale par rapport au temps (c'est-à-dire, qu'elle ait des époques d'excessive activité, et d'autres d'intermission, ou de rémission considérable), soit qu'elle se répartisse mal entre les différents organes, abandonnant en quelque sorte les uns pour concentrer dans les autres la sensibilité, les excitations, ou les forces qui opèrent les mouvements.

Ces diverses affections du système nerveux peuvent être idiopathiques, ou sympathiques; c'est-à-dire, dépendre directement de son état propre, ou tenir à celui des organes principaux avec lesquels ses relations sont le plus étendues. Elles peuvent, par exemple, être la suite d'une lésion du cerveau, de la présence de certaines humeurs, du pouvoir de certaines habitudes, qui troublent directement ses fonctions; ou résulter de l'état de l'estomac, de la matrice et des autres viscères abdominaux. J'observe que, dans les auteurs, ces diverses affections nerveuses se trouvent désignées indifféremment par le nom générique de *spasme*, mot, comme on voit, excessivement vague, et dont les médecins les plus exacts abusent eux-mêmes beaucoup trop. Ce mot, au reste, paraît avoir été adopté par les solidistes pour exprimer tous les phénomènes indéterminés qu'accompagnent de grands désordres des fonctions, ou même certaines douleurs vives, sans qu'il y ait d'ailleurs rien de changé dans l'état organique des parties, sauf cette disposition souvent passagère des nerfs qui les animent.

Suivant le degré d'énergie ou d'activité dont jouissent alors les viscères et les organes moteurs, ces affections produisent des effets très-différents. Celles qui sont spécialement dues au dérangement de certains organes, ou de certaines fonctions, ont aussi leur caractère propre, et se manifestent par des phénomènes très-particuliers.

On peut établir en général que, dans toutes les affections dites *nerveuses*, il y a des irrégularités plus ou moins fortes, et relativement à la manière dont les impressions ont lieu, et relativement à celle dont se forment les déterminations, soit automatiques, soit volontaires. D'une part, les sensations varient alors sans cesse, de moment en moment, quant à leur vivacité, à leur énergie, et même quant à leur nombre; de l'autre, la force, la promptitude et l'aisance de la réaction sont extrêmement inégales. De là, des alternatives continuelles de grande excitation et de langueur, d'exaltation et d'abattement; une tournure d'esprit et des passions singulièrement mobiles. Dans cet état l'ame est toujours disposée à se laisser pousser aux extrêmes : ou l'on a beaucoup d'idées, beaucoup d'activité d'esprit; ou l'on est, en quelque sorte, incapable de penser. Robert Whitt a très-bien observé que les hypocondriaques sont, tour à tour, craintifs et courageux; et comme les impressions pèchent habituellement en plus, ou en moins, relativement à presque tous les objets, il est extrêmement rare que les images répondent à la réalité des choses, que les penchants et les volontés restent dans un juste milieu.

Si maintenant, à ces inégalités générales que présentent, dans ce cas, les fonctions du système nerveux, vient se joindre la faiblesse des organes musculaires, ou celle de quelque viscère important, tel, par exemple, que l'estomac, les phénomènes, analogues quant au fond, se distingueront par des particularités remarquables. Dans les temps de langueur, l'impuissance des muscles rendra plus complet, plus décourageant ce sentiment de faiblesse et de défaillance; la vie semblera près d'échapper à chaque instant. De là, des passions tristes, minutieuses et personnelles; des idées petites, étroites, et portant sur les objets des plus légères sensations. Dans les temps d'excitation, qui surviennent d'autant plus brusquement que la faiblesse est plus grande, les déterminations musculaires ne répondent à l'impulsion du cerveau que par quelques secousses sans énergie et sans persistance. Cette impulsion ne fait que mieux avertir l'individu de son impuissance réelle; elle ne lui donne qu'un sentiment d'impatience, de mécontentement, d'anxiété. Des penchants quelquefois assez vifs, mais, pour la plupart, réprimés par la conscience habituelle de la faiblesse, en aggravent encore la décourageante impression. Comme l'organe spécial de la pensée ne peut agir sans le concours de plusieurs autres, comme il partage dans ce moment, jusqu'à certain point, l'état de débilité des organes du mouvement, les idées se présentent en foule; elles naissent, mais ne se développent pas; la force d'attention nécessaire manque : il arrive, enfin, que cette activité de l'imagination, qui semblerait devoir être le dédommagement des facultés dont on ne jouit plus, devient une nouvelle source d'abattement et de désespoir.

§ V.

Par sa grande influence sur toutes les parties du système nerveux, et notamment sur le cerveau, l'estomac peut souvent faire partager ses divers états à tous les organes. Par exemple, sa faiblesse, jointe à l'extrême sensibilité de son orifice supérieur et du diaphragme, se communique rapidement aux fibres musculaires de tout le corps en général. Peut-être même ces communications ont-elles lieu, relativement à quelques muscles particuliers, par l'entremise directe de leurs nerfs et de ceux de l'estomac, sans le concours du centre cérébral commun. Quoi qu'il en soit, la vive sensibilité, la mobilité, la faiblesse du centre phrénique, sont constamment accompagnées d'une énervation plus ou moins considérable des organes moteurs; et, par conséquent, les idées et les affections morales doivent présenter tous les caractères résultants de ce dernier état.

Mais, comme l'action immédiate de l'estomac sur le cerveau est bien plus étendue que celle du système musculaire tout entier, il est évident que ses effets seront nécessairement beaucoup plus marqués et plus distincts dans la circonstance dont nous parlons. Toute attention deviendra fatigue : les idées s'arrangeront avec peine, et souvent elles resteront incomplètes; les volontés seront indécises et sans vigueur, les sentiments sombres et mélancoliques : du moins, pour penser avec quelque force et quelque facilité, pour sentir d'une manière heureuse et vive, il faudra que l'individu sache saisir ces alternatives d'excitation passagère qu'amène l'inégal emploi des facultés. Car la mauvaise distribution des forces, commune à toutes les affections nerveuses, est spécialement remarquable dans celles dont l'estomac et le diaphragme sont le siége primitif. L'observation nous apprend que les sujets chez lesquels la sensibilité et les forces de ces organes se trouvent considérablement altérées, passent continuellement, et presque sans intervalle, d'une disposition à l'autre. Rien n'égale quelquefois la promptitude, la multiplicité de leurs idées et de leurs affections; mais aussi rien n'est moins durable; ils en sont agités, tourmentés, mais à peine laissent-elles quelques légers vestiges. Le temps de rémission vient, ils tombent dans l'accablement; et la vie s'écoule pour eux dans une succession non interrompue de petites joies et de petits chagrins, qui donnent à toute leur manière d'être un caractère de puérilité d'autant plus frappant, qu'on l'observe souvent chez des hommes d'un esprit d'ailleurs fort distingué.

Cette remarque, presque également applicable à l'un et à l'autre sexe, est vraie surtout pour le plus faible et le plus mobile.

Mais, quant aux affections nerveuses générales déterminées par celles des organes de la génération, il n'en est pas de même, à beaucoup près. Si quelquefois elles paraissent augmenter encore la mobilité des femmes, et porter leurs goûts et leurs idées au dernier terme du caprice et de l'inconséquence, souvent aussi ces affections produisent sur elles des effets analogues à ceux qu'elles amènent ordinairement chez les hommes : elles impriment à leurs habitudes un caractère de force et de fixité qui ne leur est pas naturel ; elles peuvent même leur donner une tournure de violence et d'emportement qu'on jugerait d'ailleurs incompatible avec des sentiments délicats et fins. En général, lorsque les femmes se rapprochent de la manière d'être des hommes, cet effet singulier dépend de l'état de la matrice et des ovaires : l'inertie et l'excès d'action de ces organes sont également capables de le produire ; et l'on remarque alors tantôt une grande indifférence, tantôt le penchant le plus impétueux pour les plaisirs de l'amour.

Nous avons fait ailleurs le tableau sommaire des changements remarquables et subits que le développement de la puberté détermine dans tout le système moral. Les vives affections nerveuses des organes de la génération peuvent en occasioner quelquefois de plus brusques encore et de plus frappants. Souvent l'énergie ou la faiblesse de l'ame, l'élévation du génie, l'abondance et l'éclat des idées, ou leur absence presque absolue, et l'impuissance des organes intellectuels, dépendent uniquement et directement de l'état d'excessive activité, de langueur, de désordre où se trouvent ceux de la génération. Je ne parle même pas de certaines inflammations lentes auxquelles ils sont forts sujets, et qui peuvent dénaturer entièrement les fonctions de tout le système nerveux : je me borne à citer ces maladies spasmodiques singulières qu'on observe principalement chez les femmes, quoiqu'elles ne soient pas étrangères aux hommes; maladies dont la source est évidemment dans le système séminal, et qui sont accompagnées de phénomènes dont la bizarrerie a paru, dans les temps d'ignorance, supposer l'opération de quelque être surnaturel. Les catalepsies, les extases, et tous les accès d'exaltation qui se caractérisent par des idées et par une éloquence au-dessus de l'éducation et des habitudes de l'individu, tiennent le plus souvent aux spasmes des organes de la génération.

Sans doute ces maladies, qui semblent, en quelque sorte, appartenir à l'état de l'ame plutôt qu'à celui des parties organiques, sont, après la folie et le délire proprement dits, celles qui nous montrent le plus évidemment les relations immédiates du physique et du moral. Cette évidence est même si frappante, qu'après avoir écarté les causes imaginaires admises par la superstition, il a bien fallu chercher d'autres causes plus réelles dans les circonstances physiques propres à chaque cas particulier. Nous sommes pourtant obligés de convenir qu'en faisant sur ce point, comme sur beaucoup d'autres, marcher la théorie avant les faits, on n'a pas beaucoup avancé dans la connaissance des véritables procédés de la nature. Les fils secrets qui lient les dérangements des parties organiques à ceux de la sensibilité n'ont pas toujours été bien saisis; mais la correspondance intime des deux genres de phénomènes est devenue de plus en plus sensible, et l'on a pu souvent déterminer avec assez d'exactitude ceux qui se correspondent particulièrement les uns aux autres dans les deux tableaux.

Il serait curieux de considérer en détail la suite des observations qui prouvent sans réplique, et par des faits irrécusables, cette correspondance régulière. On pourrait y voir la manière de sentir, ou de recevoir les impressions, la manière de les combiner, le caractère des idées qui en résultent, les penchants, les passions, les volontés changer en même temps et dans le même rapport que les dispositions organiques ; comme la marche de l'aiguille d'une montre se dérange aussitôt qu'on introduit quelque changement dans l'état et dans le jeu des rouages. On verrait les plus grands désordres de ces facultés admirables, qui placent l'homme à la tête des espèces vivantes, et qui lui garantissent un empire si étendu sur la nature, dépendre souvent de circonstances physiques insignifiantes en apparence; et le rayon divin, indignement terni par l'atrabile et la pituite, ou par des irritations locales, dont le siége paraît étroitement circonscrit. Mais ici, plus les faits sont concluants, moins il est nécessaire de nous y arrêter. J'observerai seulement que les maladies extatiques et leurs analogues tiennent toujours à des concentrations de sensibilité dans l'un des foyers principaux, et particulièrement, comme on vient de le voir, dans le foyer inférieur. Or, le premier effet de cette concentration, en même temps que l'énergie et l'influence du foyer augmente, est de diminuer, dans une égale proportion, l'énergie et l'influence des autres organes, et, par conséquent, de troubler leurs opérations et leurs rapports mutuels. Cet effet peut même aller jusqu'à suspendre leurs fonctions et l'exercice de leur sensibilité; et c'est ainsi qu'il finit quelquefois par ramener presque toute la vie à l'intérieur du système nerveux, qui paraît alors ne sentir que dans son propre sein, et n'être mis en activité que par les impressions qu'il y reçoit.

Pour ce qui regarde les affections nerveuses dont la cause réside dans les viscères hypocondriaques, je renvoie aux deux Mémoires sur les âges et sur les tempéraments. Il suffit de rappeler ici les principaux résultats de ces affections.

1° Elles donnent un caractère plus fixe et plus opiniâtre aux idées, aux penchants, aux déterminations.

2° Elles font naître, ou développent toutes les passions tristes et craintives.

3° En vertu des deux premières circonstances, elles disposent à l'attention et à la méditation; elles donnent aux sens et à l'organe de la pensée l'habitude d'épuiser, en quelque sorte, les sujets à l'examen desquels ils s'attachent.

4° Elles exposent à toutes les erreurs de l'imagination : mais elles peuvent enrichir le génie de plusieurs qualités précieuses; elles prêtent souvent au talent beaucoup d'élévation, de force et d'éclat. Et là-dessus on peut, en général, établir qu'une imagination brillante et vive suppose ou des concentrations nerveuses actuellement existantes, ou du moins une disposition très-prochaine à leur formation : elle-même, par conséquent, semble devoir être regardée comme une espèce de maladie.

5° Enfin, j'ajouterai que ces affections, quand elles sont portées à leur dernier terme, tantôt se transforment en démence et fureur (état qui résulte directement de l'excès des concentrations et de la dissonance des impressions que cet excès entraîne), tantôt accablent et stupéfient le système nerveux par l'intensité, la persistance et l'importunité des impressions, d'où s'ensuivent et la résolution des forces, et l'imbécillité.

Il est aisé de voir, d'après ce qui précède, que les états nerveux, caractérisés par l'excès de sensibilité, se confondent avec ceux que nous avons dit dépendre de la perturbation, ou de l'irrégularité des fonctions du système. En effet, une excessive sensibilité générale manque rarement de concentrer son action dans l'un des foyers principaux; et le cerveau lui-même, considéré comme organe pensant, peut devenir, dans beaucoup de cas, le terme de cette concentration : ou bien (et ce cas-ci paraît le plus ordinaire) à des temps d'excitation générale extrême succèdent des intervalles d'apathie et de langueur; seconde circonstance qui, tantôt seule, et tantôt de concert avec la première, accompagne presque toujours le désordre des fonctions nerveuses.

§ VI.

Nous pouvons encore nous dispenser de nous arrêter sur les altérations locales qui surviennent quelquefois dans la sensibilité des organes des sens eux-mêmes : d'abord, parce qu'ordinairement, lorsque ces altérations ne tiennent pas à l'état où se trouve la sensibilité générale, ils dépendent plutôt de certains vices primitifs de conformation que de maladies accidentelles, soumises à l'influence des causes que l'art peut changer, ou diriger ; en second lieu, parce que leurs effets se confondent avec ceux des erreurs de sensation, qui tiennent à l'état du centre nerveux commun, ou de l'une de ses divisions les plus importantes ou les plus sensibles. Par exemple, l'ouïe est quelquefois originairement fausse (1), soit que les deux oreilles n'entendent point à l'unisson, comme Vandermonde prétendait que cela se passe toujours en pareil cas, soit que dans les parties dont chacune d'elles est composée il se trouve des causes communes de discordance par rapport à l'action des frémissements sonores. Or, une maladie peut produire le même effet, quoiqu'elle n'affecte point directement l'oreille. Des matières corrompues, fixées dans l'estomac, un accès de fièvre intermittente, des spasmes hypocondriaques, ou hystériques, suffisent souvent pour cela (2). Il en est de même de la vue. La structure primitive de l'œil peut présenter différents vices.

---

(1) Le plus souvent alors la voix est fausse pour le chant, quoique juste pour la prononciation parlée, dont cependant les inflexions et les accents demandent un genre particulier de justesse difficile à bien saisir.

(2) Dans ces différentes circonstances, les meilleurs musiciens peuvent chanter faux. On a vu l'inverse arriver dans d'autres cas ; c'est-à-dire, qu'on a vu des personnes qui, chan-

Cet organe est souvent affecté de myopie; il peut être presbyte; les deux yeux peuvent être doués d'une force inégale, soit dans les muscles qui les meuvent, soit dans leurs nerfs, et par conséquent dans le siége même des sensations qui leur sont propres : enfin, quelquefois ils agissent comme de véritables multipliants. Dans cette dernière circonstance, l'individu voit les objets doubles, triples, quadruples, ou multipliés à l'infini. J'ai deux fois eu l'occasion d'observer cette disposition habituelle de l'œil. Pour qu'il n'en résulte pas, chez l'individu, des erreurs préjudiciables de jugement, et pour éviter des efforts pénibles en cherchant à corriger ces erreurs, il est obligé de se servir de verres particuliers, tantôt concaves, tantôt convexes, à raison de certaines particularités organiques que je n'ai pu déterminer exactement, et dont on n'apprend à corriger les effets que par un tâtonnement méthodique et par l'expérience. Dans les fièvres aiguës très-graves, dans quelques délires maniaques, dans l'extrême vieillesse, à l'approche de la mort, on voit quelquefois également les objets doubles, triples, etc. Enfin, sans parler du tact et du goût, également susceptibles d'altérations singulières, certaines personnes sont entièrement insensibles aux odeurs. La pratique

---

tant habituellement faux dans l'état de santé, chantaient accidentellement juste dans des accès de fièvre, ou dans certains délires extatiques.

de la médecine m'a présenté cinq ou six faits de ce dernier genre chez des personnes saines d'ailleurs; et dans les maladies, j'ai vu pareillement tantôt les fonctions de l'odorat tout-à-fait abolies ou suspendues, tantôt le malade poursuivi par des odeurs particulières, comme celles d'encens, de musc, d'hydrogène sulphuré, d'éther, ou même par d'autres qui lui semblaient toutes nouvelles, et qu'il ne pouvait rapporter à aucun objet connu.

Mais il est évident que l'absence d'un certain ordre de sensations produit celle des idées relatives aux choses que ces sensations retracent; et que des sensations fausses, irrégulières, ou sans objet réel, doivent, suivant le plus ou moins d'aptitude que l'individu peut avoir à corriger leurs résultats dans son cerveau, produire des erreurs, plus ou moins grossières et dangereuses, par rapport aux jugements et aux déterminations.

Parmi les affections nerveuses directes, il ne nous reste maintenant à considérer que celles qui se caractérisent par un affaiblissement considérable de la faculté de sentir. Le système peut se trouver alors dans différents états qui demandent à être déterminés avec précision.

Tantôt cette diminution de la sensibilité n'est que locale et se borne à quelque organe originairement plus débile, ou rendu tel par des altérations subséquentes, produites elles-mêmes par les erreurs du régime et par les maladies: mais alors il y a souvent surcroît d'excitation dans un ou dans plusieurs des autres organes les plus sensibles, et, par conséquent, le cas se rapporte, pour l'ordinaire, à l'un de ceux que nous avons déja spécifiés. Tantôt, en même temps que la sensibilité générale est dans une grande langueur, les forces musculaires sont très-considérables; quelquefois même elles paraissent beaucoup accrues par suite de l'affection nerveuse, et les mouvements extérieurs, quoique disposés à devenir irréguliers et convulsifs, développent une énergie constante qui n'est point en rapport avec celle des autres fonctions.

Nous avons essayé de déterminer, dans le Mémoire sur les tempéraments, une partie des effets moraux qui doivent résulter de cette manière d'être de l'économie animale ; nous avons du moins indiqué les plus importants de ces effets. Je n'ajoute ici qu'une seule réflexion : c'est que l'état convulsif, en consommant dans des efforts inutiles et déréglés ce qui reste de forces nerveuses, en altère encore la source; et qu'en achevant de désordonner toutes les fonctions du système, il le dégrade radicalement lui-même de plus en plus.

Enfin, la diminution de sensibilité peut être véritablement générale, et ses effets s'étendre aux excitations musculaires, qui dépendent toujours, en résultat, de l'influence nerveuse. Ici, les extrémités sentantes reçoivent peu d'impressions; et ces impressions sont vagues et incertaines. Le cerveau les combine languissamment et mal. Il y a peu d'idées; et ces idées, lorsqu'elles ne portent pas sur les objets directs des besoins journaliers, paraissent échapper sans cesse à l'esprit, et flotter comme dans un nuage. Il se forme à peine des volontés : elles sont sans force, sans persistance, souvent même sans précision dans leur but. Ainsi, le sentiment habituel d'une impuissance universelle semblerait devoir porter le malade aux affections mélancoliques et craintives; mais on n'a plus alors la force de rien sentir vivement, et l'ame reste plongée dans la même stupeur que le corps. Les maladies paralytiques, qu'on doit regarder comme un dernier degré de l'état dont nous parlons, ne produisent des accès violents de colère, ou de terreur, que lorsqu'elles sont locales et bornées, lorsqu'il existe encore quelques parties de système où de vives excitations peuvent avoir lieu, du moins par moments.

§ VII.

Mais les affections directes du système nerveux ne sont pas les seules qui changent tout à la fois le caractère des impressions reçues par les extrémités sentantes et celui des opérations du cerveau. Les maladies générales soit du système artériel et veineux, soit du système musculaire, soit du système lymphatique, produisent aussi des effets analogues qui ne sont ni moins évidents, ni moins dignes d'être notés. Je renvoie encore au Mémoire sur les âges, et à celui sur les tempéraments, pour ce qui regarde l'influence morale des différents états où peuvent se trouver les muscles. Les plus importants résultats y sont suffisamment indiqués. Il ne nous reste plus à parler ici que du système sanguin, c'est-à-dire, de l'ensemble des vaisseaux artériels et veineux, et de l'appareil lymphatique, dans lequel celui des glandes se trouve compris.

Certainement l'état fébrile ne tient pas exclusivement aux dispositions du sang et de ses vaisseaux, comme l'ont cru long-temps les médecins. Cet état est ressenti dans toutes les parties de la machine vivante; il est le symptôme constant de presque toutes leurs affections un peu graves; et, si l'on veut remonter à sa cause immédiate, on voit assez clairement que cet état résulte toujours d'une réaction, plus ou moins régulière, du système nerveux tout entier. Mais ses effets se font remarquer ordinairement d'une manière plus particulière dans les vaisseaux artériels, dont le mouvement qui le rend sensible modifie directement, et par lui-même, l'état et les fonctions. L'on a même coutume de déterminer son intensité d'après ce signe, qui pourtant, dans beaucoup de circonstances, est assez équivoque. Cela suffit pour nous autoriser à suivre les divisions reçues; leur application n'entraînant ici d'ailleurs aucun inconvénient.

S'il est des affections qui appartiennent évidemment et immédiatement aux vaisseaux sanguins, ce sont sans doute les inflammations et les diathèses, ou dispositions inflammatoires : car, quoique leurs phénomènes dépendent, ainsi que tous ceux qui peuvent se manifester dans nos différents organes, de l'impulsion du système nerveux, le siége de l'inflammation est véritablement dans les artères, dont le spasme la constitue, ou la caractérise ; et, quoiqu'elle produise presque toujours, par sa durée, des congestions et des tuméfactions considérables dans différents points de l'organe cellulaire, c'est toujours à l'action augmentée des extrémités artérielles, à l'effort qu'elles supportent, aux épanchements qu'elles laissent se former dans leur voisinage, que sont dus ces derniers effets. Ainsi donc, nous rapportons les mouvements fébriles et la diathèse inflammatoire à l'état de l'appareil circulatoire du sang en général ; et nous pourrions les rapporter, en particulier, à celui du système artériel.

Si l'on considérait l'état fébrile comme composé d'une suite d'excitations uniformes, on s'en ferait une très-fausse idée. Ce que les anciens appelaient la fièvre *continente*, c'est-à-dire, cette fièvre où l'exaltation, la chaleur, l'accélération du cours des liquides, étaient supposées marcher toujours d'un pas égal, et se soutenir constamment au même degré, n'existe point réellement dans la nature : ce n'est qu'une abstraction due à l'esprit subtil des Grecs et des Arabes; et quand ces médecins en faisaient une espèce de modèle, ou de type général, auquel leur plan de pratique rapportait les cas particuliers, qui, dans la réalité, s'en écartent tous, ils ne faisaient autre chose que subordonner des faits vrais à des suppositions, et donner pour terme de comparaison à ceux que l'expérience présente tous les jours celui qu'elle ne présente jamais.

Non-seulement il y a dans le cours d'une fièvre différents temps bien distincts et bien marqués, des temps de formation, d'accroissement, de plus haut degré, de déclin de maladie; mais dans la chaîne des mouvements qui composent le paroxysme total, il y a plusieurs anneaux, ou paroxysmes particuliers, qui ont également leurs divers périodes, et dont les temps plus rapprochés font mieux connaître le génie particulier de l'*affection fébrile*. Chaque paroxysme est accompagné de symptômes d'autant plus brusques, ou plus violents, qu'il doit être lui-même plus rapide, ou plus fort (1). Il y a d'abord malaise, avec un sentiment léger de froid aux extrémités. Des frissons rampent par intervalles le long de l'épine du dos,

---

(1) Dans les fièvres intermittentes malignes, on n'observe point cette marche régulière des accès : la nature est opprimée par la maladie; la réaction est impuissante. Consultez, sur ces fièvres, l'excellent Traité d'Alibert, jeune médecin auquel on doit déja beaucoup de travaux intéressants.

le froid des extrémités augmente, le visage pâlit. Le pouls se concentre de plus en plus; quelquefois il se ralentit considérablement. Bientôt les frissons redoublent : tous les mouvements volontaires et involontaires paraissent suspendus; le système nerveux est comme frappé de stupeur; et des anxiétés précordiales, plus ou moins fortes, rendent le sentiment de la vie difficile et fatigant. Tel est le premier temps, ou celui de l'*horror febrilis*.

Mais, par une loi constante de l'économie animale, plus ce refoulement vers l'intérieur, cette concentration de toutes les forces sur les foyers nerveux principaux sont considérables, plus aussi la réaction qui succède est vive et prompte, du moins lorsque le principe de la vie n'est point accablé par la violence du choc. Les artères commencent à battre avec plus de force; la chaleur ardente, rassemblée dans les parties internes, se fait jour à travers tous les obstacles; elle gagne de proche en proche, et se porte vers la superficie, en résolvant par degrés tous les spasmes ou resserrements qu'elle rencontre sur son chemin. La peau devient brûlante, le visage rouge et enflammé, les yeux étincelants, la respiration plus grande et plus haute. Les anxiétés précordiales redoublent quelquefois dans cette lutte. Tel est le second temps, ou celui de l'*ardor febrilis*.

Enfin, la peau s'assouplit peu à peu; la sueur coule; les autres évacuations, suspendues jusqu'à ce moment, ou réduites à l'inutile expression de quelques fluides aqueux, paraissent en plus grande abondance, prennent un caractère critique. Alors le centre phrénique se dégage graduellement, la fièvre commence à se ralentir, le désordre général s'apaise, et le système revient peu à peu au même état où il était avant l'accès.

Ces divers temps sont plus ou moins marqués, et chacun d'eux plus ou moins long, suivant le caractère de la fièvre, ou la nature de la maladie primitive dont elle dépend.

En observant avec attention les dispositions morales de l'individu pendant un paroxysme fébrile, on n'a pas eu de peine à s'apercevoir qu'elles correspondent exactement avec celles des organes, c'est-à-dire, avec tous les phénomènes physiques. Dans le temps du froid, les sensations sont obscures et faibles; la gêne que l'accumulation du sang vers les gros vaisseaux et vers le cœur occasione dans toute la région précordiale donne un sentiment de tristesse et d'anxiété. Le cerveau tombe dans la langueur; il combine à peine les impressions les plus habituelles et les plus directes (1) : l'ame paraît être dans un état d'insensibilité. Mais, à mesure que l'accès de chaud s'é-

---

(1) J'ai moi-même éprouvé que, dans cet état, le cercle des intérêts et des idées se resserre extrêmement : mes facultés intellectuelles et morales étaient réduites presque uniquement à l'instinct animal.

tablit, les extrémités nerveuses sortent de leur engourdissement; les sensations renaissent et se multiplient, elles peuvent même alors devenir fatigantes et confuses par leur nombre et par leur vivacité. En même temps, tous les foyers nerveux, et notamment le centre cérébral, acquièrent une activité surabondante. De là cette espèce d'ivresse, ce désordre des idées, ces délires qui prennent différentes teintes à raison des organes originairement affectés, et des humeurs viciées qui séjournent dans les premières voies, ou qui roulent dans les vaisseaux. L'exercice d'une plus grande force, et le renvoi plus énergique du sang vers la circonférence, diminuent l'anxiété, le malaise, la tristesse; mais l'ame éprouve ces dispositions à l'impatience, à l'emportement, à la colère, et ce trouble, cette incertitude des volontés, qui résultent toujours ou du nombre excessif, ou du caractère violent des sensations.

Enfin, pendant le déclin du paroxysme, le bien-être revient par degrés, le calme et l'accord des idées se rétablissent, l'ame reprend son assiette naturelle : en un mot, tout rentre dans l'ordre antérieur; si ce n'est qu'il reste un sentiment de fatigue et de faiblesse, et qu'on se trouve plus sensible à toutes les impressions.

§ VIII.

Mais il reste, en outre, dans le système une disposition qu'on peut appeler générale, et qui forme le caractère de la maladie. Cette disposition est relative aux fonctions de l'organe particulièrement affecté, aux humeurs dont la dégénération cause la fièvre, au genre de mouvements que l'effort critique détermine, à celui des affections dominantes pendant la durée de l'accès. Pour peu qu'on soit au fait des lois de l'économie animale, on sait que dans les fièvres aiguës le redoublement, ne jouant presque toujours qu'un rôle secondaire, doit prendre le caractère de la maladie primitive, mais qu'il ne le détermine pas lui-même; que dans les fièvres nerveuses, avec prostration des forces cérébrales, il doit tour à tour aggraver ou suspendre momentanément les phénomènes; que dans les fièvres malignes convulsives, s'il ne tend pas directement à résoudre les spasmes et à rétablir l'harmonie des fonctions, profondément troublée, il ne fait encore qu'accroître le mal, ou le rendre plus évident; qu'enfin, la situation habituelle de l'esprit et de l'ame se rapporte à la manière dont le centre nerveux commun se trouve modifié par les causes fixes de la fièvre, et par l'état de certains organes sur lesquels elle agit plus directement. Les personnes qui ont eu l'occasion d'observer des maladies aiguës savent combien cette situation peut offrir de variétés; combien il est certain que ces variétés tiennent toutes aux modifications de l'état physique, puisque les unes et les autres naissent et se développent en même temps, qu'elles se modèrent, se suspendent, ou se détruisent par le secours des mêmes moyens. Au reste, les effets dont nous parlons sont ordinairement passagers : ils ne laissent de traces durables qu'autant que la maladie altère profondément les organes; et alors ils sont analogues à ceux des maladies chroniques qui peuvent lui succéder.

Mais dans les paroxysmes d'intermittentes, l'influence de l'état fébrile est beaucoup plus distincte et plus marquée; elle introduit même quelquefois des affections morales profondes, que la longue durée de quelques-unes de ces fièvres transforme en habitudes.

Les anciens ont presque tout systématisé dans leurs doctrines physiologiques et médicales. D'abord, celle des éléments, et, dans la suite, celle des tempéraments, qui s'y liait sans beaucoup d'efforts, leur ont servi de base pour les explications des phénomènes tant de la maladie que de la santé; elles ont dirigé souvent en grande partie leurs plans théoriques de traitement. Dans leurs classifications, ils divisaient les fièvres intermittentes en autant de chefs principaux et de combinaisons que les éléments ou les tempéraments eux-mêmes; et chacun de ces chefs correspondait à l'un des éléments et à l'un des tempéraments, ou se rapportait à l'humeur qu'on supposait être l'analogue du premier ou dont la prédominance formait le caractère du second. Ainsi, pour prendre nos exemples dans les généralités, les anciens disaient que la fièvre quotidienne est occasionée par les mouvements critiques du sang; la tierce, par ceux de la bile; la quarte, par les crises plus lentes de l'atrabile; et quant à la pituite, elle pouvait, selon son différent degré d'inertie et de froideur, appartenir à l'une ou à l'autre de ces fièvres, ou même en produire d'autres entièrement nouvelles, caractérisées par des intervalles beaucoup plus longs entre les accès. Les anciens prétendaient qu'en suivant dans tous les détails l'application de cette vue, on rendait raison de tous les faits, notamment de ceux qui paraissent le plus inexplicables sans cela.

Il n'y a pas de doute que leur prétention ne fût exgérée; qu'ils n'eussent dépassé de beaucoup, sur ce point, comme sur une infinité d'autres, les résultats d'une sévère observation. Mais, en se trompant dans leurs hypothèses générales, ils avaient souvent raison dans les applications aux faits particuliers : l'hypothèse était fausse, le fait était presque toujours bien observé.

En général, les fièvres intermittentes dépendent de certaines affections des viscères abdominaux, principalement de ceux dont la réunion porte le nom d'*épigastre*. L'estomac, et, par sympathie, tout le reste du canal intestinal, plus souvent encore le foie, la rate, et, par suite, tout l'appareil biliaire, tout le système de la veine-porte, sont le siége véritable et primitif de la cause qui détermine ces mouvements.

La fièvre quotidienne paraît se rapporter plus particulièrement aux affections de l'estomac; elle a plus de penchant que les autres intermittentes à se combiner avec les inflammations; et, conformément à l'observation des pères de la médecine, son caractère est plus spécialement sanguin.

Dans la fièvre tierce, on trouve assez constamment le foie malade, ses fonctions interverties, et la bile altérée ou dans ses qualités les plus essentielles, ou seulement par rapport à la quantité qui s'en reproduit.

On remarque enfin que les fièvres quartes appartiennent d'une manière, en quelque sorte, constante et générale, mais cependant non exclusive, au tempérament dit mélancolique; à l'âge où les congestions de la veine-porte, et les affections opiniâtres qui en dépendent, ont coutume de se former; en un mot, à cette dégénération atrabilaire des humeurs que les anciens regardaient comme l'extrême d'un état régulier.

Pour nous en tenir à ces points simples, il est évident que la quotidienne ne suppose pas l'altération générale et profonde de tous les organes épigastriques : les frissons et les temps de malaise y sont d'ailleurs beaucoup plus courts; elle ne doit donc produire sur le système ni des effets aussi violents, ni des effets aussi durables. En outre, cette fièvre a souvent une grande tendance à partager son accès en deux : par là, elle se rapproche de la fièvre lente consomptive, qui n'occasione pas toujours, à beaucoup près, comme on va le voir dans un instant, l'imperfection des opérations de l'esprit, et surtout ne développe pas toujours des sentiments de tristesse et d'anxiété. Dans la fièvre tierce, c'est le foie, avons-nous dit, qui se trouve, pour l'ordinaire, affecté particulièrement. Or, le foie, qui n'a peut-être pas des relations moins étroites que l'estomac avec le diaphragme, en a de plus étendues avec les autres viscères de l'abdomen ; il en a de très-directes avec l'estomac lui-même. J'ajoute que les frissons durent beaucoup plus long-temps dans cette fièvre ; et, quoique en général la diathèse inflammatoire y soit assez rare, les mouvements en sont brusques, forts et décisifs. Aussi pourrait-on, je crois, admettre que la tournure morale propre à la fièvre tierce prolongée se rapproche toujours, à quelques égards, de celle attribuée par les anciens à leur tempérament bilieux.

Ce n'est pas de la fièvre même que dépendent plusieurs des phénomènes qui l'accompagnent ; ce n'est pas surtout de chaque genre d'intermittente, ou de chacun de ses accès, pris en lui-même, qu'il faut déduire certains effets qui pourtant concourent à former son caractère. Les fièvres aiguës sont très-souvent dépuratoires, ou critiques; celles d'accès le sont plus souvent encore. L'objet, ou le terme de leurs mouvements, est alors de résoudre des spasmes profonds, de corriger des dégénérations graves d'humeurs, ou de dissiper des engorgements formés dans les viscères principaux, et qui troublent ou gênent leurs fonctions. Ce sont donc ces affections maladives antérieures, et non les maladies secondaires qu'elles produisent, auxquelles on doit, en ce cas, rapporter presque tous les phénomènes, ceux spécialement qui paraissent avoir le plus de fixité. Ainsi, par exemple, la profonde mélancolie, les idées funestes, les passions malheureuses, qui fréquemment accompagnent la fièvre quarte, sont une suite des dispositions primitives du sujet, ou des obstructions formées dans les viscèses hypocondriaques : elles ne tiennent point proprement aux accès mêmes de la fièvre; et, comme chaque accès tend presque toujours à dissiper leur cause, il arrive assez fréquemment que les phénomènes physiques ou moraux s'affaiblissent par degrés, et de plus en plus, à mesure que la chaîne des mouvements se prolonge. J'ai vu, chez un homme dont toutes les habitudes étaient mélancoliques au dernier point, des accès de fièvre quarte opiniâtre produire un changement complet d'humeur, de goûts, d'idées et même d'opinions. Du plus morne de tous les êtres qu'il avait été jusqu'alors, il devint vif, gai, presque folâtre; sa sévérité naturelle fit place à beaucoup d'indulgence.

Son imagination n'était plus occupée que de tableaux riants et de plaisirs. Comme la fièvre dura pendant plus d'un an, cet état eut le temps de devenir presque habituel. Deux ou trois ans après, ce malade, qui habitait alors un département, étant revenu à Paris, je trouvai qu'il se ressentait encore beaucoup de cette singulière révolution ; et quoique son ancienne manière d'être soit ensuite revenue à la longue, il n'a jamais repris ni toute sa mélancolie primitive, ni toute son ancienne âpreté.

On sent bien, sans que je le dise, que dans les maladies aiguës, passagères de leur nature, les effets doivent être passagers aussi-bien qu'elles. A moins donc qu'elles ne laissent à leur suite quelque dérangement chronique, capable d'influer sur les fonctions du cerveau, les nouvelles affections morales que ces maladies auront pu faire naître s'effaceront à mesure que la santé reviendra. Ainsi, peut-être est-il inutile de considérer les effets des fièvres intermittentes malignes, qui tuent presque infailliblement au troisième ou au quatrième accès lorsqu'elles ne sont pas étouffées sur-le-champ. Dans les excellentes descriptions qui nous ont été données de ces fièvres par Mercatus, Morton, Torti, Werloff et quelques autres, on voit qu'elles peuvent prendre le masque de la plupart des maladies graves. Mais parmi leurs divers effets, ceux qui rentrent véritablement dans notre sujet sont les anxiétés précordiales, la langueur, ou l'impuissance absolue de l'esprit, l'abattement et le désespoir. Il faut seulement observer que les intermittentes malignes sont ordinairement le résultat ou le produit de longues et graves erreurs de régime; que leurs accès ne constituent pas proprement la maladie, mais qu'ils en sont le dernier terme. En effet, lorsqu'on remonte aux circonstances qui les ont précédées, on apprend toujours, ou presque toujours, qu'il s'était fait, dès long-temps, certains changements particuliers dans les habitudes de l'individu; changements qui, pour l'ordinaire, ne paraissent porter sur l'état physique qu'après s'être fait remarquer long-temps dans l'état moral.

Sans nous arrêter davantage sur les effets de ces maladies, et sur les effets analogues de quelques autres, passons donc à la fièvre lente.

§ IX.

Quoique uniforme dans sa marche, et simple dans son caractère, cette fièvre ne tient pas toujours à des causes d'un seul et même genre. Elle peut dépendre du dépérissement général de toutes les forces, ou d'une consomption qui s'étend à tous les organes; mais le plus souvent elle est occasionée par la suppuration ou la colliquation chronique de quelqu'un des viscères principaux. On la voit aussi quelquefois succéder à des spasmes opiniâtres, dont l'effet est de détruire avec le temps les forces, en arrêtant ou gênant les mouvements.

Ses symptômes propres, en tant que fièvre lente, se ressemblent assez dans les différents cas; mais ses effets sur l'ensemble du système sont extrêmement variés. Celle qui se joint à certaines inflammations, mais qui ne se trouve compliquée d'aucune altération grave, ou spasme durable des viscères abdominaux et du centre phrénique, bien loin d'aggraver le malaise, le dissipe presque toujours; elle est presque toujours accompagnée d'une action plus libre et plus facile du cerveau, que la circulation accélérée des humeurs stimule et ranime. Toutes les affections sont heureuses, douces et bienveillantes. Le malade paraît être dans une légère ivresse, qui lui montre les objets sous des couleurs agréables, et qui remplit son ame d'impressions de contentement et d'espoir. Des hommes, sombres et moroses jusqu'alors, deviennent, par son effet, d'une humeur paisible, même joviale : des hommes, habituellement durs et méchants, deviennent sensibles et bons. Il y a longtemps qu'on a fait la remarque que les personnes attaquées de consomptions suppuratoires inspirent un tendre intérêt à ceux qui les approchent; qu'elles laissent après elles de longs regrets. Ces maladies développent, pour ainsi dire, tout à coup les facultés morales des enfants; elles éclairent leur esprit d'une lumière précoce; elles leur font sentir avant l'âge, et dans un court espace de temps, comme en dédommagement de la vie qui leur échappe, les plus touchantes affections du cœur humain.

Mais dans les cas d'obstruction ou de spasmes des viscères abdominaux; dans les cas d'une sensibilité vicieuse du centre phrénique, dans ceux de destruction générale des forces, ou de colliquation putride de quelques organes essentiels, dans ceux principalement où la fièvre lente tient à l'altération consomptive des viscères hypocondriaques, son caractère participe de celui de la maladie principale, et ses effets moraux s'y rapportent entièrement. Or, la maladie principale est presque toujours caractérisée par des angoisses continuelles, par des excès en plus et en moins de l'action sensitive, par des idées tristes et des sentiments malheureux.

Je ne crois pas devoir entrer dans de grands détails touchant les inflammations. Pour agir d'une manière profonde sur le système nerveux, il faut qu'elles se dirigent particulièrement vers l'un de ses foyers principaux, c'est-à-dire, vers l'organe cérébral, vers le centre phrénique, vers les hypocondres, ou vers les organes de la génération. Dans ces différentes circonstances, une forte inflammation produit toujours le délire : elle commence par exciter les fonctions du cerveau; elle finit souvent par les suffoquer et les abolir. Moins forte, elle enfante des erreurs plus légères, ou plus fugitives, de l'imagination et de la volonté;

mais une diathèse inflammatoire, quelque faible qu'elle puisse être, trouble toujours les opérations intellectuelles et morales, quand elle affecte directement l'un des points très-sensibles du système nerveux. Au reste, ses effets les plus dignes de remarque sont ceux qui appartiennent à des affections chroniques, dont elle détermine fréquemment la formation. Ceux-là, dis-je, sont les plus dignes de remarque, comme étant les plus fixes; mais il ne faut pas oublier qu'ils ont d'ailleurs tout le caractère et subissent toutes les variations de la maladie dont ils dépendent.

La longueur de ce Mémoire, et l'abondance des objets qui se présentent encore, me forcent à ne faire également qu'indiquer certains changements que la fièvre, l'inflammation et diverses autres circonstances propres aux maladies aiguës, peuvent produire ou dans les organes des sens, ou dans le cerveau : telle, par exemple, est l'augmentation ou la diminution de sensibilité qui peut survenir dans les organes du tact, de l'odorat, de la vue; l'altération ou la perte du goût et de l'ouïe: tel l'affaiblissement, ou l'entière destruction de la mémoire. Cependant je crois nécessaire de rappeler ici particulièrement ces maladies aiguës singulières, dans lesquelles on voit naître et se développer tout à coup des facultés intellectuelles qui n'avaient point existé jusqu'alors. Car, si les fièvres graves altèrent souvent les fonctions des organes de la pensée, elles peuvent aussi leur donner plus d'énergie et de perfection : soit que cet effet, passager comme sa cause, cesse immédiatement avec elle; soit que les révolutions de la maladie amènent, ainsi qu'on l'a plus d'une fois observé, des crises favorables qui changent les dispositions des organes des sens ou du cerveau, et qui transforment, pour le reste de la vie, un imbécille en homme d'esprit et de talent.

Je crois devoir citer encore ces altérations que produisent, non-seulement dans les idées ou dans les penchants, mais dans les habitudes instinctives elles-mêmes, certaines maladies éminemment nerveuses, comme, par exemple, la rage, dont, à raison de ce phénomène, on ne peut douter que le virus n'agisse directement et profondément sur le système cérébral. Nous avons vu, dans le premier Mémoire, que ce virus développe quelquefois chez l'homme l'instinct et les appétits du loup, du chien, du bœuf, ou de tout autre animal par lequel le malade peut avoir été mordu (1). L'on voit aussi, dans quelques maladies

---

(1) Quoique le penchant à l'imitation entre vraisemblablement pour quelque chose dans ces phénomènes, il ne suffirait pas seul pour les déterminer. D'ailleurs, il est lui-même le produit de certaines dispositions physiques, auxquelles l'état de maladie peut faire subir de profondes modifications : de sorte que, dans différents cas, ce penchant, ou l'aptitude à l'imitation, augmente, diminue, ou s'altère considérablement. C'est ce que les médecins qui pratiquent dans les grandes villes peuvent observer chaque jour.

extatiques et convulsives, les organes des sens devienent sensibles à des impressions qu'ils n'apercevaient pas dans leur état ordinaire, ou même recevoir des impressions étrangères à la nature de l'homme. J'ai plusieurs fois observé chez des femmes, qui sans doute eussent été jadis d'excellentes pythonisses, les effets les plus singuliers des changements dont je parle. Il est de ces malades qui distinguent facilement à l'œil nu des objets microscopiques, d'autres qui voient assez nettement dans la plus profonde obscurité pour s'y conduire avec assurance. Il en est qui suivent les personnes à la trace, comme un chien, et reconnaissent à l'odorat les objets dont ces personnes se sont servies, ou qu'elles ont seulement touchés. J'en ai vu dont le goût avait acquis une finesse particulière, et qui désiraient ou savaient choisir les aliments, et même les remèdes qui paraissaient leur être véritablement utiles, avec une sagacité qu'on n'observe, pour l'ordinaire, que dans les animaux. On en voit qui sont en état d'apercevoir en elles-mêmes, dans le temps de leurs paroxysmes, ou certaines crises qui se préparent, et dont la terminaison prouve bientôt après la justesse de leur sensation, ou d'autres modifications organiques attestées par celles du pouls et par des signes encore plus certains. Les charlatans, médecins ou prêtres, ont dans tous les temps tiré grand parti de ces femmes hystériques et vaporeuses, qui d'ailleurs, pour la plupart, ne demandent pas mieux que d'attirer l'attention, et de s'associer à l'établissement de quelque nouvelle imposture.

Dans tous les cas ci-dessus, le système nerveux contracte des habitudes particulières; et le changement survenu dans l'économie animale n'y devient pas moins sensible par certaines altérations dans l'état moral, que par celles qui se manifestent directement dans les fonctions purement physiques propres aux organes principaux.

Il y aurait sans doute beaucoup d'observations à faire encore sur ces crises qui viennent imprimer un nouvel ordre de mouvement aux organes de la pensée, sur ces changements généraux produits dans les facultés de l'instinct par l'application de certaines causes accidentelles; sur ces exaltations, ou plutôt sur ces concentrations de la sensibilité, qui tantôt rendent plus vives ou plus fortes les impressions dans tel ou tel sens en particulier, tantôt les abolissent, en quelque sorte, dans tous les sens externes proprement dits, pour rendre plus distinctes celles des organes intérieurs; d'où s'ensuivent de si notables différences et dans la manière dont les idées se forment, et dans le caractère même des matériaux qui s'y trouvent combinés : l'analyse philosophique pourrait, aussi-bien que la physiologie, en tirer de nouvelles lumières. Mais, encore une fois, l'abondance des matières nous presse, et nous sommes obligés de glisser sur diverses parties de notre sujet.

Dans plusieurs des Mémoires précédents, on a vu que le caractère des impressions dépend de l'état des organes, et notamment de celui de leurs parties où s'épanouissent les extrémités sentantes de leurs nerfs; état qui peut, à son tour, être considérablement modifié par les maladies. Des solides tendus, enflammés, desséchés, ou ramollis, flasques et dépourvus de ressort et de sensibilité; un tissu cellulaire condensé, durci, racorni, pour ainsi dire, ou baigné de sucs muqueux, séreux et lymphatiques; des fluides épaissis ou dissous, acrimonieux, ou dépourvus des qualités stimulantes qui leur sont propres, dénaturent les impressions de plusieurs manières, très-différentes, il est vrai, les unes des autres, mais toutes différentes aussi de la plus naturelle, qui forme leur terme moyen commun.

J'ai tâché d'exposer ailleurs les conclusions les plus directes et les plus générales qui résultent des faits observés dans ces dispositions organiques diverses. Ainsi, quoique ces mêmes dispositions pussent nous fournir encore des détails curieux, toujours déterminé par le même motif, je renvoie, pour la troisième fois, et sans plus longue explication, aux Mémoires sur les âges, sur les sexes et sur les tempéraments.

§ X.

Mais il paraît indispensable de considérer les effets de quelques maladies qui dégradent en même temps les solides et les fluides. En effet, des fluides grossiers et mal élaborés obstruent les organes, y troublent l'action de la vie, empêchent leur développement, ou leur font prendre un volume excessif. En changeant les proportions ordinaires du volume de ces organes, en dérangeant leurs fonctions, elles altèrent les humeurs qu'ils préparent, elles dénaturent l'ordre de leur influence sur le système. De cette altération résultent des combinaisons entièrement nouvelles dans la structure même des solides; et, par suite, à ces nouvelles combinaisons sont dus tantôt l'accroissement de la masse cérébrale et l'excitation plus vive des fonctions du centre commun, tantôt la dépression de cette même masse et la suffocation des mouvements dont ses fonctions se composent. Il me paraît également indispensable de jeter un coup d'œil sur ces vices des humeurs qui n'altèrent que certains genres de solides, certains organes, certaines fonctions, et qui peuvent affecter profondément la sensibilité générale, sans troubler beaucoup en apparence les opérations des organes particuliers; ou qui débilitent, suspendent, abolissent ces mêmes opérations, sans que celles du cerveau, et l'état de la sensibilité générale, semblent en être affectés. Enfin, je crois encore devoir considérer les effets de quelques mouvements critiques, dont l'appareil préparatoire, l'exécution, les suites, modifient de plusieurs manières le système nerveux, soit que ces mouvements s'exécutent à des périodes fixes, soit que la force de réaction que déploie la nature les produise et les ramène à des temps et après des intervalles indéterminés.

Nous prendrons pour premier exemple les vices de la lymphe, manifestés par l'engorgement du système glandulaire. Au degré le plus faible, ces vices introduisent dans l'économie animale des désordres qui ne s'étendent pas au-delà des organes affectés. Cependant, les obstructions du mésentère, la formation des tubercules dans le poumon, la dégénération de la substance même du foie, du pancréas et des humeurs qu'ils sont destinés à filtrer, les engorgements des ovaires et de la matrice, toutes affections congénères qui s'observent fréquemment dans la diathèse écrouelleuse, viennent bientôt exercer une influence plus ou moins considérable sur tout le système. A l'obstruction du foie et du pancréas se joignent des digestions imparfaites; à celle du mésentère, une absorption difficile du fluide chyleux, et son incomplète élaboration dans les glandes mésaraïques; à la formation des tubercules dans le poumon, une assimilation vicieuse du chyle avec le sang, une mauvaise sanguification; à toutes ces altérations réunies, un empâtement général, la langueur de toutes les fonctions, l'engourdissement de l'intelligence et des déterminations propres à la volonté.

De l'engorgement de la matrice et des ovaires, ou de l'inertie de l'humeur séminale, qui lui correspond dans les mêmes circonstances chez les sujets de l'autre sexe, résultent des effets plus étendus et plus remarquables encore. Aussi, l'époque de la puberté vient-elle ordinairement plus tard pour les enfants écrouelleux. Quoique d'ailleurs forts et robustes, leur enfance, relativement à l'impression des désirs de l'amour, ne se prolonge pas seulement, mais, en outre, les passions que ces désirs enfantent se développent chez eux à des degrés plus faibles; elles ont en général moins d'énergie et de vivacité. J'ai souvent eu l'occasion de faire cette remarque sur des jeunes gens dont les révolutions ordinaires de l'âge n'avaient pu détruire complètement la disposition écrouelleuse. J'ai connu plusieurs femmes chez lesquelles cette disposition, après avoir retardé la première éruption des règles, en avait toujours depuis troublé le retour, et dont toutes les habitudes annonçaient le peu d'influence des organes de la génération.

Nous ne parlerons point de ces cas où l'engorgement est si général et si complet, qu'il étouffe la sensibilité de tous les organes, et produit la stupidité la plus absolue. Dans certains pays montueux, où les goîtres sont endémiques, on remarque cette espèce d'engorgement chez un certain nombre de sujets, désignés sous le nom de *cretins*. Nous passerons encore sous silence cet endurcissement de tout le tissu cellulaire, qui forme un genre de maladie analogue, dans lequel j'ai reconnu l'état le plus marqué de gêne, d'embarras et d'inertie de toutes les facultés morales. J'observerai seulement que chez les vrais cretins, le cerveau n'ayant presque aucune action comme organe de la pensée, le foyer inférieur prend avec l'âge une prédominance remarquable, et que les organes de la génération, par une espèce de compensation naturelle, deviennent extrêmement actifs et volumineux; d'où s'ensuivent, chez ces êtres dégradés, les plus dégoûtantes habitudes de la masturbation.

Mais il peut arriver que les dégénérations de la lymphe et la mixtion imparfaite du sang se manifestent par des phénomènes différents de ceux que nous venons de retracer. Les deux foyers, hypocondriaque et phrénique, peuvent acquérir une sensibilité particulière; le sang peut se porter en plus grande abondance vers le centre cérébral commun, et se trouver doué de qualités stimulantes extraordinaires, lesquelles, pour le dire en passant, paraissent tenir à certaines circonstances capables de troubler en même temps l'ossification. Ainsi donc, tandis que le sang abonde dans les cavités du crâne et de la colonne épinière, tandis que les fonctions des organes qu'elles renferment se trouvent fortement excitées, les parois osseuses affaiblies cèdent à l'impulsion intérieure, ces cavités s'agrandissent, l'organe cérébral acquiert plus de volume et d'activité. Quelquefois même les organes des sens deviennent directement plus sensibles, acquièrent plus de finesse. On voit clairement que les fonctions du cerveau doivent ici prédominer sur celles des autres parties. Les dispositions analogues de tout l'épigastre, où semblent se former, et que mettent en effet plus spécialement en jeu les affections de l'ame, doivent alors en multiplier les causes, en augmenter la force, aiguiser, pour ainsi dire, presque toutes les impressions dont elles sont le résultat. Toutes choses d'ailleurs égales, le moral doit être plus développé; et c'est aussi ce qu'on observe ordinairement chez les enfants rachitiques : car les faits contraires, notés par quelques écrivains, paraissent n'être qu'une exception rare dans nos climats; et d'ailleurs ils s'expliquent par certaines circonstances particulières qui ne tiennent pas toujours à la maladie primitive et dominante.

Le scorbut sera notre second exemple. Dans cette maladie, le sang et les autres humeurs se décomposent; leur vie propre s'énerve. Le sang est d'abord surchargé de matières muqueuses inertes; mais la maladie faisant des progrès, il paraît bientôt dans un état de dissolution. D'un autre côté, toute la force du système musculaire se détruit successivement ; les mouvements tombent dans une invincible langueur. Cependant la digestion stomachique et intestinale se fait assez bien : l'appétit ne s'émousse et ne se perd que lorsque la faiblesse est portée à son dernier terme et que la mort approche. Les fonctions du cerveau conservent également toute leur intégrité. Il n'y a nul désordre dans les sensations, nulle altération dans les jugements. Le système nerveux semble n'être affecté en aucune manière, si ce n'est que le découragement est extrême, et même forme un des caractères de la maladie : comme aussi, dans les circonstances propres à la déterminer, la maladie est, à son tour, singulièrement aggravée par le découragement. Voyez les relations des voyageurs de mer, et les ouvrages des hommes de l'art les plus célèbres qui ont écrit sur le scorbut.

Ces effets des dégénérations lymphatiques, de l'engorgement des glandes et de l'altération des humeurs, ne sont pas les seuls qui méritent encore attention. Choisissons donc un troisième exemple.

Souvent l'altération de la lymphe se manifeste par une acrimonie singulière des humeurs, par des éruptions rongeantes, par des tubercules cutanés, par des excoriations ulcéreuses d'un caractère opiniâtre et féroce. Dans ces circonstances, l'irritation des extrémités sentantes des nerfs est extraordinaire ; le système tout entier est dans un état d'inquiétude plus ou moins violent. Suivant le degré de cet état, il se développe des appétits, il se forme des habitudes de différentes espèces. Le degré le plus faible ne produit qu'une excitation incommode ; il en résulte une certaine âpreté dans les idées, et de fréquentes boutades dans l'humeur. Un degré plus fort donne aux idées une tournure plus mélancolique, aux passions un emportement plus sombre. Enfin, le dernier degré de la maladie produit une sorte de fureur habituelle, et transforme, à quelques égards, l'homme en une bête sauvage. Dans tous ces cas l'exaltation de la bile est proportionnelle à la violence du mal ; celle de l'humeur séminale, et l'éréthisme des organes de la génération sont aussi portés au dernier terme. Les anciens médecins ont soigneusement décrit ces phénomènes en traçant l'histoire de différentes maladies de peau très-redoutables, dont quelques-unes ont presque entièrement disparu chez les peuples modernes; amélioration qui, pour le dire en passant, dépend d'une plus grande propreté, de plus de soin dans le choix des aliments, et des progrès de la police. Il est sûr, au reste, que les affections lépreuses, les satyriasis, les lycanthropies ont, dans tous les temps, dépendu de profondes altérations de la lymphe ; et qu'elles se manifestent d'abord par l'engorgement général de tout le système glandulaire, et par des éruptions d'un aspect effrayant.

Toutes les fois que l'ordre des fonctions régulières se trouve interverti par une cause accidentelle quelconque, si les forces de réaction dont est douée la nature conservent encore de l'énergie, il s'établit de nouvelles séries de mouvements dont l'objet et le terme sont de ramener le corps vivant à son état naturel. Ces mouvements ne constituent pas proprement la maladie, puisqu'ils sont au contraire destinés à la combattre : c'est d'eux cependant que naissent les phénomènes dont l'ensemble porte ce nom. Ainsi, dans le sens vulgaire, la maladie est l'ouvrage de la nature, dont les efforts peuvent être bien ou mal dirigés, mais qui ne se débat que pour résister au mal véritable qui la menace : et l'on ne serait peut-être pas loin de vérité, en considérant ces forces vigilantes comme l'effet simple et direct des habitudes antérieures, qui tendent sans cesse d'elles-mêmes à reprendre leurs cours; car la puissance des habitudes gouverne le monde animé. Toute maladie peut donc être considérée comme une crise. Mais on est dans l'usage de ne désigner par le nom de *critiques* que les mouvements brusques et courts qui marchent immédiatement à la solution, soit qu'ils forment des accès distincts et tout-à-fait isolés, soit qu'ils fassent partie d'une chaîne d'autres mouvements dont ils marquent les périodes les plus importants et les plus décisifs.

Dans tout accès critique quelconque, il y a trois temps bien déterminés : celui de l'appareil préparatoire, celui du trouble, ou du plus violent effort, et celui de la crise proprement dite, ou de la terminaison. Le premier est caractérisé par un désordre vague, par une inquiétude sans objet, par l'impossibilité de penser et de sentir à la manière accoutumée ; le second, par une agitation plus tumultueuse des facultés morales, analogue à celle qui règne alors dans tout le système physique ; le troisième varie suivant la nature de la terminaison elle-même, car cette terminaison peut être salutaire ou fatale, résoudre entièrement la maladie, ou laisser après elle le principe d'un nouvel accès.

La goutte nous présente l'effet propre aux deux premiers temps d'une manière non moins évidente que les paroxysmes fébriles le plus éminemment critiques ; elle nous présente celui qui se manifeste dans le dernier avec des caractères frappants, que cet effet n'a peut-être dans aucune autre maladie.

Tant que la matière, ou plutôt l'affection goutteuse, flotte, encore indécise, entre les divers organes, menaçant de se fixer sur les viscères principaux, l'ame est dans un état de malaise et d'angoisse ; l'esprit, dans un état de trouble et d'impuissance. Mais sitôt que les douleurs sont décidément fixées aux extrémités, quelque vives qu'elles soient du reste, le malade les supporte non-seulement avec patience, mais même avec une espèce de contentement intérieur. Sa gaieté revient, ses idées acquièrent un degré de vigueur et de lucidité remarquables, et la nature, comme nous l'avons fait observer ailleurs, semble jouir avec triomphe de sa victoire sur le mal.

Dans la gangrène, au contraire, après avoir essayé d'inutiles efforts, la nature paraît se résigner avec calme, mais d'une manière sombre; et si de nouvelles tentatives ne séparent pas enfin le vif du mort, le sujet expire tranquillement, mais avec une expression funeste dans tous les traits.

Il arrive quelquefois alors une chose qu'on observe aussi dans les fièvres aiguës les plus graves; c'est que la vie se concentre sur l'un des organes principaux, comme, par exemple, sur le cerveau, sur l'estomac, etc. Si la concentration se dirige vers l'estomac, il peut survenir une faim extraordinaire, qui, jointe aux autres signes dangereux, annonce que la mort est assurée et prochaine. Si l'effet se porte sur le cerveau, les idées prennent un caractère d'élévation, et le langage acquiert tout à coup une sublimité, qui sont également alors des symptômes mortels.

Citoyens, vous le voyez, embarrassé de la multitude d'objets que présente l'examen de la question qui nous occupe aujourd'hui, je me suis borné à considérer les plus essentiels; j'ai choisi presque au hasard, et j'ai développé sans ordre mes exemples et mes preuves. On ferait facilement encore sur le même sujet un Mémoire beaucoup plus étendu que celui-ci.

C'est pour cela même que je me hâte de terminer par les conclusions suivantes, qui résultent de tous les faits.

1° L'état de maladie influe d'une manière directe sur la formation des idées et des affections morales : nous avons même pu montrer, dans quelques observations particulières, comment cette influence s'exerce ; et pour peu qu'on ait suivi la marche de nos déductions, on doit sentir qu'il est impossible qu'elle ne se fasse pas toujours sentir à quelque degré.

2° L'observation et l'expérience nous ayant fait découvrir les moyens de combattre assez souvent avec succès l'état de maladie, l'art qui met en usage ces moyens peut donc modifier et perfectionner les opérations de l'intelligence et les habitudes de la volonté.

Le développement de cette seconde proposition entrera dans le plan d'un ouvrage particulier.

FIN DU TOME TROISIÈME.

www.ingramcontent.com/pod-product-compliance
Lightning Source LLC
Chambersburg PA
CBHW051137230426
43670CB00007B/840